Dr. med. Harald Stossier
Dr. med. Monika Baronin von Hahn

F. X. Mayr – Medizin der Zukunft

- Fit, vital und leistungsstark durch ein gesundes Verdauungssystem

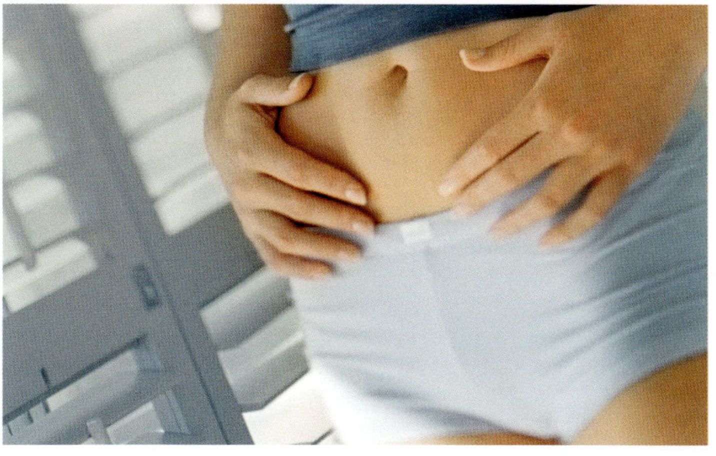

TRIAS

Liebe Leserin, lieber Leser,
hat Ihnen dieses Buch weitergeholfen? Für Anregungen, Kritik, aber auch für Lob sind wir offen. So können wir in Zukunft noch besser auf Ihre Wünsche eingehen. Schreiben Sie uns, denn Ihre Meinung zählt!

Ihr Haug Verlag

E-Mail Leserservice:
heike.schmid@medizinverlage.de

Adresse:
Lektorat Haug Verlag, Postfach 30 05 04,
70445 Stuttgart
Fax: 0711 - 8931 - 748

Bibliografische Information
der Deutschen Nationalbibliothek
Die Deutsche Nationalbibliothek verzeichnet diese Publikation in der Deutschen Nationalbibliografie; detaillierte bibliografische Daten sind im Internet über http://dnb.d-nb.de abrufbar.

Programmplanung: Dr. Elvira Weißmann-Orzlowski

Redaktion: Barbara Imgrund

Umschlaggestaltung und Layout:
Cyclus · Visuelle Kommunikation, 70186 Stuttgart

Umschlagfoto: getty images
Fotos im Innenteil: Peter M. Mayr: Seiten 15, 52, 53, 54, 55, 56, 58, 67, 78, 79, 81, 83, 84, 88, 89, 93, 95, 97, 103, 106, 108, 109, 112, 113, 116, 119, 122, 124, 148, 150, 155, 156, 157, 158, 168; Bavaria: 22, 32, 154; Mauritius: 2, 10, 137, 170; Volk: 127, 167; Stone: 91; Corbis: 176; alle übrigen Bilder von den Autoren und mit freundlicher Genehmigung des Golfhotels Maria Wörth und des Hotels Spanngerber in Grömig.
Die abgebildeten Personen haben in keiner Weise etwas mit Krankheiten zu tun.

Zeichnungen: Wladimir Szczesny, München

2. Auflage

Printed in Germany

Satz: Cyclus · Media Produktion, 70186 Stuttgart
gesetzt in: QuarkXPress 8.1
Druck: AZ Druck und Datentechnik GmbH,
87437 Kempten

Gedruckt auf chlorfrei gebleichtem Papier

ISBN 978-3-8304- 2286-0   4 5 6

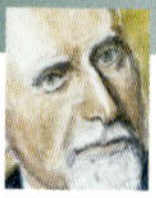

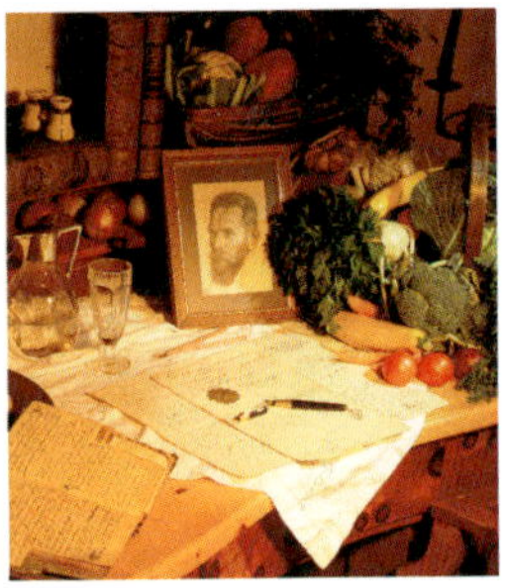

Die Diagnostik der Gesundheit

Die Einzelheiten der Mayr'schen Frühdiagnostik drücken sich unter anderem in Abweichungen von der normalen Bauchform und Körperhaltung sowie in der Beschaffenheit von Haut, Haaren und Nägeln aus.

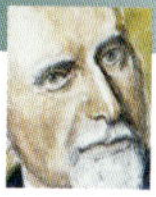

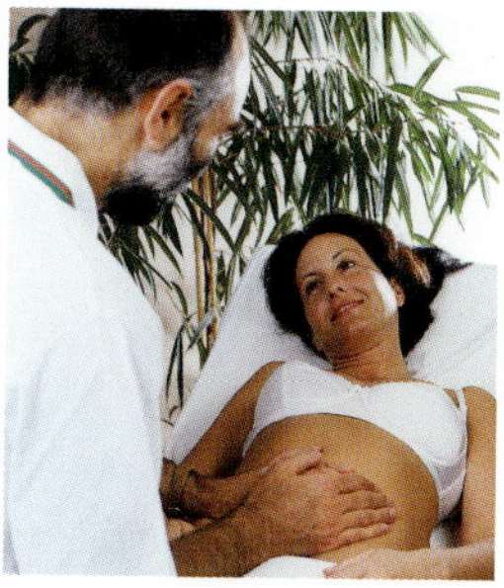

Planung, Verlauf und Indikationen einer Mayr-Therapie

Schritt für Schritt wird gezeigt, wie eine individuelle Mayr-Therapie geplant wird, die ambulante und stationäre Therapie sowie die wichtigsten Indikationen werden dargestellt.

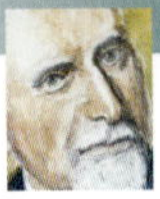

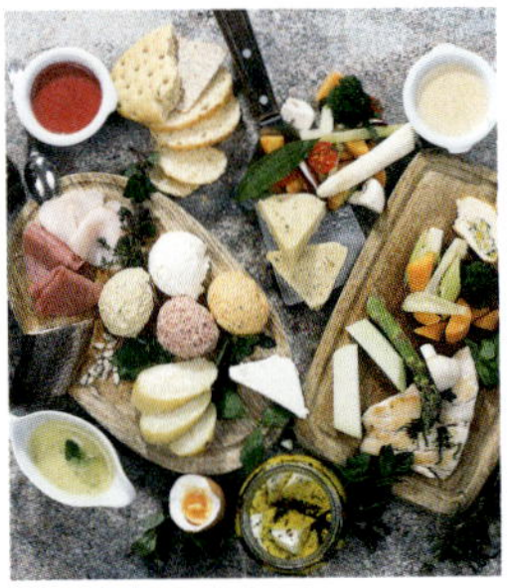

Die moderne Mayr-Therapie

Von den Anfängen Mayrs wird die Entwicklung zu einer modernen Mayr-Therapie gezeigt. Unter Beibehaltung der Prinzipien ist nur eine individuelle Vorgehensweise zielführend.

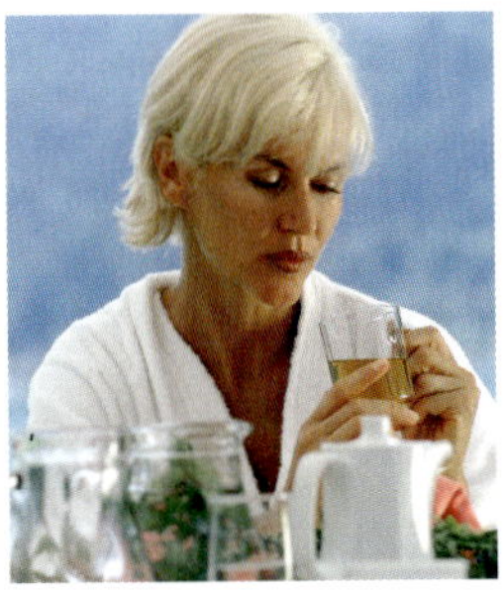

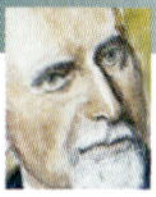

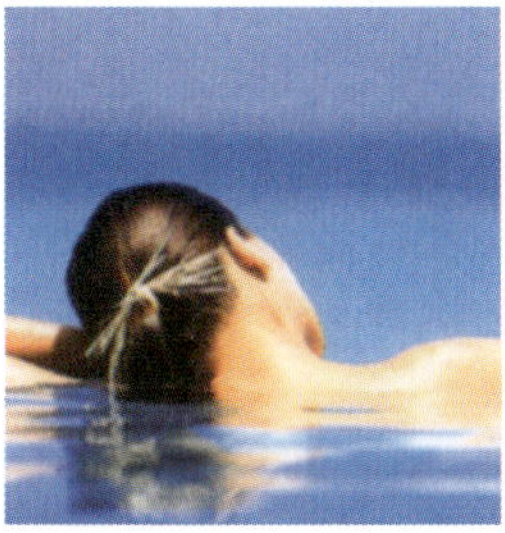

Einfluss auf Geist und Seele

Fasten kann nicht nur Ihre körperliche Befindlichkeit entscheidend verbessern, sondern bei entsprechender Einstellung auch Geist und Seele positiv beeinflussen.

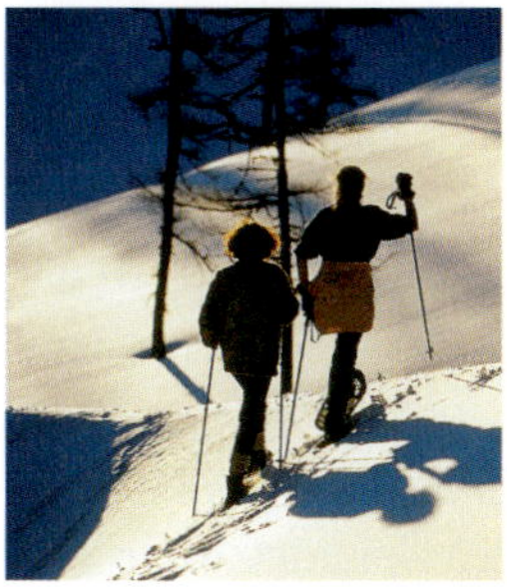

Die sanfte Ausleitung

Ein vorsichtiger Übergang aus der Therapie hin zur Alltagskost ist von entscheidender Bedeutung für die Nachhaltigkeit des Therapieerfolges.

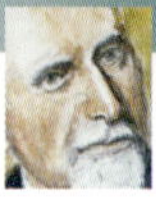

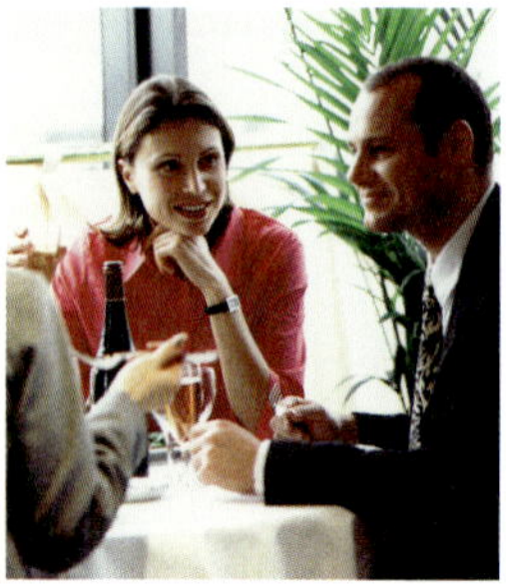

Konsequenzen für den Alltag

Eine erfolgreich durchgeführte Mayr-Therapie stärkt die Wahrnehmungsfähigkeiten Ihres Körpers für bekömmliche Ernährung. Die wiedererlangte, kostbare Sensibilität hilft Ihnen, Ihr weiteres Leben gesünder auszurichten.

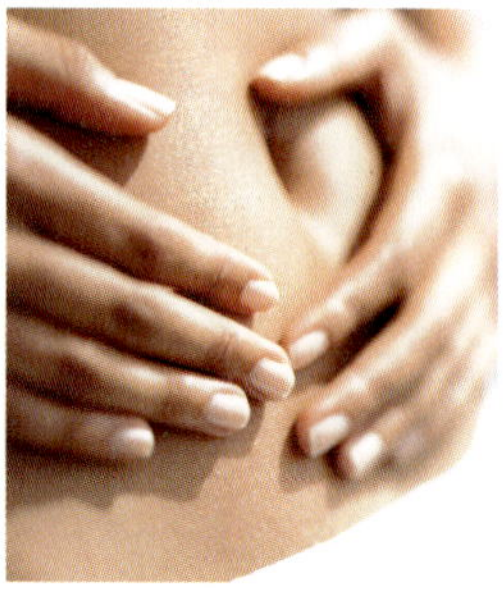

Medizin der Zukunft

Mayr selbst legte durch seine Arbeit den Grundstein für die Zukunft. Seine Grundlagen führen zur modernen Lebensstilmedizin mit Gültigkeit in Vorsorge und Therapie.

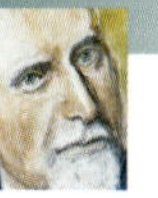

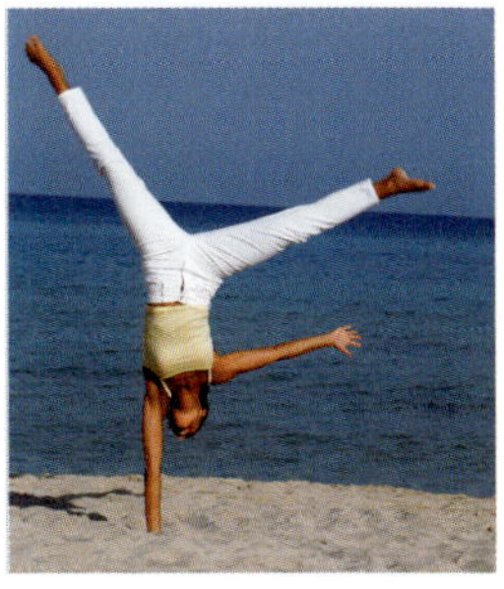

Anhang

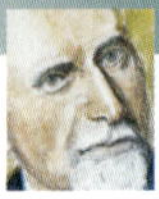

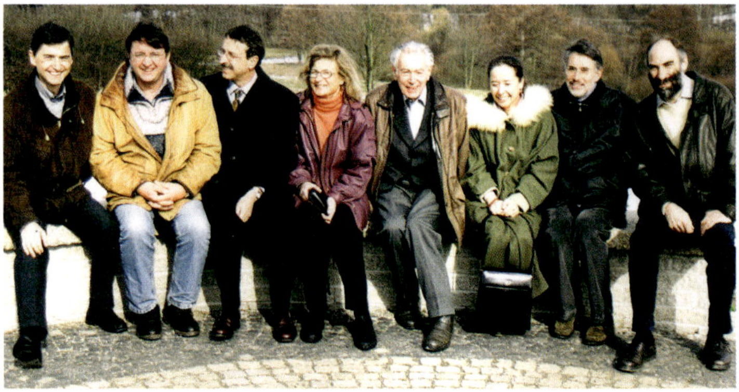

Geleitwort des Vorstandes der Internationalen Gesellschaft der Mayr Ärzte

Vor fast 100 Jahren legte Dr. Franz Xaver Mayr den Grundstein zu seiner Diagnostik und Therapie. 1967 wurde die Internationale Gesellschaft der Mayr Ärzte gegründet, um das Lebenswerk Mayrs fortzusetzen. Unzählige Menschen haben seither den Weg einer Mayr-Therapie beschritten und dadurch eine wesentliche gesundheitliche Verbesserung erzielt.

Die Medizin entwickelt sich heute rasant weiter. Täglich erreichen uns Berichte, was alles machbar geworden ist. Das vorliegende Buch beweißt, die hohe Aktualität der Diagnostik und Therapie nach Mayr gerade in der heutigen Zeit. Mehr noch – dem Vorstand der Internationalen Gesellschaft der Mayr Ärzte ist es wichtig zu zeigen, in welchem Ausmaß sich die Moderne Mayr Medizin entwickelt hat. Vor allem auch, um die gängigen Vorurteile abzubauen, die Mayr Therapie sei eine alte und verstaubte Methode mit Milch und Semmeln, die sich lediglich zum Abspecken eignet.

Der Ausgangspunkt für Mayrs Methode ist eine komplexe Diagnostik und individuelle Therapie. Und gerade das ist in der heutigen Zeit besonders wichtig. Denn immer mehr Risikofaktoren, Allergien, Lebensmittelintoleranzen und Belastungen aus Beruf, Familie und Umwelt erfordern eine zeitgemäße Strategie. So hat sich, basierend

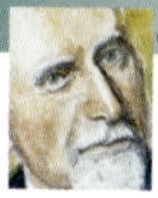

auf den Grundlagen Mayrs, eine moderne medizinische Vorgangsweise etabliert. Dass es sich dabei nicht nur um graue Theorie handelt, zeigt Ihnen die Darstellung einer modern durchgeführten Therapie nach Mayr in Wort und Bild.

Gerade in der heutigen Zeit gewinnt der präventive Ansatz immer mehr an Bedeutung. Nicht nur für den Einzelnen ist er wichtiger denn je – auch in unserem gesamten Gesundheitswesen wird Prävention der entscheidende Schritt zur Vermeidung von Krankheiten sein. Die Moderne Mayr Medizin zeigt, wo statt Gesundheit lediglich „Scheingesundheit" vorliegt und gibt realistische Hilfe zur Verbesserung der Lebensqualität eines jeden Einzelnen.

Dem Vorstand der internationalen Gesellschaft der Mayr Ärzte ist es wichtig, die Entwicklung der Mayr-Medizin von den Grundlagen F.X. Mayrs bis hin zu einer modernen Mayr Medizin darzustellen, wie sie heute praktiziert wird. Daher beauftragte er die beiden erfahrenen Kollegen, das erste offizielle Buch der Gesellschaft zu verfassen. Ihnen ist eine lebendige Darstellung gelungen, die den Lesern nicht nur einen Überblick verschafft, sondern ihnen auch in vielen Bereichen einen gedanklichen Spiegel vorhält. Wir wünschen dem Buch viele Leser, die es als Anregung verstehen, zu ihrem Wohl selbst aktiv zu werden.

Der Vorstand der
Internationalen Gesellschaft
der Mayr Ärzte
Juni 2002

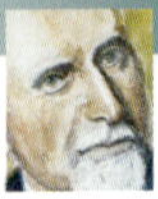

Liebe Leserin, lieber Leser,

wir leben in einer Zeit des „schnellen Essens“: Fastfood-Ketten, Imbissbuden, Fünf-Minuten-Gerichte und der schnelle Pausensnack zwischendurch dominieren immer mehr unsere Ernährung – denn wir alle haben ja schließlich immer weniger Zeit. Unsere Nahrung ist zum Spiegelbild unseres Lebensstils geworden, der von Termin zu Termin hetzt, von einem Höhepunkt zum nächsten jagt und dabei das Wichtigste außer Acht lässt: Weder beim Leben noch beim Essen geht es nämlich um Quantität, sondern vielmehr um Qualität. So gehört eine ausgewogene Ernährung – also Nahrung und Verdauungsleistung – nach wie vor zu den Grundpfeilern unserer Gesundheit und ist eine der unabdingbaren Voraussetzungen dafür, dass sich Wohlbefinden einstellt.

Sicher möchten auch Sie gern gesund, schön, fit, leistungsstark und „gut drauf“ sein. Wahrscheinlich aber haben Sie dieses Buch zur Hand genommen, weil Sie es nicht sind und ein gesundheitliches Problem lösen wollen. Wie Ihnen geht es sehr vielen anderen auch, und so krankt eine stetig wachsende Anzahl von Menschen in den westlichen Zivilisationen an gesundheitlichen Störungen, die der so genannten Wohlstandsgesellschaft und ihren ungesunden Ernährungsgewohnheiten entspringen: Erkrankungen des Magen-Darm-Traktes, Stoffwechselstörungen, Herz-Kreislauf-Probleme, Wirbelsäulen- und Gelenkbeschwerden, Hautprobleme aller Art oder gesundheitsschädliches Übergewicht sind nur einige typische Beispiele dafür.

Wenn Sie nach anderen Lösungen suchen, als sie die Schulmedizin mittels dauerhafter Medikamentengabe oder Operationen anbieten kann, dann ist die moderne F.X. Mayr-Medizin genau das Richtige, um Ihnen Wohlbefinden, Vitalität und Gesundheit zurückzugeben. Sie stellt die Leistungsfähigkeit des Darmes ins Zentrum ihrer Therapie: Der empirische Darmforscher F.X. Mayr kam nämlich zu dem Ergebnis, dass die bei fehlerhaftem Verdauungsablauf entstehenden Gifte die Gesundheit untergraben und den Menschen krank, vorzeitig alt und hässlich machen.

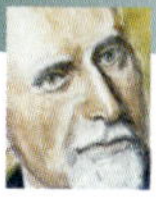

Seine vielfältigen Beobachtungen zur Bedeutung des Magen-Darm-Traktes für das menschliche Wohlbefinden werden durch die moderne neurogastroenterologische Forschung eindrucksvoll unterstützt: Sie erkannte im Darm ein selbstständig funktionierendes Nervensystem, das über sehr viel mehr Nervenzellen verfügt als unser Gehirn. Diese Einsicht lässt sich mit Fug und Recht als ebenso bahnbrechend wie wegweisend bezeichnen – und sie ist es, die in naher Zukunft der Bauchbehandlung nach Mayr und der modernen Mayr-Medizin völlig neue Dimensionen eröffnen wird.

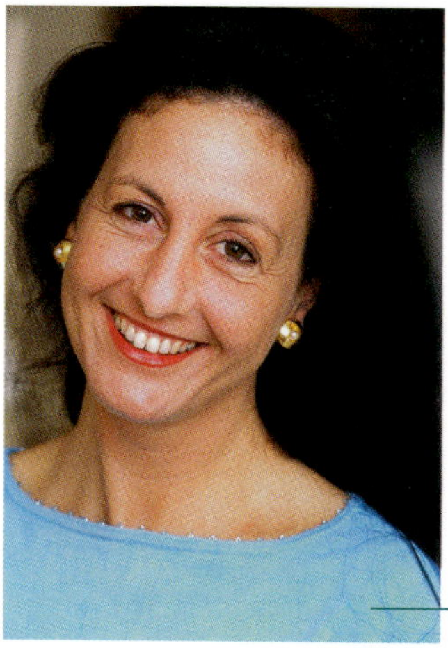

Franziska Schönfeld ist unsere Patientin, die Sie durch dieses Buch begleiten wird. Hier sehen Sie sie gegen Ende ihrer erfolgreichen Kur.

Mit unserem Buch möchten wir Ihnen diese Medizin nicht nur in grauer Theorie, sondern auch höchst praktisch näher bringen. Wir haben unsere Patientin „Franziska Schönfeld" in allen Phasen einer zunächst ambulant, dann stationär durchgeführten Mayr-Therapie auch fotografisch begleitet. Für ihre Bereitschaft, sich bei ihrer Behandlung einer so intensiven Beobachtung auszusetzen und ihre Erlaubnis das Ergebnis der Öffentlichkeit zugänglich zu machen, möchten wir Frau Schönfeld herzlich danken. Das Resultat können Sie auf den nachfolgenden Seiten selbst beurteilen. Wir würden uns freuen, wenn wir Sie damit zur Durchführung einer eigenen Mayr-Therapie gewinnen könnten, und sind sicher, dass Sie damit einen wichtigen Schritt zur Erreichung optimaler Gesundheit machen.

Dr. med. Monika Baronin von Hahn
Dr. med. Harald Stossier

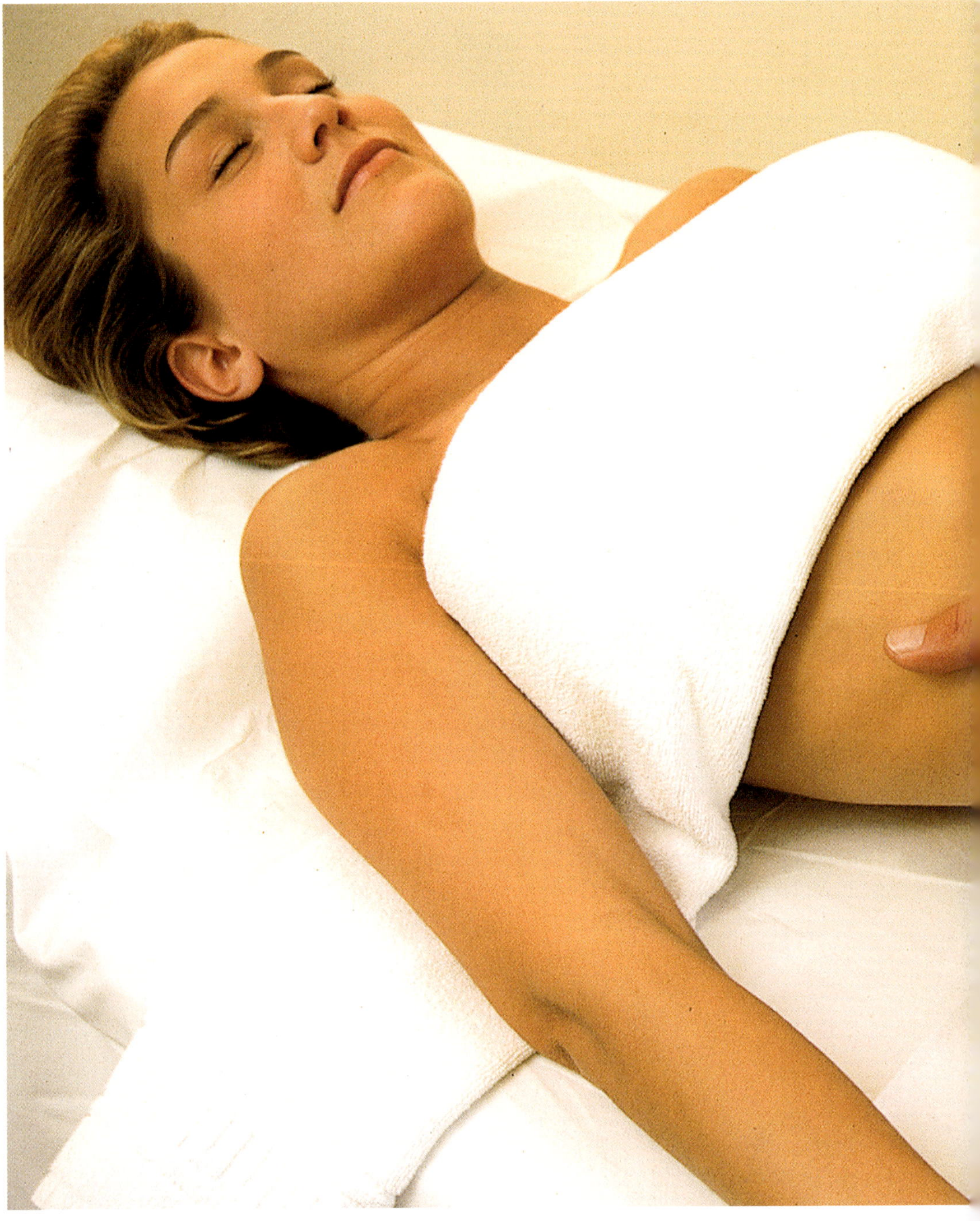

Die Zukunft gehört der modernen Mayr-Medizin

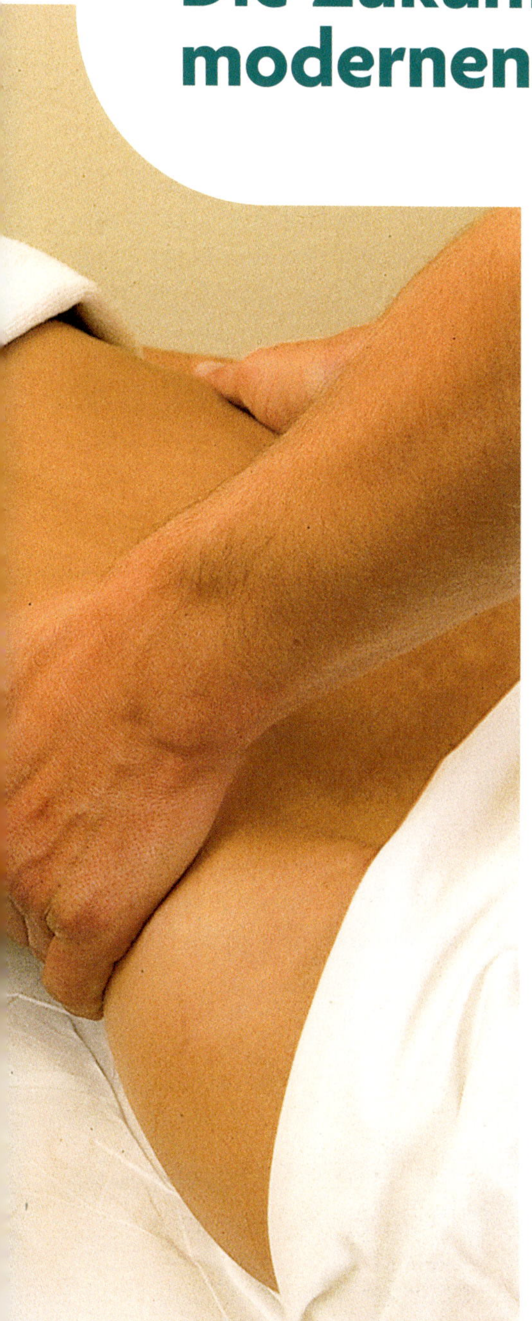

Die Vorbeugung von Krankheiten wird immer mehr zum zentralen Thema im Gesundheitswesen: Während sich die Schulmedizin erst um den nach ihren Kriterien messbar kranken Menschen kümmert, greift die moderne Mayr-Medizin bereits im Vorfeld von Erkrankungen ein und erlaubt eine einmalige Frühdiagnose besonders der ernährungsbedingten Zivilisationskrankheiten. Mit ihren drei „S" – Schonung, Säuberung und Schulung –, vergleichsweise preiswerten Heilansätzen im Frühstadium von Erkrankungen, weist sie einen Ausweg aus der Krise des modernen Gesundheitswesens und appelliert an die intensive Mitwirkung des aufgeklärten Patienten, der damit zur Selbstheilung angehalten wird. Mit ihrem ganzheitlichen Diagnose- und Therapiekonzept ist die moderne Mayr-Medizin als Zusatzausbildung für jeden Hausarzt im zukünftigen Gesundheitswesen prädestiniert, denn sie stellt die ideale Ergänzung zur schulmedizinischen Ausbildung dar. Die Beschäftigung mit ihr sollte darüber hinaus zur Pflichtübung jedes Gesundheitspolitikers und Krankenversicherungsmanagers werden.

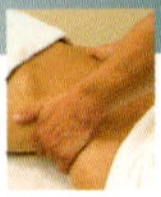

Grundgedanken F. X. Mayrs

Im Unterschied zur F.X. Mayr-Medizin richtet die herkömmliche Medizin im Wesentlichen ihre Aufmerksamkeit auf die Krankheit des Menschen und missversteht Gesundheit als Freisein von Krankheitssymptomen. Dies zeigt schon allein der Umstand, dass die Merkmale von Gesundheit schulmedizinisch bisher nicht ausreichend untersucht und Messgrößen zu ihrer Bestimmung weitgehend unbekannt sind. Dementsprechend engagiert sich die Schulmedizin hauptsächlich in der medikamentösen oder chirurgischen Behandlung krankhaften Geschehens und betreibt mit immer weniger finanzierbarem Aufwand eine Art Notfallmedizin.

Das Maß ist der gesunde Mensch

Der österreichische Arzt F.X. Mayr wählte einen ganz anderen, einen neuen Weg, da seiner Meinung nach die konventionelle Herangehensweise zu kurz griff: Er konzentrierte sich schon als junger Mann in Behandlung und Forschung auf den gesunden Menschen, da dieser die Bezugsgröße ist, auf die die Behandlung von Krankheiten ja letztlich abzielt. Indem Mayr seine therapeutischen Prinzipien Schonung und Säuberung konsequent auf den Verdauungsapparat seiner Patienten anwandte, kam er zu einer bahnbrechenden Erkenntnis: Er stellte fest, dass sich im Darm die Gesundheit, aber auch Erkrankung des gesamten Körpers widerspiegelte.

Gesunderhaltung vor Gesundung

Nicht der kranke Mensch steht im Zentrum der Mayr-Medizin: Vielmehr hat die Gesunderhaltung des Körpers oberste Priorität. Damit setzt Mayr viel früher als die Schulmedizin an: noch bevor Krankheiten entstehen.

Schonung und Säuberung des Darmes als Heilmittel

Die Forschungsergebnisse F.X. Mayrs ließen keinen Zweifel daran: Die Gesundung des Darmes führt auch zu einer Gesundung der meisten Organe, Systeme und Bereiche des menschlichen Körpers. Darüber hinaus verbessern sich der Kräftehaushalt und die körperliche wie geistige Gesamtbefindlichkeit des Menschen grundlegend. Werden gesundheitliche Fehlentwicklungen im Darm abgestellt, so setzt der Heilungsprozess im Darm-Leber-Bereich sofort ein – und auch bei den vielfältigen Krankheiten, die sich infolge einer derartigen Störung ergeben können.

Wichtigstes Ziel der Schonung und Säuberung nach Mayr ist die Entschlackung, Entgiftung und Entsäuerung des menschlichen Organismus und die Wiederherstellung seiner Selbstreinigungs- und Entgiftungsfunktionen. Der Körper soll durch diese Maßnahmen wieder in die Lage versetzt werden, die ausscheidungspflichtigen Zwischen- und Endprodukte des Stoffwechsels abzubauen.

Entschlackung

Durch besondere therapeutische Maßnahmen wird der Körper dazu angeregt, Stoffwechselprodukte auszuscheiden, die nicht weiterverwertet werden können. Dadurch reinigt sich der Organismus selbst von Giftstoffen, die andernfalls Schaden hervorrufen könnten.

Mayr war zu Recht der Ansicht, dass sich hinter chronischen Darmschäden „das unbekannteste, am weitesten verbreitete und verhängnisvollste Leiden" der modernen Menschheit verberge. Wer ihm hierin folgt und diesen Gedanken konsequent zu Ende denkt, wird die Bedeutung seiner ganzheitlichen Medizin für die Entwicklung des Gesundheitswesens erfassen.

Gut zu wissen

Wunderwerk Darm

Der Darm ist – objektiv gesehen – noch vor der Lunge und der Haut die ausgedehnteste Berührungsfläche des menschlichen Körpers mit der Außenwelt: Auseinander gerollt würde er etwa die Größe eines Tennisplatzes einnehmen, denn seine anatomische Struktur mit Darmzotten, Falten, Ein- und Ausstülpungen vergrößert seine reale Oberfläche gegenüber einem glatten Rohr um mindestens den Faktor 500.

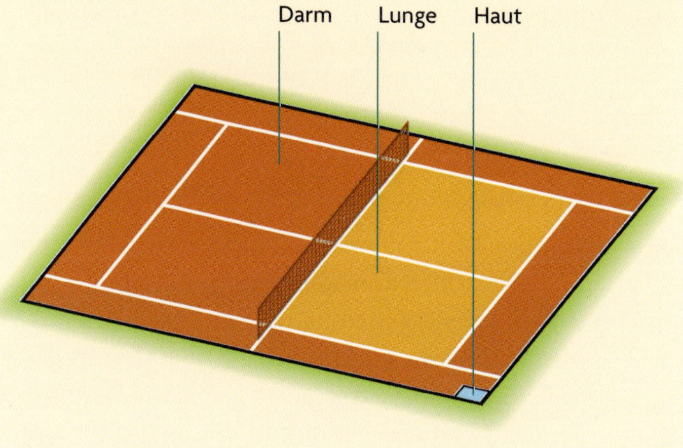

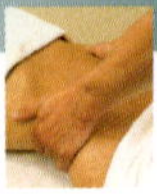

Eine preiswerte Vorsorgemedizin

Die Behandlung von Fehlentwicklungen im Verdauungssystem durch Schonung, Säuberung und Schulung (siehe Seite 94 ff.) nach F.X. Mayr ist denkbar einfach. Zudem beseitigt sie die zugrunde liegenden Ursachen und ermöglicht damit eine echte und dauerhafte Heilung in vielen Bereichen. Die Vorteile gegenüber einer medikamentösen oder chirurgischen Therapie liegen auf der Hand: Die Mayr-Medizin ist risikoloser – da dank der rein natürlichen Methodik weniger Nebenwirkungen zu befürchten stehen – und unschädlich. Nicht zuletzt ist sie billig und hilft bei systematischer Befolgung ihrer Prinzipien sogar, Lebenskosten zu sparen.

So führt die Mayr-Medizin als ganzheitliche Vorsorgemedizin aus der Sackgasse, in die die herkömmliche, hoch technologisierte Medizin, aber auch die Gesundheitspolitik und das Krankenversicherungswesen geraten sind.

Gut zu wissen

Was ist optimale Gesundheit?

Nicht nur im Bereich der Therapie sind Mayrs Erkenntnisse wegweisend. Nach seinen Vorgaben sieht der „idealgesunde" Mensch etwa wie folgt aus:
Er wacht morgens ausgeschlafen auf, schlägt fröhlich die Augen auf, springt aus dem Bett und beginnt den neuen Tag gut gelaunt. Sämtliche Bewegungen, die der Alltag ihm abverlangt, kann er schmerzfrei ausführen. Atmung, Herzschlag und Verdauung laufen reibungslos ab und werden daher nicht bewusst wahrgenommen. Ein klarer Kopf ermöglicht ihm eine perfekte Konzentration, rasche Auffassungsgabe sowie gute Merkfähigkeit und Erinnerung. Müdigkeit stellt sich erst im Laufe des Abends nach getaner Arbeit ein.

• Das Zauberwort heißt Frühdiagnostik

Dank ständiger Beobachtung auch nur kleinster Abweichungen vom gesundheitlichen Idealzustand entwickelte Mayr im Vorfeld von Krankheiten eine Art Frühdiagnostik, die einer einzigartigen Vorsorgemedizin den Weg ebnete. Darüber hinaus eignet sie sich nicht nur zur Anwendung durch den Arzt, sondern gibt jedem Patienten, wie noch zu zeigen sein wird, auch die Möglichkeit, an sich selbst krankhafte Veränderungen zu erkennen.

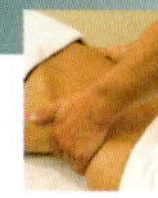

In diesem Zusammenhang entstand auch die berühmte Typologie der unterschiedlichen Bauchformen (siehe Seite 52 ff.). Sie spielt eine zentrale Rolle innerhalb der Methodik der Mayr-Medizin: Denn aus der Bauchform und der zu ihr in engstem Zusammenhang stehenden Körperhaltung des Patienten sowie vielen anderen diagnostischen Kriterien lassen sich wesentliche Erkenntnisse über gesundheitliche Fehlentwicklungen bei scheinbar Gesunden gewinnen.

Doch noch immer gilt – mehr denn je sogar in unserer Zeit der explodierenden Heilkosten: Vorbeugen ist besser als Heilen. Und so besteht die begründete Hoffnung, dass die moderne Mayr-Medizin in ihrer Eigenschaft als wirksame Präventivmedizin eine neue Ära einläuten wird.

INFO

Je früher gesundheitliche Störungen erkannt werden, desto größer sind die Chancen, Schaden zu vermeiden und eine völlige Wiederherstellung der Gesundheit zu bewirken. Der Idealfall ist, eine Störung zu erkennen, noch bevor sich Symptome abzeichnen, und sofort gezielt dagegen vorzugehen.

Schulung zur Selbstheilung

Selbst den Patientenbegriff definiert F.X. Mayr neu: Entgegen dem Verständnis der Schulmedizin ist der Mensch keine passive Marionette, mit der der Arzt etwas „macht“, indem er an ihren Fäden zieht – vielmehr baut die Mayr-Medizin auf der Eigeninitiative des Einzelnen auf, der selbst tätig werden muss und sich nicht auf einer bequemen Erwartungshaltung an die Medizin ausruhen darf. Aus diesem Grund bezieht Mayr im Rahmen seines dritten Heilprinzips, der Schulung, seine Patienten intensiv in den Heilungsprozess mit ein und zeigt ihnen, wie sie die fünf Kardinalfehler der Ernährung vermeiden lernen.

Gut zu wissen

Das A und O der falschen Ernährung

1. Zu schnelles Essen (zu hastig hinunter geschlungene Mahlzeiten)
2. Zu reichliches Essen (über das Sättigungsgefühl hinaus)
3 Zu häufiges Essen (hier ein Häppchen, dort eine Zwischenmahlzeit)
4 Zu schweres Essen (beispielsweise Schweinshaxe mit Sauerkraut)
5. Zu spätes Essen (kurz vor dem Schlafengehen).

• Auch Essen will gelernt sein

Mit F.X. Mayr werden Sie sich eine neue Art der Nahrungsaufnahme aneignen und zur Gewohnheit machen. Sie werden vor allem wie-

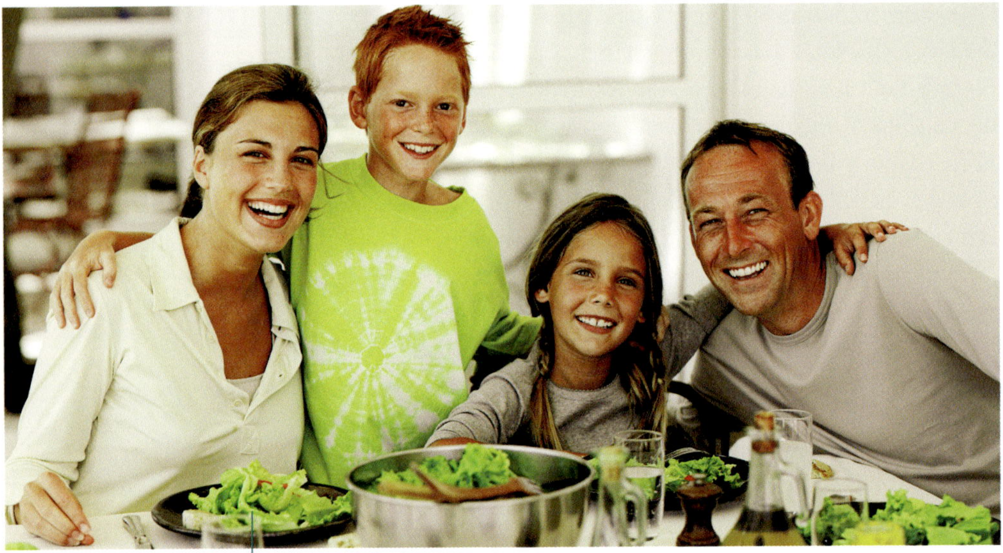

Gesunde Ernährung steigert Vitalität und Lebensfreude.

der langsam essen sowie gründlich kauen und einspeicheln – denn gesunde Verdauung beginnt schließlich (und das nicht erst seit Mayr) bereits im Mund. So gewinnen Sie durch gemächliche, genießerische Mahlzeiten den natürlichen Sättigungsreflex zurück, der vielen bereits verloren gegangen ist.

Mayr macht darüber hinaus deutlich, dass zu viel und zu häufig zu essen grundfalsch ist, weil es die Leistungskraft unseres Verdauungssystems permanent überfordert und die physiologisch notwendigen Erholungspausen zur Selbstreinigung des Darmes verhindert.

INFO

Die Deutsche Gesellschaft für Ernährung (DGE) hat einen Regelkatalog zum richtigen Essen aufgestellt, der zum Teil den Empfehlungen sehr ähnelt, die F.X. Mayr bereits zu Anfang des vergangenen Jahrhunderts aussprach.

Auch zu späte Mahlzeiten am Abend sollten möglichst vermieden werden, da die längere Verweildauer der Nahrung im ruhenden Darm zu ungleich mehr gesundheitsschädlichen Gärungs- und Fäulnisgiften führt, als wenn die gleiche Nahrung morgens oder mittags verzehrt worden wäre. Darüber hinaus schärft die moderne Mayr-Medizin das Bewusstsein für die richtige Wahl der Nahrungsmittel unter Beachtung des Säure-Basen-Gleichgewichts (siehe Seite 127).

• Arzt und Patient: Ein starkes Team

Die Medizin nach Mayr richtet sich also an einen aufgeklärten, mitdenkenden Patienten und ist auch damit sicherlich besonders zu-

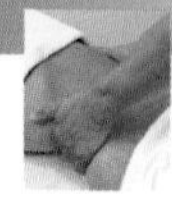

kunftsträchtig. Sie verlangt ihm die Selbstdisziplin und Eigenmotivation ab, an der eigenen Gesundheit mitzuarbeiten und diese mit Hilfe einer neu zu entwickelnden Sensibilität für alle krankhaften Veränderungen zu erhalten.

Es verwundert daher nicht, dass ein Umdenken nicht nur vom Patienten, sondern auch vom behandelnden Arzt gefordert wird. Der Mayr-Medizin liegt ein ganzheitliches, stets die Gesamtzusammenhänge betrachtendes Konzept zugrunde, das sich auch der nach ihr praktizierende Mediziner zu Eigen machen muss. Aus diesem Grund ist sie sicherlich die richtige Zusatzausbildung für jeden Hausarzt, der ja im System der modernen Gesundheitsbetreuung eine zentrale Rolle einnehmen soll. Arzt und Patient stehen aber damit einander nicht länger gegenüber, sondern vielmehr auf einer Seite und ziehen von dort aus am selben Strang.

Es ist keine Utopie, sondern eine der einfachen Wahrheiten F.X. Mayrs: Die Erziehung zum aufgeklärten Patienten und zum ganzheitlich denkenden Arzt liegt in den Händen jedes Einzelnen – und nicht in denen des Schicksals.

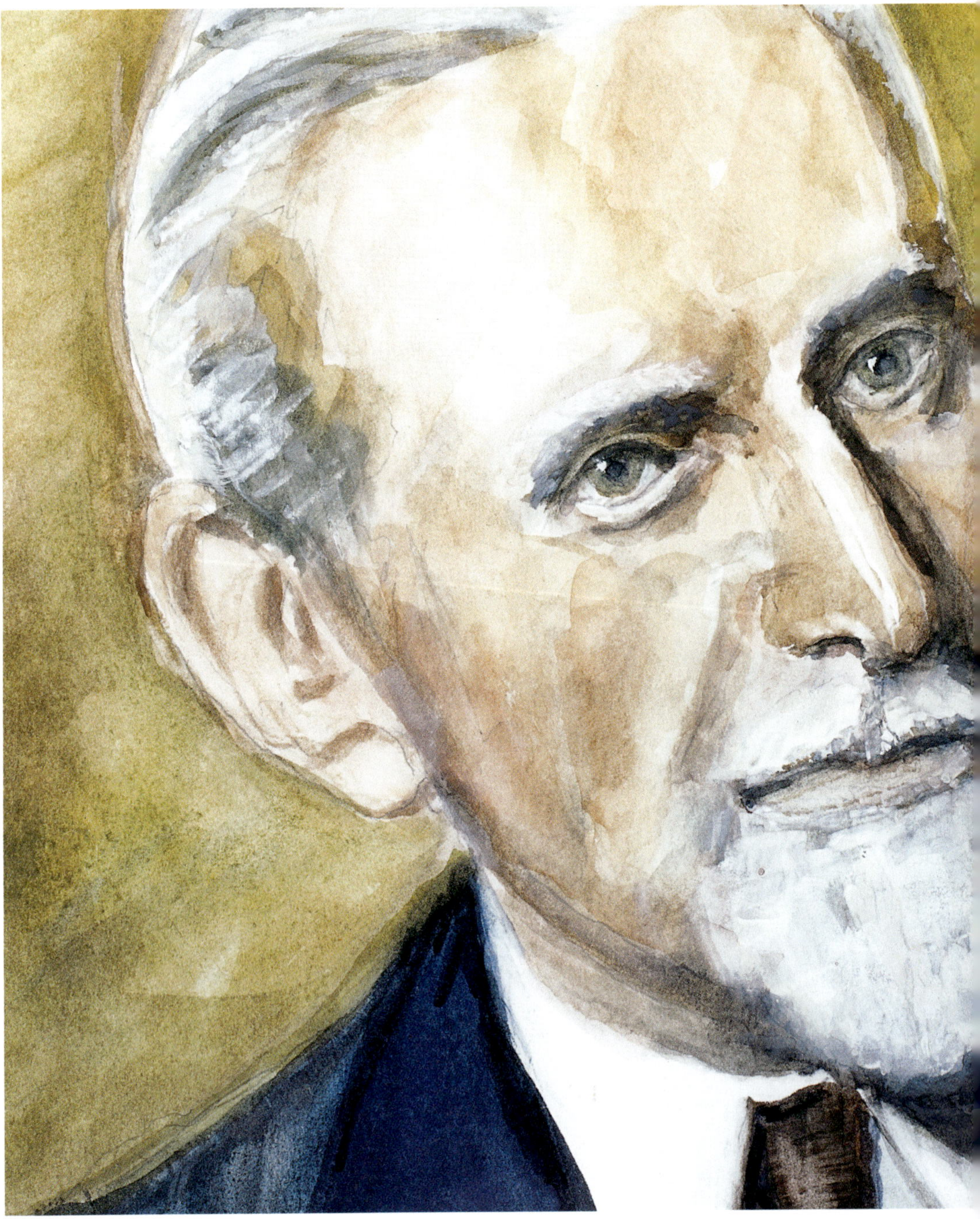

Franz Xaver Mayr: Ein zukunftsorientierter Arzt

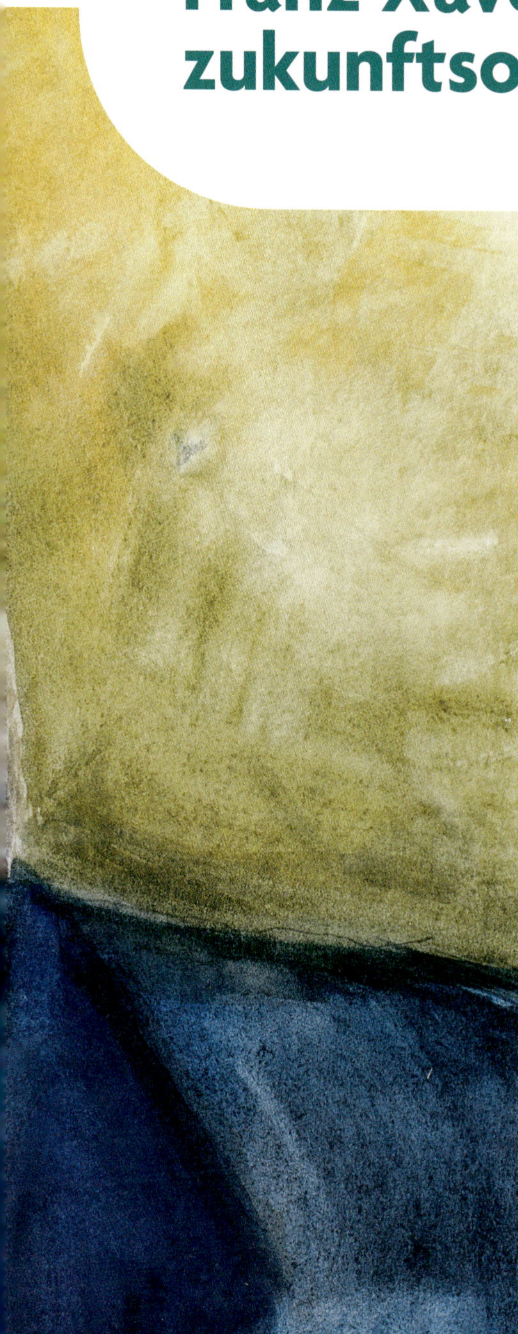

Von frühester Jugend an schulte Franz Xaver Mayr seine angeborene Beobachtungsgabe. Sie ermöglichte es ihm, als Arzt zu bahnbrechenden Erkenntnissen im Bereich der Frühdiagnostik und der Vorsorgemedizin mit natürlichen Mitteln zu gelangen. Als Kurarzt konnte er prominente Größen dieser Welt behandeln und als Krönung seiner Forschungen am Ende seines Lebens eine eigene medizinische Schule mit zahlreichen Anhängern hinterlassen. Sein Lebenswerk gewinnt in der heutigen Medizin zunehmend an Bedeutung und wird auch von der Schulmedizin anerkannt.

Ein Leben für eine naturgemäße Heilkunst

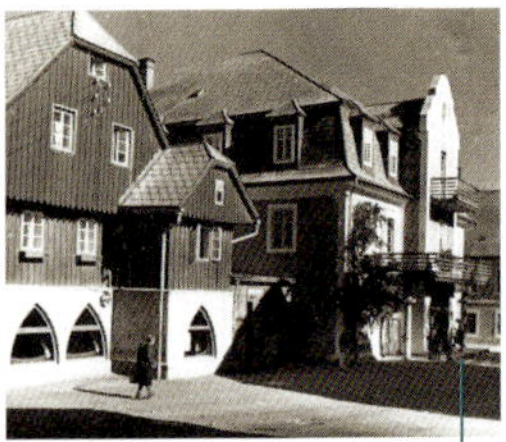

Das Geburtshaus F.X. Mayrs.

Wer war eigentlich dieser Arzt, für den stets nicht so sehr Medikamente und Apparate, sondern vielmehr die Selbstheilungskräfte des Körpers im Vordergrund standen? Franz Xaver Mayr wurde am 28. November 1875 in Gröbming in der Steiermark geboren; seine Eltern betrieben neben ihrem Bauernhof auch eine Gastwirtschaft und Metzgerei. Der kleine Franzl wuchs nicht nur in Wirtsstube, Stall oder Ladengeschäft auf, sondern ebenso auch in innigem Kontakt mit der Natur und entwickelte für ihre Gesetzmäßigkeiten ein untrügliches Einfühlungsvermögen und ein scharfes Auge.

Die Weichen sind gestellt

Schon in jenen Jugendtagen fiel ihm bei seiner Arbeit in der elterlichen Landwirtschaft auf, dass sich die Kühe auf der Alm beim Koten niemals beschmutzten, im Gegensatz zu all jenen Kühen, die das ganze Jahr über im Stall standen. Als Arzt schloss er, dass diese Jugendbeobachtungen von der natürlichen Umgebung auf der Alm ein wesentliches Kriterium für gesunde Verdauung sein müssten. Und wie unbedeutend sie auf den ersten Blick auch sein mochten: Sie sollten ein Meilenstein seiner Medizin werden, denn Mayr übertrug sie später, als Arzt, auch auf den Menschen.

Gut zu wissen

Eine „anrüchige“ Probe aufs Exempel

In einem vor einem Ärztegremium in der Schweizer Lungenheilanstalt Leysin gehaltenen Vortrag empfahl er, den Zustand und die Funktion des Verdauungsapparates mit einem zuverlässigen und sehr sensiblen Indikator zu überprüfen: dem Toilettenpapier. Bei gesundem Stuhl nämlich, so Mayrs ebenso überraschende wie einleuchtende Erfahrung, benötige der Mensch aufgrund der Konsistenz so gut wie kein Toilettenpapier. Mit solchen und ähnlichen drastischen, aber eingängigen Beispielen wusste Dr. F.X. Mayr seine Zuhörer immer wieder für seine Theorien zu gewinnen.

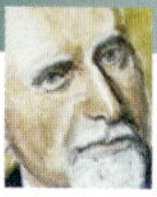

• Erste Schritte in eine neue Richtung

Nach dem Besuch des akademischen Gymnasiums und dem Studium der Medizin promovierte Mayr 1901 in Graz. Von da an ging alles sehr schnell – schon zwei Jahre später übernahm er die ärztliche Leitung eines Kurhauses in Johannisbrunn. Aufgrund seiner festen Überzeugung, dass niemand einen wirklich gesunden Verdauungsapparat haben könne, ging er dort bereits dazu über, jeden Patienten wie einen Verdauungskranken zu behandeln.

Diese Verfahrensweise kam einer medizinischen Revolution gleich, war doch – ganz besonders zu Zeiten eines Sigmund Freud – bisher noch niemand ernsthaft auf die Idee gekommen, die Behandlung an etwas so „Ordinärem" wie der Verdauung festzumachen, die in den besseren Kreisen der Donaumonarchie ohnehin in eher üblem Geruch stand und alles andere als salonfähig war.

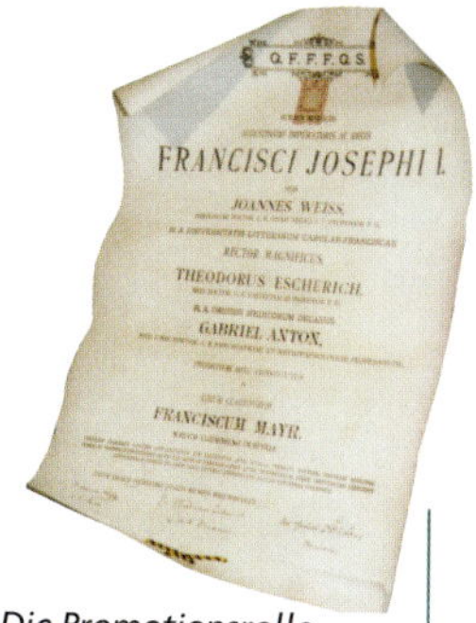

Die Promotionsrolle von Dr. F.X. Mayr.

• Diät als Heilmittel

Zu einem wichtigen Therapeutikum wurde die Schonung durch Diät. F.X. Mayr ließ sich – allen Konventionen zum Trotz – nicht abbringen von dem einmal eingeschlagenen Weg und beharrte auf einem völlig neuen Ernährungsplan, der im mehlspeisbegeisterten Kaiserreich wohl zunächst nicht unbedingt auf große Gegenliebe stieß: Es wurde nun nicht nur die Menge der Nahrung insgesamt reduziert, sondern auch ihre Zusammensetzung verändert. Auf Ballaststoffe, Fett, Süßspeisen und intensive Gewürze sollten die Patienten dabei vorübergehend verzichten. Im Gegenzug lernten sie wiederum, dass die Verdauung bereits im Mund einsetzt und dass man deshalb jeden Bissen gründlich zu kauen und einzuspeicheln hat.

INFO

Für F.X. Mayr schloss der Begriff Ernährung die Nahrung ebenso wie die Verdauungsleistung als solche ein. Das Wesentliche an seiner Lehre und die große Neuerung gegenüber der konventionellen Ernährungslehre seiner Zeit war, dass die Verdauungsleistung Vorrang vor dem Lebensmittel hatte.

Diagnose von außen nach innen

Doch damit nicht genug – das war erst der Anfang. Der rührige Arzt richtete sein Augenmerk bald nicht mehr nur auf das Innere des Bauches, sondern nahm auch dessen äußere Form sehr genau unter die Lupe. Mayr nahm nämlich an, dass bereits der äußere Anschein Aufschluss über die „inwendigen" Verhältnisse zu geben vermochte.

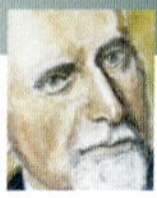

Dank seiner scharfen Beobachtungsgabe und seines naturwissenschaftlich geschulten, analytischen Verstandes konnte er auch tatsächlich Erstaunliches feststellen: Nicht nur Größe und Form des Bauchs (siehe Seite 57ff), sondern auch Körperhaltung, Lage des Herzens, Form des Brustkorbs, Farbe und Spannkraft der Haut sowie Beschaffenheit von Haaren und Fingernägeln änderten sich regelmäßig bei seinen Patienten.

In den folgenden Jahren verfolgte Mayr mit Besessenheit sein Ziel, mess- und vergleichbare Kriterien für die Gesundheit des Bauches und die des Menschen als Ganzes zu finden, und fügte unbeirrbar Mosaiksteinchen an Mosaiksteinchen und Beobachtung an Beobachtung. Eines Tages sollte er schließlich ein fertiges Bild in Händen halten.

INFO

Die Befundaufnahme aufgrund des Augenscheins setzt große ärztliche Erfahrung, fundiertes Wissen und genauestes Augenmaß voraus. Nur so lassen sich zutreffende Aussagen über den Zustand des Verdauungsapparates beim jeweiligen Patienten machen.

Reinigung durch salinische Wässer

Im Zuge seiner Forschungen gelangte Mayr schließlich zu der Ansicht, dass sich die zusätzliche Berieselung des Darmes mit natürlichem, salzhaltigem Wasser ausgezeichnet in sein Behandlungskonzept fügen würde. Gesagt, getan, und so eröffnete Mayr im Jahr 1906 seine Praxis im böhmischen Karlsbad. Von da an bekamen die Patienten das salzhaltige Karlsbader Wasser verordnet, um den Darm gründlich zu reinigen.

Jahre später dann ging Mayr dazu über, seine Klientel zum Fasten anzuhalten: Das bedeutete für die Patienten in der Praxis, über Wochen keinen Bissen zu sich zu nehmen – unterstützt von den verdauungsanregenden Wirkungen des Karlsbader Wassers.

• Das Ende der „Durststrecke“

So mancher beleibte Hofrat mag zunächst gegen diese drakonisch erscheinenden Maßnahmen protestiert haben, doch der Doktor aus der Steiermark blieb unerbittlich. Endlich stellte sich auch der Erfolg dazu ein und verhalf dem von der Fachwelt so oft belächelten Arzt schließlich zu Ansehen und Reputation.

So ließen seine bemerkenswerten Behandlungsergebnisse Mayr schnell weit über die Grenzen des Landes hinaus bekannt werden. Prominente und nicht-prominente Patienten aus der ganzen Welt, die

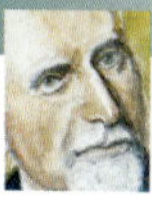

der konventionellen Medizin nicht ausschließlich vertrauten, horchten auf und begannen, in seine Praxis zu strömen. Baron de Rothschild, Konrad Adenauer, der damalige Vizekönig von Indien und Henry Ford etwa waren nur einige von vielen, die Mayrs ärztlichen Rat suchten und fanden.

INFO

Salinisches, also salzhaltiges Wasser, wird in der Regel verordnet, um den Darm zu reinigen, da es die Verdauung anregt. Es wird also im eigentlichen Sinne nicht in den Körper aufgenommen, sondern verlässt ihn sofort wieder.

• Fasten bei Wasser und Brot

Nach dem Zweiten Weltkrieg schließlich musste Mayr Karlsbad verlassen und praktizierte von 1949 bis 1955 in Wien. Obwohl er vom strengen Fasten als Therapie nach wie vor überzeugt war, musste er hier in der Großstadt jedoch bald erkennen, dass es den Menschen, der mitten im Berufsleben steht, durchaus auch überfordern kann.

Deshalb wählte er eine sanftere Form der Schonung und verordnete Milch und luftgetrocknetes Weißbrot, in manchen Fällen ergänzt durch Quark, weiches Ei oder Butter und Honig. Damit ließen sich – wiewohl die Behandlungsdauer sich nun verlängerte – ebenfalls beste Resultate erreichen, während die Leistungsfähigkeit erhalten blieb. Dennoch wollte sich Mayr aus der Summe seiner Erfahrungen nicht davon abbringen lassen, weiterhin das strenge Fasten als die „Königin aller Diätetik“ zu empfehlen – zumal er damit die eindrucksvollsten Heilerfolge erzielt hatte.

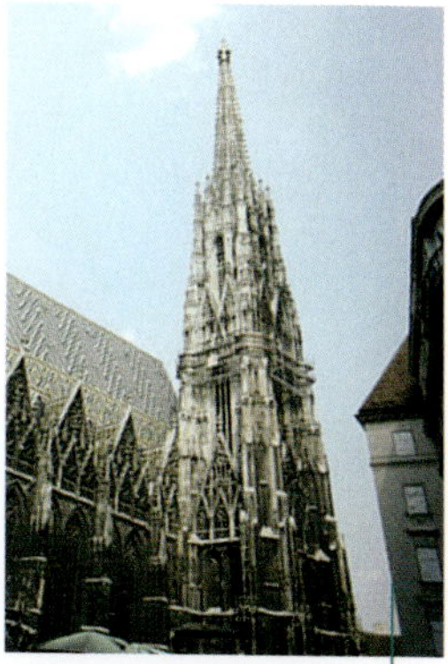

Wien, die langjährige Wirkungsstätte Mayrs.

• Der Weg ist geebnet

Doch auch glänzende Forscherkarrieren neigen sich irgendwann einmal dem Ende zu. Im Alter von 80 Jahren überließ es Mayr seinen Schülern, in Wien sein Lebenswerk weiterzuführen, und kehrte mit seiner Frau zurück in seinen Geburtsort Gröbming, wo er die letzten zehn Jahre seines Lebens aktiv an der Weiterentwicklung seiner Lehre wirkte. Dieser Forschergeist, der zeitlebens so rege gewesen war, konnte sich nun einmal nicht aufs Altenteil zurückziehen. Und so beobachtete der rüstige Pensionär weiterhin sehr genau die Entwicklungen auf medizinischem Gebiet – zwar aus der Ferne, dafür aber nicht minder scharf. Der große Arzt und Vordenker der Naturheilkunde Franz Xaver Mayr blieb geistig aktiv und in regem Gedankenaustausch mit seinen Schülern, bis sein erfülltes Leben nach 90 Jahren am 21. September 1965 zu Ende ging.

TIPP

Heilfasten sollte niemals auf eigene Faust und ohne ärztliche Begleitung durchgeführt werden, da der für Körper, Geist und Seele ungewohnte Nahrungsentzug durchaus auch Komplikationen hervorrufen kann.

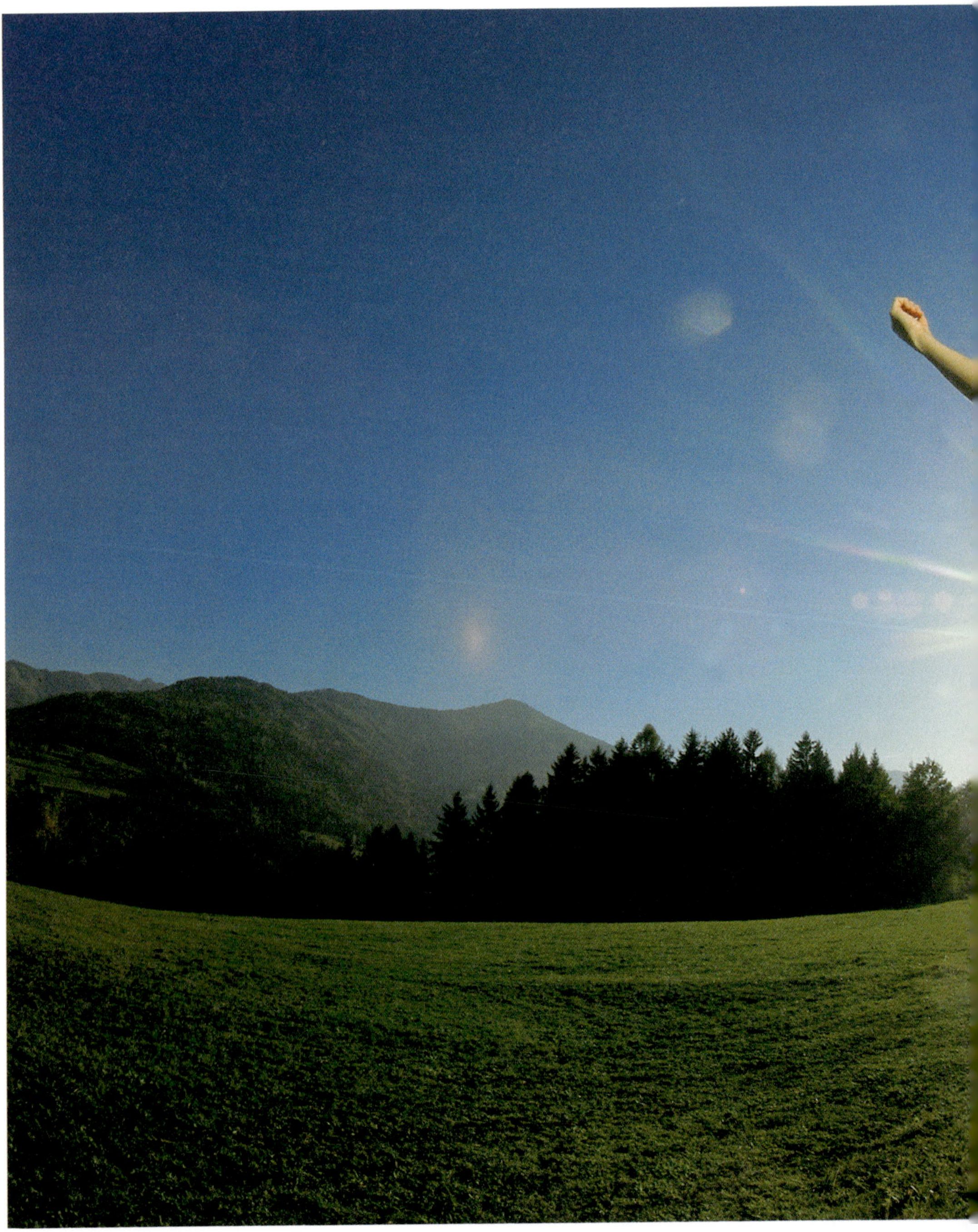

Der Darm: Gradmesser für das Wohlbefinden

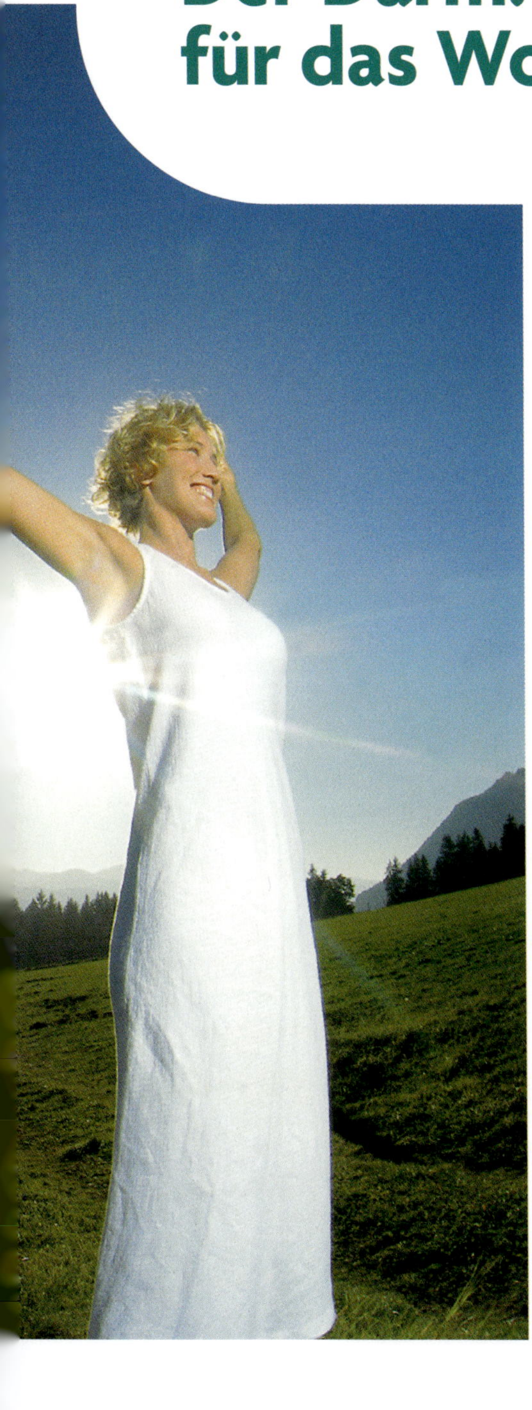

Über Gesundheit und Wohlbefinden zerbricht sich niemand den Kopf – solange es ihm gut geht. Aber wehe, wenn es nicht mehr so ist. Nichts wird dabei unversucht gelassen – dabei liegt die Lösung so oft direkt vor unserer Nase. Ähnlich wird auch die Bedeutung des Verdauungsapparates meist übersehen oder unterschätzt. Dabei ist er als „Gemeinschaftsküche" für alle Organe der wichtigste Teil. Er versorgt uns tagtäglich mit den zum Leben notwendigen Nährstoffen. Sie sind das Ergebnis seiner Arbeit: Denn individuelle Verdauungsleistung mal Lebensmittel ist die Mayr-Formel der gesunden Ernährung. Diese zu stärken, um uns gesund zu erhalten, ist unser Ziel.

Gesundheit und Krankheit im Spiegel des Verdauungsapparates

Wer einmal mit offenen Augen durch den Wald geht und versucht, ihn bewusst wahrzunehmen, wird bald ein Gespür entwickeln für die Kraft und Vitalität, die von einem Baum ausgehen kann: Wie majestätisch er dasteht, fest verwurzelt in der Erde, sodass ihn so leicht nichts aus der Bahn werfen kann; mit welcher Selbstverständlichkeit er seinen Stamm emporreckt in den Himmel, der ihm Licht und Luft spendet; und in welch ruhigem Vertrauen er seine Äste, Zweige und Blätter der Sonne entgegenstreckt, unbekümmert und unberührt von den Launen der Natur, die so manchen Sturm als Probe für seine Standhaftigkeit bereithalten mag.

Wurzeln des Lebens

Woher aber rührt diese Kraft? Von seinen Blättern oder Ästen? Wohl kaum – sind sie doch lediglich sichtbarer Ausdruck dieser Vitalität. Die Kraft des Baumes hat buchstäblich viel tiefer reichende Wurzeln: Mit ihnen gräbt er sich tief in das Erdreich hinein, um die notwendigen Nährstoffe aufnehmen zu können. So kann der Baum von dem leben, was ihm die Natur über den Boden anbietet.

Gut zu wissen

Das Bild vom Baum

Um seinen Patienten die zentrale Bedeutung des Darms zu verdeutlichen, verglich F.X. Mayr den Menschen mit einem Baum: In diesem Bild verkörpert der Darm das ausgedehnte Wurzelsystem, das den Stamm mit all seinen Zweigen, Blättern und Blüten bis in die Krone hinein mit Nahrung versorgt. Daher kommt die Kraft und Energie aus den Wurzeln.

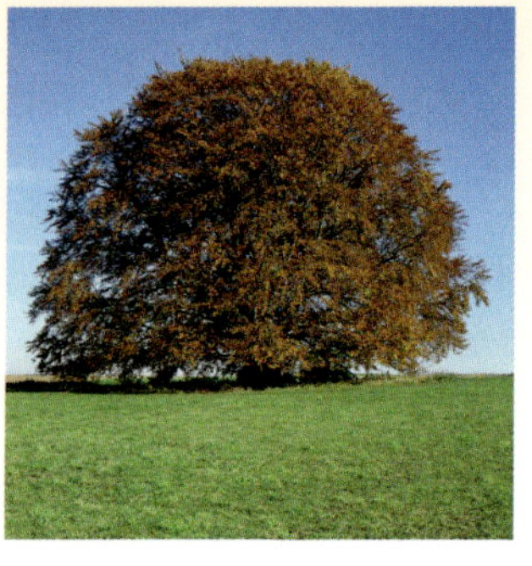

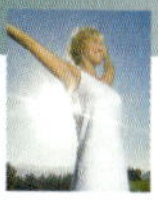

- **Den Boden bereiten für einen guten Ertrag**

Aber die Wurzeln transportieren nicht nur die Nährstoffe: In ihrem Bereich werden die Nährstoffe auch so aufbereitet, dass sie ihre Wirkung für die Pflanze entfalten können. Dieses Prinzip nennen wir Vegetabilisierung und nützen es auch für uns Menschen: Denn es würde wohl kaum jemand auf die Idee kommen, einfach Erde zu essen, um Mineralstoffe aufzunehmen. Stattdessen nehmen wir pflanzliche Lebensmittel zu uns, weil diese schon einen Teil der Arbeit für uns getan haben.

Jeder Landwirt weiß dies und versucht daher, den Boden entsprechend zu bearbeiten, damit seine Pflanzen optimal gedeihen. Er weiß auch, dass sich auf ausgelaugten Böden, saurem oder sumpfigem Untergrund das Pflanzenwachstum anders gestalten wird – hier wird der Wuchs spärlicher ausfallen und weniger, kleinere oder gar verkümmerte Blüten und Früchte hervorbringen. Auch eine Tendenz, von Schmarotzern befallen zu werden, ist zu bemerken. Kurz – mit der Güte des Bodens stehen und fallen alle Ausdrucksformen von Vitalität, Kraft, Frucht- und Samenbildung der Pflanze.

INFO

Der Baum lebt aus seinen Wurzeln. Deshalb lässt sich der Verdauungsapparat des Menschen mit dem Wurzelwerk des Baumes vergleichen: Denn aus ihm bezieht der menschliche Organismus seine Gesundheit und Lebensenergie.

Verdauung ist das halbe Leben

Obwohl wir Menschen uns im Laufe der Evolution viel weiter entwickelt haben als die Pflanzen, sind die Prinzipien im Großen und Ganzen doch gleich geblieben. Unsere Wurzeln – um im Bild des Baums zu bleiben – liegen im Verdauungsapparat. Diesen haben wir, ganz anders als die Pflanzen, in den Organismus aufgenommen und integriert, um mehr Mobilität zu erlangen. Somit sind wir beweglicher, bleiben aber trotzdem auf bestmögliche Versorgung angewiesen.

Gut zu wissen

Die Mayr-Formel

Die Lehren F.X. Mayrs lassen sich auf eine ebenso einfache wie stimmige Formel bringen:

Gesunde Ernährung = Gesunde Lebensmittel × Gesunde Verdauung

• Die „Gemeinschaftsküche" des Organismus

Unsere Lebenskraft, ja unsere Gesundheit hängt vom Zustand unseres Verdauungsapparates ab: Beliefert er nämlich kontinuierlich unseren Körper mit gesunden und ausreichenden Vitalstoffen, so bleibt die optimale Funktions- und Leistungsfähigkeit des Organismus erhalten. Der Verdauungsapparat lässt sich also mit einer „Gemeinschaftsküche" für alle Zellen und Funktionen in unserem Körper vergleichen. Dort werden die aufgenommenen Lebensmittel so verändert, dass sie in uns ihre maximale Wirkung entfalten können.

Vitalstoffe

Eine optimale Ernährung sichert die ausreichende Zufuhr von Vitalstoffen: Hierzu zählen Mineralstoffe, Vitamine und Spurenelemente. Sie sind für einen gesunden Stoffwechsel und das persönliche Wohlbefinden absolut notwendig.

Eine unabdingbare Voraussetzung dafür ist, dass der Verdauungsapparat selbst reibungslos arbeitet. Ist er jedoch gestört, überfordert oder durch Krankheit nicht in der Lage, seine Aufgaben optimal zu erfüllen, so werden sich die Auswirkungen früher oder später im gesamten Organismus bemerkbar machen. Ein Nachlassen der Vitalität, schlechtes Aussehen, fehlende Kreativität, mangelnde Denkkapazität und Fortpflanzungsfähigkeit sind nur einige Beispiele für die möglichen Folgen.

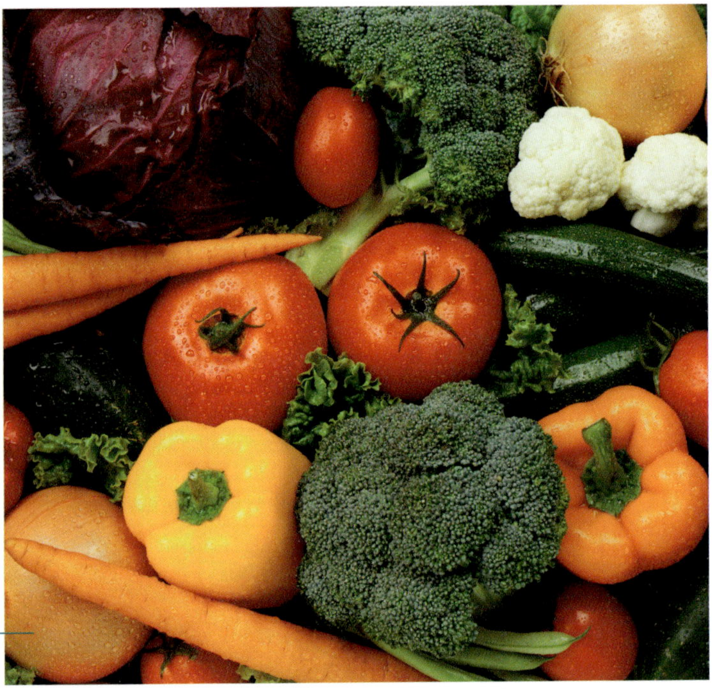

Gemüse ist ein besonders wertvoller Mineralstofflieferant.

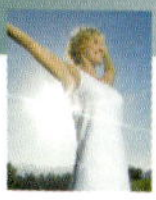

Ernährung und Verdauung

Im Volksmund steckt Wahrheit, sagt man, und das trifft auch im Falle des Verdauungsapparates zu. So heben zahlreiche Volksweisheiten auf dessen Bedeutung als zentrales Organ des Wohlbefindens ab: „Das ist mir auf den Magen geschlagen", „Ich muss das erst einmal verdauen" oder „Liebe geht durch den Magen" sind nur einige Beispiele für derartige geflügelte Worte.

Volkes Mund tut Wahrheit kund

Wieder einmal ist das Verdienst F.X. Mayr zuzuschreiben, als Erster solche Redensarten ganz wörtlich genommen und die dahinter stehenden Erfahrungen wissenschaftlich untersucht zu haben. Dass dies erst vergleichsweise spät erfolgte, liegt wohl auch daran, dass es einfacher ist, sich mit Schmarotzern am Blatt als mit den komplexen Mechanismen der Verdauung zu beschäftigen.

Und noch heute denken viele Mediziner so – sie verkennen die Bedeutung von Verdauung und Ernährung. Dabei nehmen wir von der Wiege bis zur Bahre mindestens dreimal täglich Nahrung zu uns und halten daran konsequenter als an jeder Medikamenteneinnahme fest.

INFO

Die klassische Ernährungswissenschaft beschäftigt sich nur mit den Lebensmitteln, deren Funktion, Wirkung oder Fehlen. Dabei wird oft der Gesamtzusammenhang übersehen und dem Detail mehr Bedeutung eingeräumt als dem Ganzen – ganz so, als würde der Verdauungsapparat immer gleich gut funktionieren.

Eine Wissenschaft für sich

Die Verdauung ist ein komplizierter Vorgang, der durch das Zusammenspiel von mechanischen, chemischen, physikalischen und nervalen Faktoren reguliert wird. Schritt für Schritt tastet sich die Medizin heute an die Details dieser Prozesse heran – und je mehr sie darüber weiß, desto größer wird das Bewusstsein dafür, dass alles „wie am Schnürchen" funktionieren muss, damit die Verdauung stimmt.

Es liegt auf der Hand, dass die Ernährung nur so gut sein kann, wie es auch die zugeführten Lebensmittel und die individuelle Verdauungsleistung sind. Dr. Mayr durchschaute dieses Abhängigkeitsverhältnis und begann, weiter zu fragen: Wie und wovon wird die Verdauungsleistung beeinflusst? Und wie wirkt sie sich auf Gesundheit und Krankheit aus?

Was heißt schon „richtige" Ernährung?

TIPP

Vollkorngebäck enthält ganze Getreidekörner, deren Schale unverdaulich ist. Damit die Inhaltsstoffe des Kornes aufgenommen werden können, muss es also mechanisch zerkleinert werden. Daher sind vollwertige Getreidespeisen zu empfehlen. Das Getreide wird vor der Verarbeitung frisch gemahlen, sodass die wichtigen Inhaltstoffe verwertet werden können.

Wenn auch betont werden muss, dass eine gesunde Ernährung immer individuell zu betrachten ist, so haben doch viele Grundsätze allgemeine Bedeutung. Zahlreiche Forscher und Ernährungswissenschaftler machen aber noch immer keinen nennensweten Unterschied zwischen Ernährung und der bloßen Zufuhr von Lebensmitteln: Eifrig richten sie ihr Augenmerk darauf, die einzelnen Lebensmittel in optimale Relation zueinander zu setzen, und bemühen sich redlich um Vollwertigkeit und die „richtige" Menge an Vitaminen, Spurenelementen und Mineralstoffen.

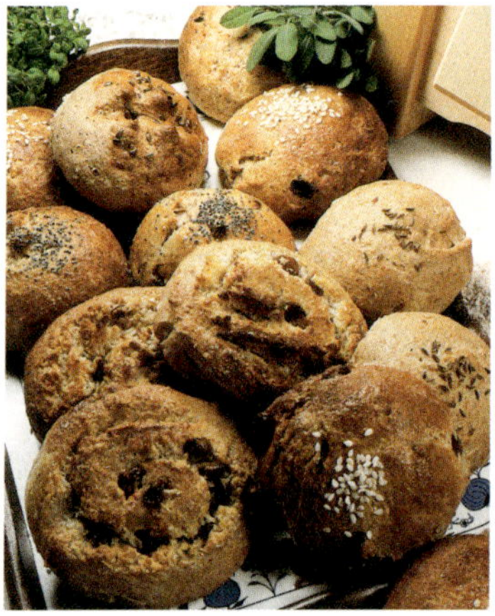

• Umdenken lernen

Zugegeben, das sind wichtige Einzelheiten, die man nicht aus dem Blick verlieren darf – vor allem und gerade in Zeiten, da die Qualität der Lebensmittel immer mehr in Frage gestellt ist und allgemeine Rat- und Hilflosigkeit um sich greift: Der BSE-Skandal, Antibiotikarückstände im Fleisch und die qualvollen Tiertransporte zeigen, wie unmittelbar sich nicht-artgerechte Tierhaltung auf die Güte der Nahrungsmittel auswirkt. Ähnliches gilt für pflanzliche Lebensmittel. Die Monokulturen, ausgelaugte und in der Folge überdüngte Böden, Spritzmittelreste von Pflanzenschutz- und Insektenvertilgungsmitteln bereiten uns immer mehr gesundheitliche Probleme.

Es ist zweifelsfrei erwiesen, dass die biologische Landwirtschaft wertvollere Lebensmittel produziert als die konventionelle. Ein Umdenken ist notwendig geworden, und es beginnt bereits Früchte zu tragen. Vorerst gilt es zu erkennen, dass die Qualität des Lebens-

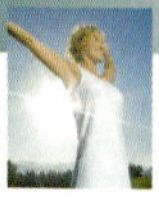

mittels zwar wichtig, aber nicht allein entscheidend ist für die Qualität der Ernährung. Vielmehr kommt es darauf an, was wir daraus machen. Und gerade das ist individuell und je nach Verdauungskraft durchaus verschieden.

- **Das Geheimnis der optimalen Verbrennung**

Gut zu wissen

Vom Holz und vom Ofen

Wenn Sie sich vor dem Winter um Heizmaterial bemühen, werden Sie nicht wahllos zu irgendeinem Holz greifen: Sie suchen sich das Holz mit dem besten Brennwert. Nun wissen Sie, dass Hartholz besser als Weichholz ist und hier wiederum die Buche die meiste Wärme abgibt. Damit ist es aber nicht getan, denn Sie müssen zudem sichergehen, dass Buchenholz in Ihrem Ofen auch tatsächlich verheizt werden kann. Besitzen Sie nämlich nur einen kleinen Zusatzherd, so wird dieser wohl eher ungeeignet sein, um Buchenscheite darin zu verbrennen. Deshalb ist es klüger, etwa Fichte zu nehmen, damit der Ofen nicht explodiert. So richtet sich die Auswahl des Brennmaterials nach den Möglichkeiten des Ofens.

Genauso ist es bei der Verdauung: „Die Kost des Schmieds zerreißt den Schneider", erkannte Mayr. Voraussetzung dafür ist einerseits zu unterscheiden, ob man nun Schmied oder Schneider ist, und andererseits die eigene Natur und Konstitution zu akzeptieren. Zuwiderhandlungen werden in der Regel sofort bestraft – und zwar mit einer handfesten Über- oder Unterforderung des Organismus. Dies wirkt sich unmittelbar auf Vitalität und Gesundheit aus, sodass ein Optimum auf diese Weise niemals erreicht werden kann.

Alles hat seine Zeit

F.X. Mayr konnte noch weitere, die Verdauungsleistung beeinflussende Faktoren feststellen: allen voran die Rhythmen, die in der Natur zu beobachten sind. In der modernen Medizin erkennen wir langsam deren Bedeutung. Ein neuer Zweig der Medizin, die Chronobiologie, beschäftigt sich mit der Erforschung dieser Rhythmen, in denen alle Prozesse des Lebens ablaufen.

INFO

Leben ist Bewegung und Rhythmus. Alles in der Natur vollzieht sich nach diesem Naturgesetz. Auch Gesundheit bedeutet, sich in natürlichen Rhythmen zu bewegen – tritt Stillstand ein, so führt dies letztlich zum Tod.

• Ein stetiges Auf und Ab

Man unterscheidet zwischen natürlichen Rhythmen, die sich innerhalb von Tagen, Wochen, Monaten und Jahren abspielen. Ein kurzer Rhythmus ist etwa der Tag-Nacht-Rhythmus, der wichtig für Schlaf und Regeneration ist: So unterliegen viele Hormone, darunter Kortison und Melatonin, einer solchen tageszeitlichen Rhythmik.

Nach der traditionellen chinesischen Medizin durchläuft die Energie innerhalb eines Tages wie eine Welle den gesamten Körper. Somit erlebt jedes Organsystem einmal täglich ein Energiemaximum, was gleichzusetzen ist mit optimaler Leistungsfähigkeit. Zwölf Stunden später finden wir im selben Organsystem jedoch ein Energieminimum vor.

So verfügt auch der Verdauungsapparat in den frühen Abendstunden über die geringste Energie – und damit lässt sich eben naturgemäß auch nur wenig Leistung erbringen. Jeder kennt die uralte Faustregel: „Iss zum Frühstück wie ein Kaiser, zu Mittag wie ein Bürger und zu Abend wie ein Bettler.“ Moderne medizinische Erkenntnisse bestätigen – wie so oft – diese Lebensweisheit. Wie widersinnig ist es also, dem Körper durch die auf den Abend verlegte Hauptmahlzeit eine große Verdauungsleistung abzuverlangen!

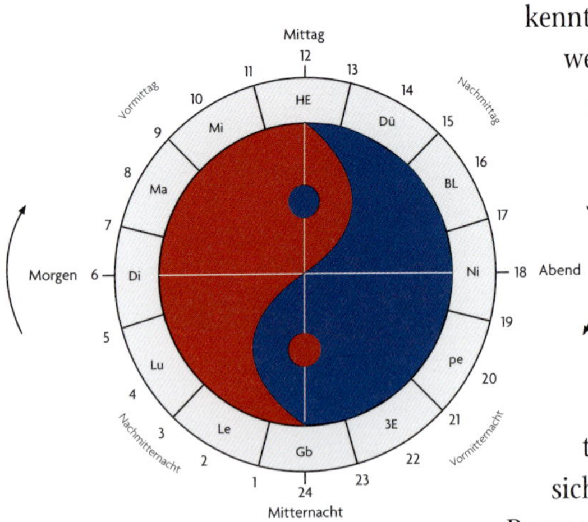

Die Organuhr zeigt den Energiefluss durch den Körper an.

• Wiederherstellung durch zyklische Wiederholung

Mittlere Rhythmen laufen über Tage und Wochen ab. Die Erneuerung bestimmter Zellen ist hier ebenso zu nennen wie der sich alle sieben Tage wiederholende Zyklus der Regeneration. „Am siebten Tage sollst du ruhn“, lautet die religiöse Empfehlung. Es hat sich gezeigt, dass dies auch biologisch Sinn macht – ebenso wie die jahreszeitliche Rhythmik: So manches Organ erneuert sich während dieser Zeit, indem es die einzelnen Zellkomponenten austauscht, sodass am Schluss eine Zelle aus völlig neuen Bestandteilen vorliegt.

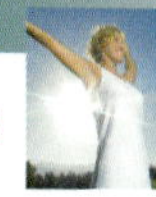

Analog empfehlen oder gebieten alle großen Religionen eine Fastenzeit pro Jahr, um Körper, Geist und Seele die notwendige Reinigung und Regeneration zu ermöglichen.

- **Mach mal Pause**

Im Kleinen wie im Großen handelt es sich dabei um natürliche, biologisch notwendige Zeiten der Erneuerung, und nur allzu oft lassen wir uns heute von dem Trugschluss leiten, darauf verzichten zu können: Die Anforderungen an den Einzelnen steigen, die Messlatte wird immer höher gelegt – die Regeneration aber bleibt dabei auf der Strecke.

Das geht allerdings nur so lange gut, bis die Natur ihr Recht einfordert – durch Beschwerden, Burn-out und Krankheiten unterschiedlichster Art, die uns mit Gewalt zur Ruhe zwingen. Doch selbst dann noch glauben viele, dass Regeneration auf Knopfdruck herzustellen ist, damit der Körper mit neuer Kraft möglichst rasch wieder in den alten Trott entlassen werden kann – ein oft verhängnisvoller Irrtum.

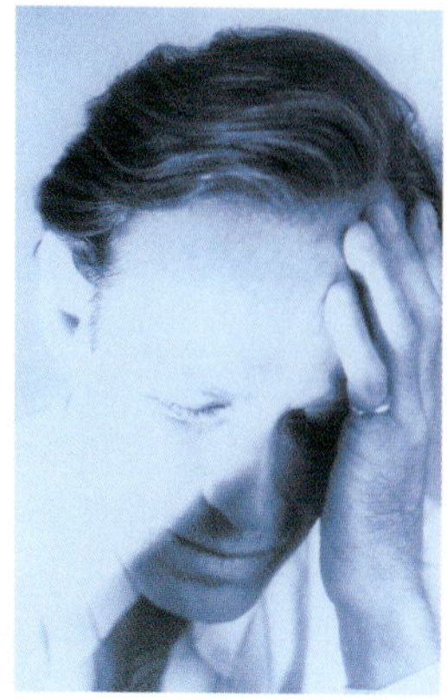

Ausbrennen

Stress ist die Summe aller Anpassungsvorgänge und Reaktionen körperlicher wie psychischer Art, mit denen ein Lebewesen auf seine Umwelt reagiert; Überforderung führt zum Ausgebranntsein oder Burn-out. Immer ist der Verdauungsapparat mit beteiligt (Magenschmerzen), und immer ist Erholung und Regeneration die Therapie der Wahl.

Die gesunde „Esstechnik“

Das Geheimnis liegt nicht nur in einer vorübergehenden Auszeit, sondern in einer langfristigen Änderung von Verhalten und Lebensweise. Viele beleibte Menschen verteidigen sich gern mit dem Argument: „Es schmeckt mir eben!“ Wenn man sie allerdings beim Essen beobachtet, so fällt auf, dass sie ansehnliche Portionen in Windeseile verschlingen, ohne sich Zeit zum Kauen und zum Genießen zu nehmen.

Aber Geschmack entsteht nun einmal nur im Mund: Als Voraussetzung dafür müssen die Speisen zuerst mechanisch zerkleinert und dann eingespeichelt werden. Erst dann können die Geschmacksknospen im Mund wahrnehmen, was gegessen wurde, und auch reagieren. Der Magen, die Leber oder der Darm bereiten uns jedenfalls nicht mehr das Vergnügen des Schmeckens.

- **Gut gekaut ist halb verdaut**

Durch Kauen zerkleinern wir die Speisen nicht nur, sondern vergrößern auch gleichzeitig ihre Oberfläche. Das ist wichtig, damit die chemische Verdauung optimal ablaufen kann: Je größer nämlich die Oberfläche, desto besser können die Verdauungssäfte die Speisen in ihre Bestandteile zerlegen.

Diese Aufspaltung beginnt bereits im Mund. Stärke wird hier in Zucker zerlegt; zudem sorgt eine geringe Menge eines bestimmten Enzyms, der Lipase, dafür, dass Fette zu Fettsäuren abgebaut werden. Die weitere chemische Verdauung der Speisen erfolgt in Magen und Dünndarm, zum Teil auch noch im Dickdarm.

Wir sollten jedoch unseren „von Haus aus" perfekt eingestellten Verdauungsapparat nicht überstrapazieren: Häufige Mahlzeiten, zu große Mengen, spätes Essen am Abend und schwer verdauliche Speisen oder Zubereitungen fordern die volle Verdauungsleistung – die uns zu manchen Tageszeiten, wie erwähnt, oder aber in bestimmten Situationen nicht immer zur Verfügung steht. Mayr erkannte in den genannten Kardinalfehlern die wesentlichen Ursachen mangelnder Esskultur, die fatale Folgen für unsere Gesundheit haben können.

Gut zu wissen

Richtig essen leicht gemacht

- Essen Sie langsam und kauen Sie gut.
- Speicheln Sie die Speisen gründlich ein.
- Nehmen Sie sich Zeit zum Essen.
- Geben Sie Ihrem Körper Zeit zum Verdauen.
- Nehmen Sie das Abend-Brot wörtlich und als kleinste Mahlzeit des Tages möglichst früh ein; es sollte Ihren Bedürfnissen zwar individuell angepasst, aber immer leicht bekömmlich sein.
- Trinken Sie ausreichend bekömmliche Flüssigkeiten.
- Ernähren Sie sich im Sinne eines ausgewogenen Säure-Basen-Gleichgewichts.

• Wasserentzug und Säureüberschuss

Überraschenderweise wird in unserem Fitnesszeitalter trotz allgemeiner Sportbegeisterung generell zu wenig getrunken. Dieses Defizit bezieht sich jedoch nicht auf Alkohol, Kaffee, Fruchtsäfte oder Softgetränke – es fehlt ganz einfach an Wasser, das für den Stoffwechsel unentbehrlich ist. So macht es sich die Mayr-Therapie zur Aufgabe, den Patienten dazu anzuhalten, wieder ausreichend zu trinken, damit Entgiftung und Stoffwechsel unterstützt werden.

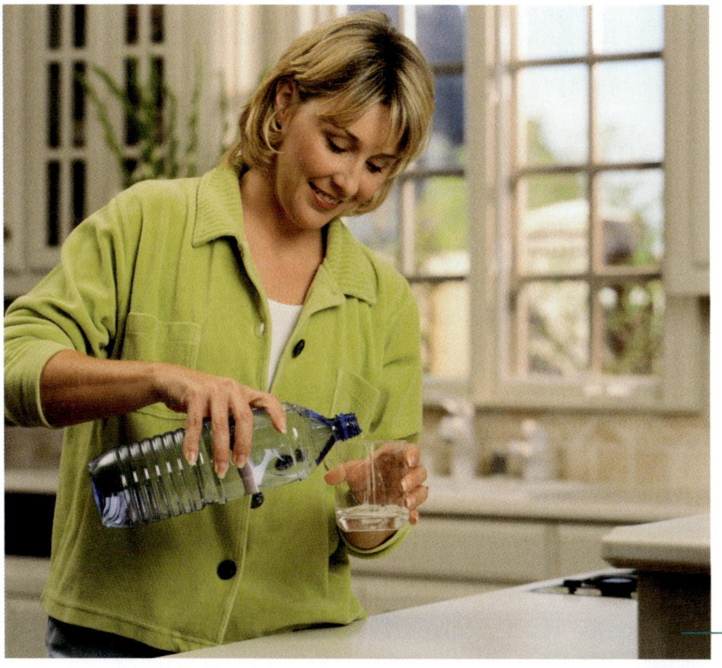

Wasser unterstützt den Stoffwechsel in jeder Hinsicht

Ein weiterer Punkt ist der Säure-Basen-Haushalt, der für die Regulierung des gesamten Stoffwechsels von Bedeutung ist. Heutzutage tendieren wir aber dazu, zu viele saure Lebensmittel zu uns zu nehmen, was das Gleichgewicht in Richtung Säure verschiebt; desgleichen führen auch die Fehlverdauungsprozesse Gärung und Fäulnis zu einem sauren Stoffwechsel (siehe Seite 44ff.).

INFO

Sauer macht nicht lustig, sondern krank. Ein saurer Stoffwechsel führt nämlich zu Unwohlsein, Schmerz, Risikofaktoren, Krankheit und Tod. Die Ernährung hat auch hier entscheidenden Einfluss auf das Gleichgewicht.

• Jeder isst für sich selbst

Konstitution, natürliche Rhythmik und persönliches Verhalten bestimmen also die komplizierten Vorgänge der Verdauung. Während die ersten beiden Faktoren uns von der Natur vorgegeben sind, liegt das persönliche Verhalten in der Eigenverantwortlichkeit jedes Einzelnen: Schließlich entscheiden wir selbst, ob wir langsam essen oder die Speisen hastig herunterschlingen. Ebenso setzen wir den Zeitpunkt, die Art und Häufigkeit des Essens fest. Und damit sind die Würfel gefallen, ob unser Verdauungssystem innerhalb eines gesunden Spielraums gefordert oder aber ob es in krank machender Weise überfordert wird.

Krank durch mangelhafte Verdauung

Ziel der Verdauung ist es, die gegessenen Lebensmittel in eine für die Zellen verwertbare Form zu bringen: Die Körperzellen können nämlich das Stück Fleisch oder die Portion Gemüse an sich nicht als Energiequelle heranziehen, sondern nur ihre Einzelbausteine nutzen. Hier greift der Verdauungsapparat ein, indem er Eiweiß in Aminosäuren, Kohlenhydrate in Zucker und Fette in Fettsäuren zerlegt.

Die Aufspaltung der Nahrung

INFO

Der Verdauungsapparat durchzieht den Organismus von den Lippen bis zum After. Er hat die Aufgabe, die Nahrung in eine verwertbare Form zu bringen. Diese „eigene Welt" braucht auch Grenzen: Nur ein optimales Ergebnis ist wert, in den Organismus aufgenommen zu werden. Was der strengen Prüfung nicht standhält, wird ausgeschieden.

All diese Prozesse laufen im Innern des Darmes ab. Wenn wir uns an das Bild von der Wurzel des Baums erinnern, so ist analog dazu dieser Bereich noch als „Außenwelt" für den Stoffwechsel des Organismus zu betrachten: Die Verdauung im Darm ist zwar ein Teil von uns, spielt sich aber im Innern des Darmes ab – die Nahrungsbestandteile wurden nämlich noch nicht in den Stoffwechsel aufgenommen. Die Wand dieses „Verdauungsrohres" fungiert also in diesem Sinne als Grenze zwischen Innen- und Außenwelt.

Diese Grenze, vor allem die Schleimhaut des Darmes, hat daher auch die Aufgabe, nur das durchzulassen, was für unseren Körper nützlich und notwendig ist. Zu den Kohlenhydraten, Aminosäuren und Fettsäuren kommen dabei im Übrigen noch Vitamine, Spurenelemente und Mineralstoffe sowie Wasser. Alle anderen Stoffe verbleiben bis zum vollständigen Abbau im Innern des Darmes, nicht Verwertbares wird schließlich mit dem Stuhl ausgeschieden.

Die dienstbaren Geister im Darm

Wenn die genannten Kriterien einer gesunden Verdauung – Konstitution, Rhythmik und persönliches Verhalten – optimal eingestellt sind, wird der Verdauungsvorgang biologisch richtig ablaufen: Wertvolles wird aufgenommen, Überflüssiges ausgeschieden.

• Ein gegenseitiges Geben und Nehmen

Doch der Organismus muss die ganze Arbeit nicht allein erledigen: Unermesslich viele kleine Helfer unterstützen ihn dabei – die Bakterien. Man schätzt, dass wir im Darm in etwa so viele Bakterien haben wie Zellen in unserem Körper. Sie gehören den unterschiedlichsten Familien an, zwischen denen ein Gleichgewicht herrscht. Nicht alle davon sind uns immer wohl gesonnen, richten aber aufgrund ihrer meist geringen Zahl im Normalfall keinen Schaden an.

Doch natürlich müssen diese Mikroorganismen auch von etwas leben – von Nährstoffen. Das „Abkommen" zwischen ihnen und dem Organismus lautet also folgendermaßen: Die Bakterien erhalten gerade so viele Nährstoffe aus dem Darm, wie sie zum Fortbestand brauchen – nicht mehr. Dafür unterstützen sie die Verdauungsarbeit, indem sie vor allem im Dickdarm mithelfen, die letzten wertvollen Inhaltsstoffe aufzuschließen.

Unsere „Mitbewohner"

Von Geburt an wird der Verdauungsapparat mit verschiedenen Bakterien besiedelt. Wir leben ja auch nicht in einer sterilen Umwelt. Tierversuche haben gezeigt, dass steril aufgezogene Mäuse nicht überlebensfähig sind. Die Symbiose von Bakterien im Verdauungsapparat ist also für unsere Gesundheit wichtig.

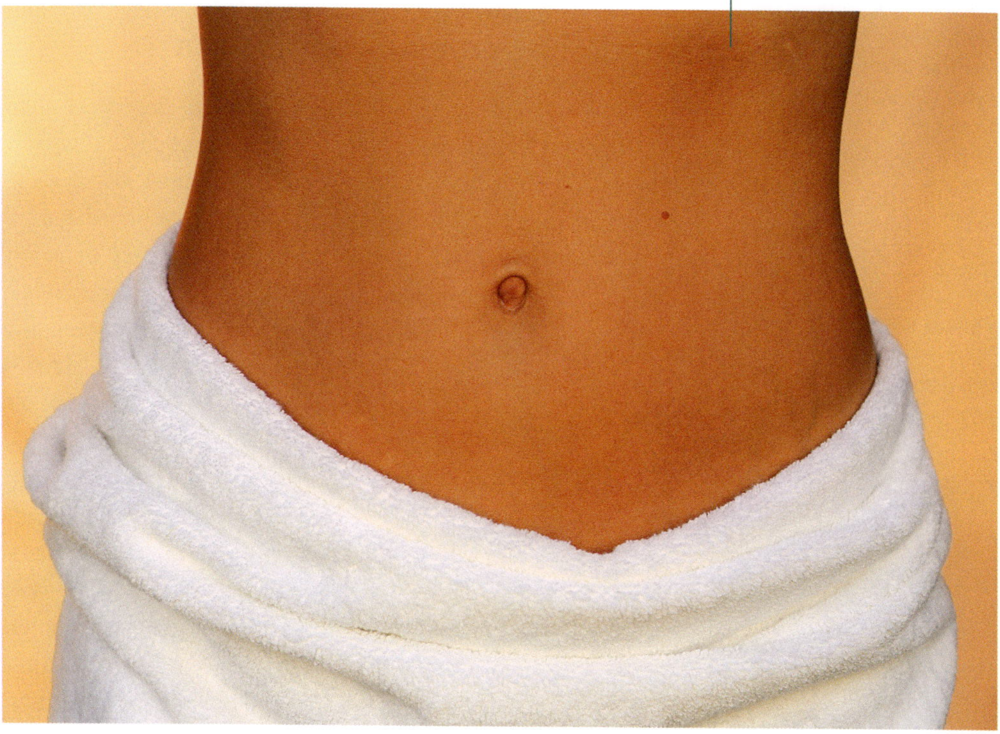

Der Darm im Zentrum des Interesses.

INFO

Zu den Erregern, die Krankheiten verursachen können, zählen Mikroorganismen wie Pilze, Bakterien und Viren. Aber auch Parasiten, beispielsweise Würmer, verursachen gesundheitliche Störungen.

- **Durchschlagende Wirkung**

Somit pendelt sich ein Gleichgewicht zwischen der enzymatischen Verdauungsleistung im Darm und der bakteriellen Zersetzung der Lebensmittel ein. Wird dieses Gleichgewicht jedoch einmal gestört, so kommt es – und das meist recht rasch – zu Beschwerden unterschiedlichster Art.

Der Genuss von mit Krankheitserregern verunreinigten Lebensmitteln schlägt sich unmittelbar in „Montezumas Rache“ oder im „Fluch der Pharaonen“ nieder – je nachdem eben, wohin die Reise geführt hat. In solch einem (Durch-)Fall versucht der Körper, sich möglichst schnell der aufgetretenen Giftstoffe zu entledigen. Sobald das Gleichgewicht dann wiederhergestellt ist, beruhigt sich auch der Darm, und die Entleerung wird gestoppt. Aus diesem Grund ist es nicht sinnvoll, beispielsweise über Medikamente die Ausscheidung zu verhindern, da so ja die schädlichen Auslöser der Störung im Darm verbleiben.

INFO

Enteropathie: Funktionsstörungen des Verdauungsapparates können sich ganz verschieden ausdrücken: Aber ob Durchfall oder Verstopfung – immer fehlt die natürliche Selbstreinigung. Wir fassen diese Beschwerden unter dem Begriff Enteropathie zusammen.

Chronische Verdauungsstörungen

Das Gleichgewicht verschiebt sich aber auch, wenn wir generell nicht in der Lage sind, die gegessenen Speisen zeitgerecht und vollständig abzubauen. Das bedeutet, dass jedes Zuviel an Nahrung, jedes zu häufige Essen oder die zu späte Mahlzeit am Abend unsere Verdauungsleistung überfordert. Mayr erkannte darin die wichtigsten Ursachen von Verdauungsstörungen und bezeichnete sie als Darmträgheit. Heute sprechen wir von der „Enteropathie nach Mayr“ – was nichts anderes bedeutet, als dass die Krankheitsursache im Verdauungsapparat selbst liegt. Im Zuge dieser Entwicklung gelangen nun all jene Lebensmittel, die nicht völlig und rechtzeitig abgebaut werden konnten, in tiefere Darmabschnitte, wo sie durch die Bakterien zersetzt werden. Abhängig davon, wel-

Fehlverdauungsprozesse führen zu Ablagerungen im Darm. Diese belasten in der Folge den gesamten Organismus.

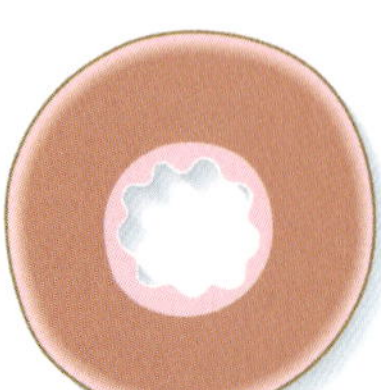

Gesunder Darm

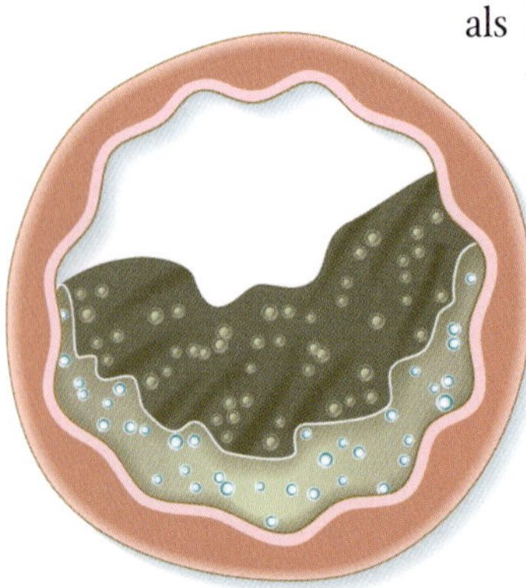

Vergrößerter Darm mit Ablagerungen

che Lebensmittel bei der jeweiligen Mahlzeit vorherrschen, erfolgt dies durch Bakterien, die auf unterschiedliche Endprodukte spezialisiert sind: Kohlenhydrat- beziehungsweise zuckerhaltige Lebensmittel werden vergoren, eiweißhaltige verfaulen. Beide Vorgänge – Gärung und Fäulnis – sind jedoch von der Natur nicht für den Verdauungsapparat vorgesehen.

• Was gärt denn da?

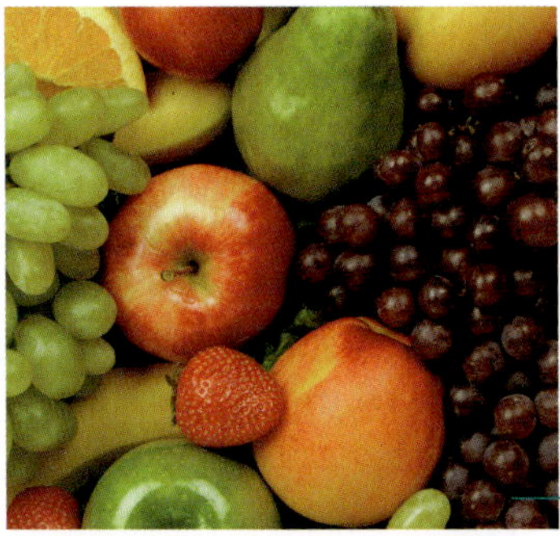

Obst ist ein wertvolles Lebensmittel, übermäßiger Genuss führt jedoch zur Gärung.

Obst und Gemüse, vor allem in Form von Rohkost, sind wichtige Bestandteile einer gesunden Nahrung. Ihr übermäßiger Verzehr, vor allem am Abend, überfordert jedoch unsere Verdauungsleistung, was unweigerlich zu einer Gärung im Magen-Darm-Trakt führt. Wir kennen den Vorgang der Gärung normalerweise aus anderem Zusammenhang: von der Alkoholherstellung. Dazu zieht man vor allem Obst heran und scheut weder Zeit noch Mühe, um einen „edlen Tropfen" zu erzeugen.

Leider entsteht bei der Gärung in unserem Darm kein solch edler Tropfen. Der Prozess ist eher vergleichbar mit der Maischeproduktion des ersten alkoholischen Gärvorgangs. Dabei bilden sich nämlich die unterschiedlichsten unreifen Alkohole, beispielsweise Äthanol, Propanol oder Butanol, die hochgiftig und zur Einnahme absolut ungeeignet sind. Zudem bringt die Gärung – neben dem Alkohol – auch Gase und Säuren hervor. Während sich die Gasbildung in Blähungen bemerkbar macht, belasten die Säuren den Verdauungsvorgang und den Stoffwechsel gleichermaßen.

Gase im Bauch

Blähungen sind Ausdruck der Gasbildung im Verdauungsapparat. Die Ursachen hierfür sind: mangelnde Esskultur, ein Ungleichgewicht in der bakteriellen Besiedlung des Darmes, bei dem einzelne Stämme wie Pilze, Parasiten oder krankmachende Bakterien überwiegen, sowie Lebensmittelintoleranzen oder -allergien.

• Eine ziemlich faule Sache

Eiweiß gärt nicht, Eiweiß verfault. Lassen Sie einmal ein Stück Fleisch einige Tage an der Luft liegen, und das Ergebnis wird sich unauslöschlich Ihrem Geruchsgedächtnis einprägen: Bakterien zersetzen das Fleisch, sodass es unansehnlich wird und üble Düfte verströmt, was unter anderem auf die Freisetzung von Schwefel zurückzuführen ist.

Dasselbe spielt sich nun im Verdauungsapparat ab, wenn jenseits der geeigneten Zeiten und Mengen gegessen wird. Die Fäulnisbakterien des Darmes zersetzen dann das Zuviel an Eiweiß. Dabei entstehen Stoffe, die die klangvollen Namen Putreszin, Indol oder Kadaverin tragen. Letzterer spricht Bände: Es handelt sich um Leichengift.

Fehlverdauung und die Folgen

Es liegt auf der Hand, dass derartige chronische Fehlverdauungsprozesse wie Gärung und Fäulnis nicht ohne Konsequenzen bleiben. Sie haben Auswirkungen auf den Verdauungsapparat selbst und auch auf den gesamten Organismus: So wird im Magen-Darm-Trakt in der Folge die gesamte Verdauung gestört. Mehr noch – jedes neu hinzu kommende Lebensmittel wird ebenfalls unvollständig verdaut, da immer ein Teil durch Fehlverdauung vergoren oder zersetzt wird.

Gut zu wissen

Was die Milch so sauer macht

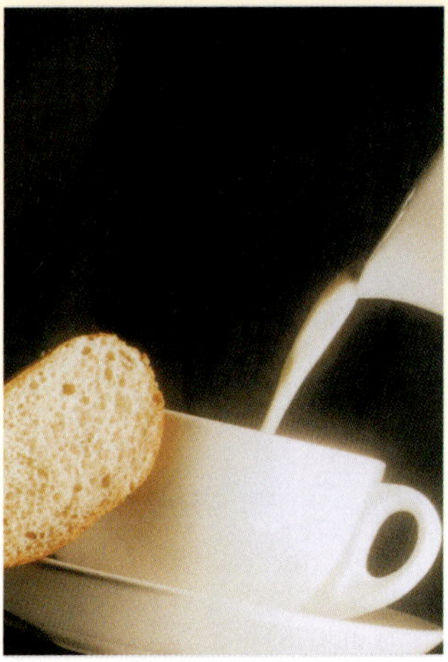

Vor gar nicht allzu langer Zeit wurde die Milch noch direkt beim Bauern geholt; in ländlichen Gegenden tut man dies sogar heute noch. Dazu verwendet man zwar Milchkannen aus den unterschiedlichsten Materialien, die Hausfrau wird jedoch – spätestens nach dem ersten Fauxpas – immer peinlich darauf achten, dass die Milchkanne blitzsauber ist. Bleiben nämlich Reste alter Milch in der Kanne zurück, so beginnen sie dank der Bakterien an der Luft zu gären: Es entsteht saure Milch. Gießt man nun wieder Milch hinzu, so wirkt der zurückgebliebene und mittlerweile vergorene Milchrest als „Starter“ – und auch die frische Milch wird sauer.

Dasselbe passiert im Darm: Sind bereits Gärungsprozesse im Gange, so wird neu Hinzugekommenes ebenfalls vergoren. Daher ist die Mayr-Therapie darauf bedacht, diese Gärung möglichst vollständig zu eliminieren.

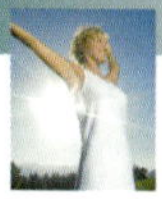

• Selbstvergiftung aus dem Darm

Die durch die Fehlverdauung entstehenden Säuren verändern das Milieu im Darm. Je mehr Säuren sich im Darm befinden, desto träger, ineffektiver und unvollständiger wird die Verdauung – ein Teufelskreis. Der Grund dafür ist, dass die Verdauungsenzyme im Dünndarm am besten im alkalischen Bereich arbeiten.

Und die Auswirkungen bleiben nicht auf den Darm begrenzt. Die Giftstoffe der Fehlverdauung stören auch die Integrität der so genannten Darmschranke. Wie bereits festgestellt, übt der Darm eine wichtige Grenzfunktion aus, denn die Innenwelt des Darmes mit all seinen Vorgängen ist noch Außenwelt für den Stoffwechsel. Der Darm kontrolliert die Grenzübergänge und erlaubt nur jenen Stoffen die Passage in den Organismus, die genutzt werden und keinen Schaden anrichten können.

INFO

Alle Verdauungssäfte sind hoch alkalisch, damit die Verdauung selbst möglichst optimal erfolgen kann. Jede Veränderung in Richtung Säure verzögert die Verdauung und begünstigt die Fehlverdauung in Form von Gärung und Fäulnis.

Diese Grenzfunktion wird jedoch durch die Giftstoffe aus der Fehlverdauung, also die Gärungs- und Fäulnisgifte, gestört, sodass die Grenzpatrouille künftig alles durchlässt, was sich im Darminneren befindet. Überschreiten nun Darminhaltsstoffe die Grenze, so ist dies der Beginn einer Selbstvergiftung aus dem Darm. Im medizinischen Sprachgebrauch nennt sich dieses Phänomen intestinale Autointoxikation.

• Die Streitkräfte der Immunabwehr

Wie an jeder Grenze existieren jedoch auch im Darm Wachposten, die ihm dabei helfen, die Übergänge zu kontrollieren. Diese Grenzpolizei des Darmes stellt das Immunsystem dar, das zu etwa 60 bis 75 Prozent mit dem Verdauungsapparat gekoppelt ist – sein größter Anteil sitzt also im Darm. Das ist auch insofern sinnvoll, als hier die größte Angriffsfläche für potenzielle Überläufer besteht. Das Immunsystem kontrolliert deshalb alles und jeden, der über die Darmgrenze kommt – was vor allem bei Eiweißen wichtig ist, denn sie können Allergien auslösen.

Erkennt das Immunsystem also Eindringlinge, so wird es sie sofort eliminieren. Dazu zählen die Darmgifte selbst, aber auch unvollständig verdaute Eiweiße, Kohlenhydrate oder allgemeine Nahrungsbestandteile. Um ihre Mission zu erfüllen, werden die Truppen des Immunsystems wie ein Löwe kämpfen; sollte dies nicht ausreichen, werden andere Einheiten im Organismus angefordert und in den Darm beordert – selbst wenn dann in Kauf genommen werden muss, dass andere Grenzübergänge vernachlässigt werden. Infekte im Hals-, Nasen- und Ohrenbereich können die Folge sein. Aber der Darm hat absolute Priorität.

INFO

Der Verdauungsapparat ist das größte immunologische Organ. Vom Mund (Mandeln) bis in den Enddarm (Blinddarm) finden sich zahlreiche Abwehrstationen des Immunsystems. Nirgendwo im Körper lässt sich ein ähnlich intensiver Kontakt mit von außen kommenden (Gift-)Stoffen (Umweltgiften, Bakterien, Viren, Pilzen) statt.

• Die letzte Bastion fällt

Konnte der Gegner nicht geschlagen werden, so versucht nun die Leber, die Gifte unschädlich zu machen – schließlich ist sie als unser wichtigstes Stoffwechselorgan „hauptberuflich" für die Entgiftung zuständig. Sie muss aufgrund der Überzahl der Gegner ihre Kampfbereitschaft erhöhen, was nur mittels einer Vergrößerung des Organs selbst zu bewerkstelligen ist.

Vor allem der Alkohol aus der Gärung wird in der Leber abgebaut. Doch die Auswirkungen chronischen Alkoholkonsums sind hinlänglich bekannt: Letztlich wird auch die Leber die Waffen strecken müssen. Und damit ist der Weg in den restlichen Organismus frei.

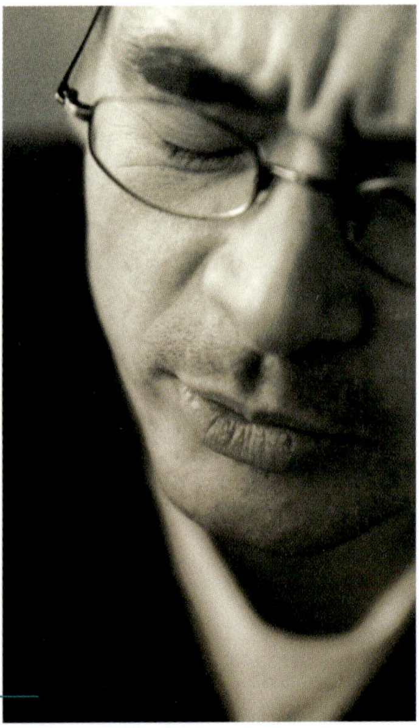

Das Wohlbefinden leidet als Erstes.

• Ein schleichendes Leiden

Die Gifte können sich nun ungehindert im Organismus ausbreiten: Anfänglich wird die Befindlichkeit gestört, die Spannkraft lässt nach, man fühlt sich müder als sonst; die Anderen tuscheln hinter vorgehaltener Hand, dass man „alt geworden" sei. Noch lassen sich die Beschwerden nicht im Labor oder mittels moderner Apparatemedizin bestätigen. Nur die subtile Diagnostik nach Mayr kann jetzt schon die Abweichung vom Idealzustand erkennen.

Später gesellen sich allerdings handfeste Veränderungen hinzu: Die Risikoparameter steigen an, Gelenkbeschwerden, Kopfschmerzen und Erschöpfung stellen sich ein. Wo auch immer der Einzelne seine Schwachstellen hat – er wird sie jetzt deutlich zu spüren bekommen.

Risikoparameter

Bevor sich eine Krankheit manifestiert, zeigen oft Stoffwechselveränderungen die Krankheitsentwicklung an. Solche Risikoparameter sind Vorboten der Erkrankung und bieten Möglichkeiten der Früherkennung. Sie zu erkennen und zu reduzieren, vermindert auch das Risiko einer Erkrankung.

Ein sensibles Instrument der Diagnostik

Dank der herausragenden Leistungen F.X. Mayrs können wir die Grenze zwischen dem gesunden und dem kranken Verdauungsapparat erkennen. Somit lässt sich der Grad der Veränderung sowohl am Verdauungsapparat selbst als auch am gesamten Organismus ablesen – und dies, noch lange bevor massive krankhafte Veränderungen feststellbar sind.

Die Diagnostik nach Mayr ist also eine Diagnostik des Gesundheitszustandes. Sie lässt bereits geringe Abweichungen vom Idealzustand erkennen, sodass eine gezielte Therapie erfolgen kann; dies unterscheidet Mayr zugleich von allen anderen „Fastenexperten" und „Diätpäpsten". Zudem betrachtete er – anders als alle vor und nach ihm – das Lebensmittel als zweitrangig. So kommt es, dass das Sprichwort „Der Mensch ist, was er isst" im Sinne Mayrs folgendermaßen abzuwandeln ist: „Der Mensch ist, was er verdaut."

INFO

F.X. Mayrs Gesundheitsbegriff orientiert sich am Optimum und nicht am Normalen. Ziel ist es – bei Kenntnis dieses Optimums – festzustellen, wie weit der Einzelne von seinem idealen Gesundheitszustand entfernt ist.

• Fasten als Therapeutikum

Erst durch Mayr erhielt das Fasten als nachvollziehbare, wissenschaftlich fundierte Therapieform auch eine neue, erweiterte medizinische Bedeutung – obwohl er es keineswegs erfunden hat: Das Fasten blickt vielmehr auf eine so lange Tradition zurück, wie es Menschen gibt. Aber erst durch seine Diagnostik etablierte es sich als medizinische Therapie.

Dennoch ist es nicht für jedermann gleichermaßen geeignet und erfordert eine flexible Anpassung an den einzelnen Patienten. Selbstverständlich muss die Therapie unter Führung eines erfahrenen Arztes erfolgen, der eine spezielle Zusatzausbildung in Diagnostik und Therapie nach Dr. Mayr absolviert hat. Einer der Grundgedanken dieser Methode ist, dass sie erst unter ärztlicher Begleitung und Kontrolle zu einer sinnvollen Maßnahme zur Steigerung der Gesundheit wird.

INFO

Die Diagnostik und Therapie nach F.X. Mayr ist in Österreich von der Ärztekammer anerkannt. Eine solche Anerkennung wird zurzeit auch innerhalb der EU angestrebt, wenngleich die Realisierung dieses Vorhabens noch etwas Zeit benötigen wird.

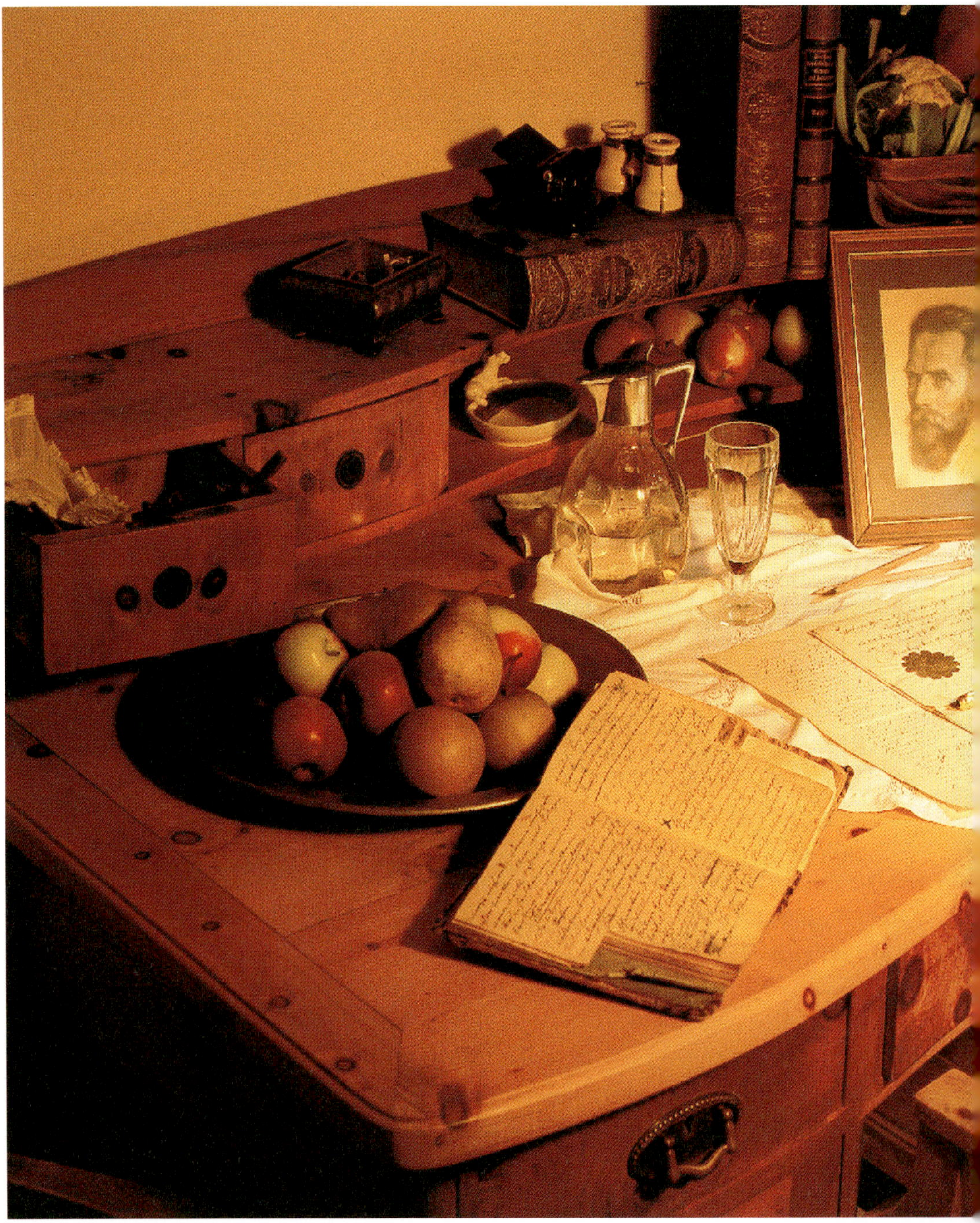

Die Diagnostik der Gesundheit

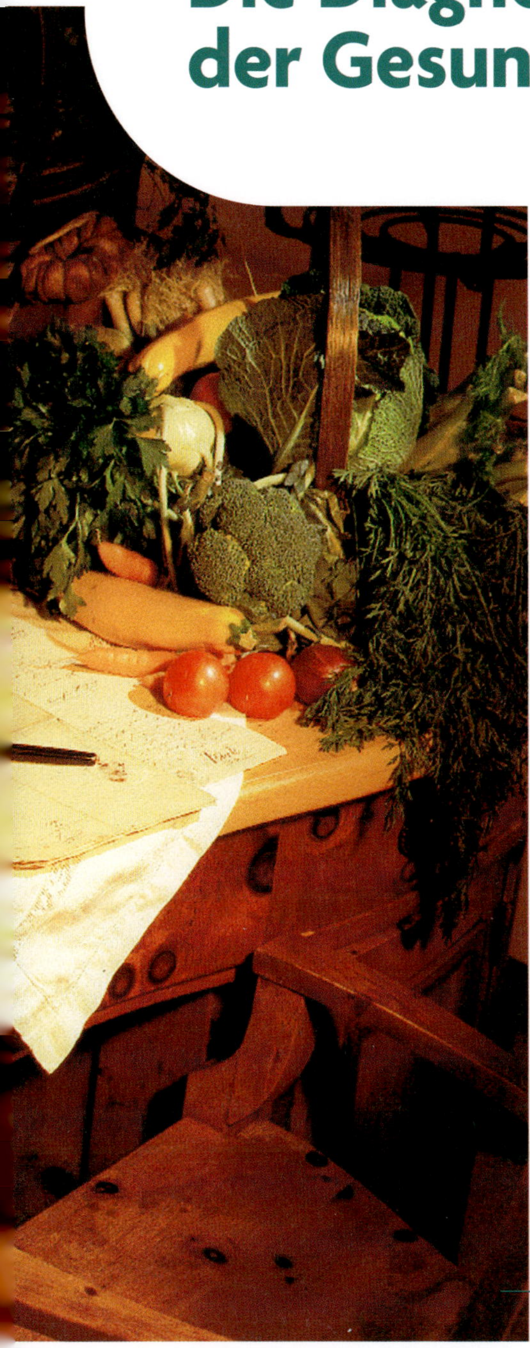

Diagnostik ist die Kunst, das Kranke vom Gesunden und das Gesunde vom Kranken ausreichend begründet zu unterscheiden. F.X. Mayr entwickelte dafür Messgrößen, vermittels deren der Mayr-Arzt in die Lage versetzt wird, den Gesundheitszustand eines Menschen zu beurteilen.

Nach dem Vorbild der Wiener Medizinischen Schule, das „einfache, natürliche Schauen und Denken" an die erste Stelle der Diagnostik zu setzen, beschrieb er die normale Körperform und Körperhaltung sowie deren Abweichungen vom Gesunden. Außerdem entwickelte er charakteristische Merkmale für die Beschaffenheit gesunder Haare, Augen und Haut und Fehlentwicklungen in diesen Bereichen.

Schreibtisch von Dr. F. X. Mayr mit Originalen seiner handschriftlichen Aufzeichnungen.

Wie gesund sind Sie wirklich?

Anamnese

Im Verlauf der Anamnese erfährt der Arzt vom Patienten alles über Art, Beginn und Verlauf der derzeitigen und früheren Beschwerden und Erkrankungen sowie über Lebens- und Ernährungsgewohnheiten.

Wer zum ersten Mal einen Mayr-Arzt aufsucht, sollte in jedem Fall genügend Zeit mitbringen: Denn auf eine ausführliche Anamnese nach naturheilkundlichen und schulmedizinischen Gesichtspunkten folgt eine gründliche Untersuchung und zusätzlich eine Beurteilung nach der Mayr'schen Diagnostik.

Auch wenn Sie sich gesund fühlen, könnte es sein, dass verschiedene Abweichungen vom Idealzustand dem Arzt Frühhinweise auf organische Schwachpunkte oder Funktionsstörungen von Organen geben, aus denen er prophylaktische therapeutische Maßnahmen ableiten kann.

Patientenbericht

Frau Schönfeld bei der Erstuntersuchung

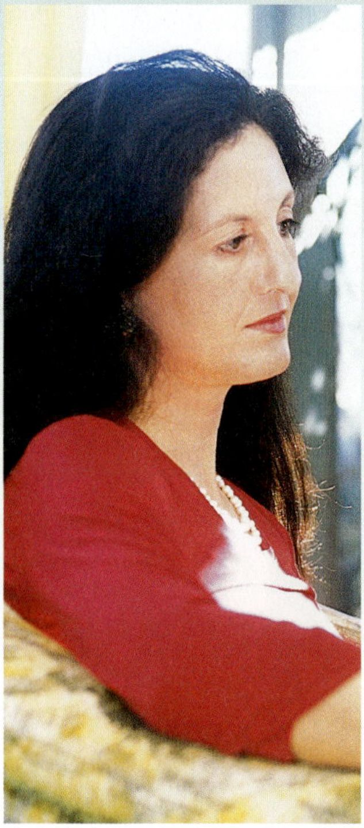

Frau Schönfeld beschreibt sich selbst als erschöpft und ausgelaugt. Es fällt ihr häufig schwer, sich zum Sport aufzuraffen und auch ihr kleines Laufprogramm vernachlässigt sie immer mehr. Die Mahlzeiten werden unregelmäßig, zuweilen auch nur im Stehen eingenommen. Außer geringfügigen Blähungen und zeitweiligen leichten Schmerzen im Lendenwirbelsäulenbereich bestehen subjektiv keine Beschwerden. Die Patientin klagt aber über ein – im Vergleich zu früheren Jahren – verändertes Körpergefühl und will wieder so fit wie früher werden. Darüber hinaus möchte sie gern einige Kilogramm abnehmen und ihre Cellulite an den Oberschenkeln verlieren. Schulmedizinisch ist die Patientin völlig gesund: Laborbefunde, EKG und Ultraschall sind ohne Befund.

Befunderhebung nach dem Augenschein

Sie sollten deshalb nicht allzu überrascht sein, wenn neben Waage, Stethoskop und Blutdruckmessgerät auch noch Maßband und Lineal Verwendung finden. Es ist ein Charakteristikum der Mayr'schen Diagnostik, dass der Arzt schon aus Bauchform und Körperhaltung, aus Gesicht, Haut, Haaren, Nägeln und Zunge die wesentlichen Abweichungen vom optimalgesunden Zustand ablesen kann. Das Ergebnis der Untersuchung steht in direktem Zusammenhang mit dem Ausmaß des chronischen Darmschadens und der daraus resultierenden intestinalen Autointoxikation (siehe Seite 47).

Je größer diese Selbstvergiftung ist, desto umsichtiger muss auch der therapeutische Weg gewählt werden. Dessen Ziel wird es sein, die Organe und Gewebe in Form, Größe und Spannkraft zu optimieren, damit sie wieder ein Maximum an Leistung mit einem Minimum an Kraftaufwand erreichen. Das allein ist ökonomisch und gewährleistet die beste Zusammensetzung des Blutes und der Körpersäfte.

Anhand einiger weniger diagnostischer Kriterien können sogar Sie selbst erkennen, wo Ihre Defizite liegen. Betrachten Sie sich einmal kritisch im Spiegel und konzentrieren Sie sich zunächst auf das Gesicht und Ihre Haut.

INFO

Da sich die Figur in Form und Proportion während der Therapie wesentlich stärker verändert als es dem tatsächlichen Gewichtsverlust entspricht, sagt das Maßband letztlich mehr aus als die Waage.

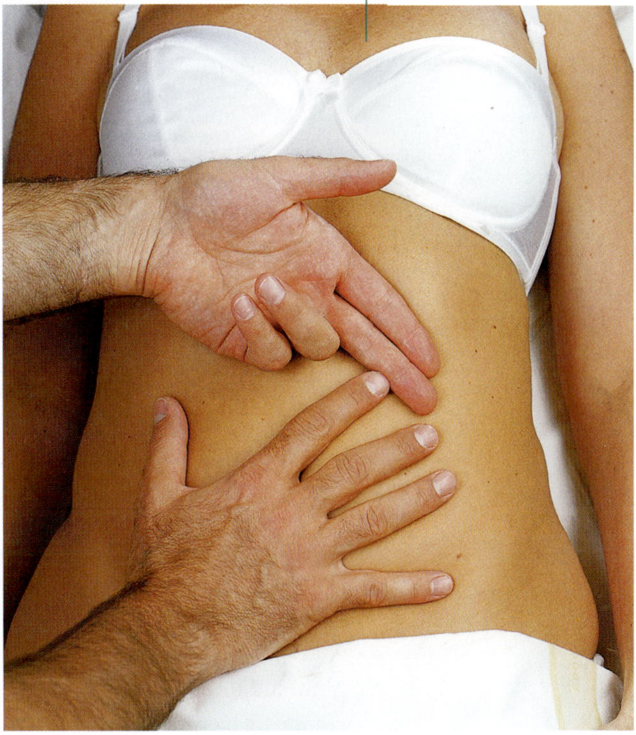

Der Arzt misst das Bauchmaß der Patientin.

Die Haut

Normalerweise schmiegt sich die Haut wie ein ideal sitzendes, faltenloses Trikot fest an die Körperkonturen an. Die Elastizität der Haut ist so groß, dass sich beim Lachen keine Falten bilden. Sie können sie messen, indem Sie

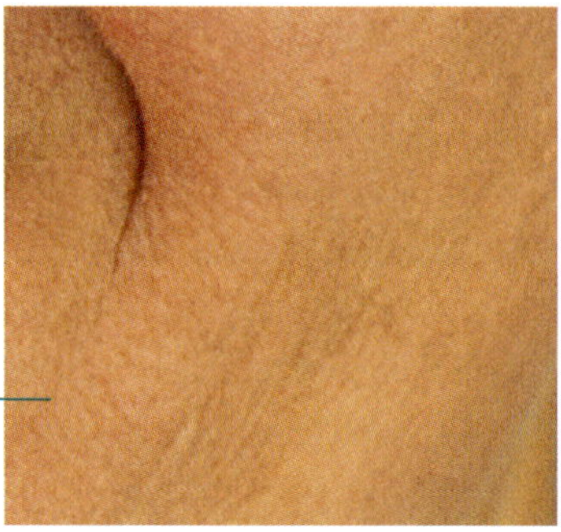

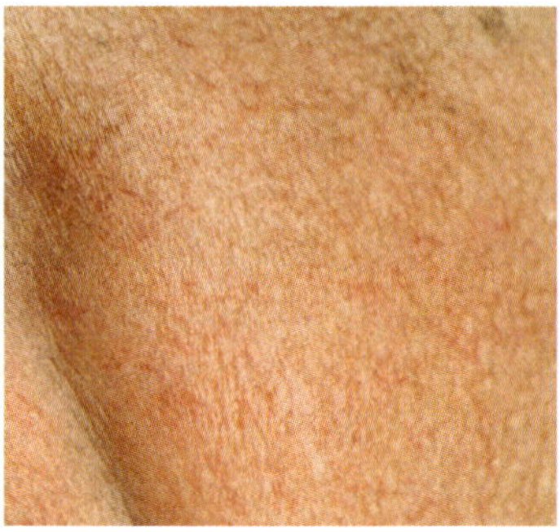

Links: Haut der Patientin nach der Therapie rechts: Haut der Patientin vor der Therapie.

versuchen, über dem Wangenknochen eine Hautfalte abzuheben (Tonusprüfgriff), was im Idealzustand praktisch nicht möglich ist. Die gesunde Haut hat darüber hinaus eine samtige, weiche, glatte, glänzende und reine Oberfläche. Sie ist ursprünglich rosafarben; häufig werden sich jedoch blassweiße, rote bis rotblaue, graue, fahle, gelbliche, grünliche oder bräunliche Verfärbungen finden.

Kehren wir noch einmal zu unserem Baum zurück: Vergleicht man den menschlichen Darm mit den Wurzeln, so entspricht nun die Haut der Rinde. Ihre Oberfläche und Farbe gibt zuverlässig Auskunft über den Blut- und Säftezustand unseres Körpers, der wiederum wesentlich von der Gesundheit des Dünndarmes und der Leber abhängt.

INFO

Je reiner und kräftiger die Farbe Weiß im Augapfel erscheint, desto gesünder ist die Leber. Eine geringfügige bis ausgeprägte Gelbfärbung entsteht hingegen durch Ablagerung von Gallenfarbstoff und lässt auf eine Leberbelastung schließen.

Die Augen

Betrachten Sie nun Ihre Augen. Normalerweise ist die Lidspalte (die den Blick auf den Augapfel freigibt) so groß, dass Sie nur rechts und links der Iris, also des farbigen Teils des Auges, die weiße Bindehaut sehen können. Kommt es jedoch durch Gifte im Blut zu einer Schwäche des Augenschließmuskels – der ja die Weite der Lidspalte kontrolliert –, so wird, zusätzlich zu den beiden anderen, das so genannte „dritte Weiß“ unterhalb der Iris sichtbar.

Achten Sie auch auf das eventuelle Auftreten einer „Tränenstraße“. So nennt der Mayr-Arzt jenen bräunlich verfärbten Hautstreifen, der von den Augenwinkeln Richtung Schläfe führt. Er entsteht, wenn die während des Schlafes austretende und über die Augenränder abfließende Tränenflüssigkeit schädliche Giftstoffe enthält. Dieses „Notventil" über den Tränenabfluss wird in Anspruch genommen, um schädliche Abfallprodukte zu entsorgen, sobald die Ausscheidungsorgane Darm, Niere, Haut und Lunge überfordert sind.

Mayr'sche Augendiagnostik

Patientenbericht

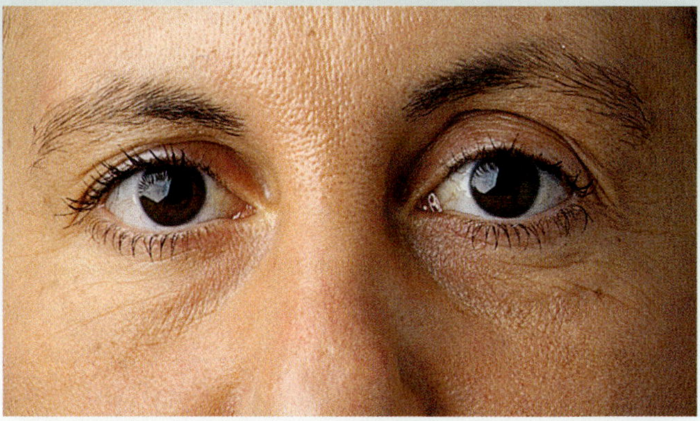

Unsere Patientin wird zu Beginn der stationären Mayr-Therapie nach den Mayr'schen Diagnostikkriterien untersucht. Dabei fällt schon im Gesicht eine gewisse Erschöpfung auf: Die Haut ist leicht gequollen, zu blass und lässt die normale Straffheit vermissen; der Tonusprüfgriff zeigt eine deutlich verringerte Elastizität. Die Augen blicken traurig und müde, die Lidspalte lässt das „dritte Weiß" (siehe Seite 54) erkennen.

INFO

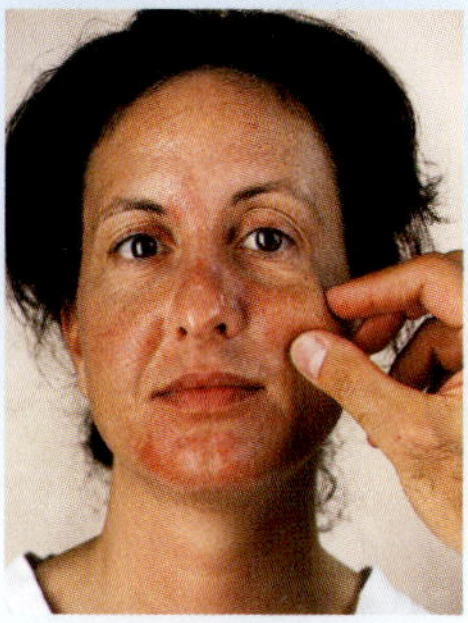

F.X. Mayr pflegte seine Freunde und Patienten bei der Begrüßung mit den Worten: „Lassen Sie fühlen, wie es Ihnen geht" in die Wange zu kneifen, um dabei die Spannung der Haut zu prüfen.

Haare und Nägel

Wie die Haut spiegeln auch ihre „Abkömmlinge", Haare und Nägel, den Gesundheitszustand von Blut und Körpersäften wider. Das gesunde Haar ist dicht, elastisch, seidig glänzend, satt gefärbt, wenig schmutzend und leicht frisierbar.

Erste Anzeichen einer Störung durch Schadstoffe im Blut sind fettige, leicht verschmutzende, strähnige Haare. Bei Mangel an Aufbaustoffen wird das Haar trocken, spröde, glanzlos und matt. Es ist dann meist auch sehr widerborstig und schlecht frisierbar. Hält die Störung länger an, werden die Haare schließlich dünner, brüchig und fallen leicht aus.

Patientenbericht

Das Haar der Patientin

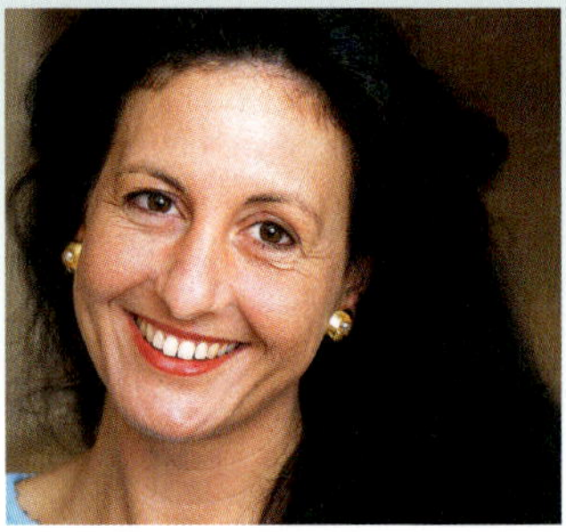

Franziska Schönfelds Haare sind besonders dicht und lang, kräftig schwarz, glänzend und gut frisierbar. Sie weisen keine Merkmale von Mangelernährung auf.

Ganz ähnlich verhält es sich mit den Nägeln. Sie sind – ebenso wie die Haare – reine Anhangsgebilde der Haut und als solche natürlich direkt abhängig vom Gesundheitszustand der Haut. Der gesunde Nagel ist leicht gewölbt, glatt (das heißt ohne Längs- oder Querrillen) und glänzt wie poliert. Seine Farbe wirkt rosiger als die der Haut. Das halbmondförmige Weiß des Nagels ist klar abgegrenzt, jedoch nicht zu groß. Diese Kriterien gelten für Finger- wie Zehennägel gleichermaßen.

Patientenbericht

Die Zunge der Patientin

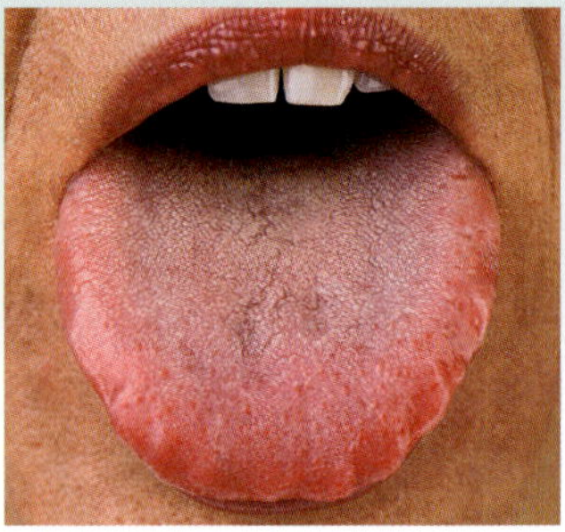

Eine normale Zunge ist klein, rosarot, feucht glänzend und ohne Belag. Die Zunge der Patientin ist vergrößert und gequollen und zeigt deshalb deutliche Zahneindrücke. Hinzu kommt, dass sie einen weißen Belag aufweist.

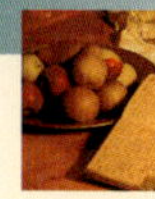

Eine (ge)wichtige Typologie: Die Bauch- und Haltungsformen

Schon unser täglicher Sprachgebrauch weist darauf hin, dass der Bauch als „Stimmungsbarometer" zu fungieren und untrügliche Hinweise auf die individuelle Befindlichkeit zu liefern vermag: „Aus dem Bauch heraus" treffen wir sonst eher kopfgesteuerten Abkömmlinge des 21. Jahrhunderts so manche Entscheidung, haben jedoch gehöriges „Bauchweh", wenn wir uns plötzlich in einer unübersichtlichen Situation wiederfinden.

Der Bauch stellt also nicht nur einen Körperteil wie jeden anderen dar, sondern führt – und dies ist durchaus nicht nur buchstäblich zu verstehen – in unsere Mitte. Für F.X. Mayr lag daher die Frage nahe, ob sich aus dem Zustand des Bauches auch Rückschlüsse auf den Rest des Organismus ziehen ließen.

Die Bauchformen, der Idealzustand und die Abweichungen

Der Arzt stellte bald fest, dass es tatsächlich einen idealen „Normbauch" gibt. Dieser ist symmetrisch geformt, zeigt ein deutliches Relief und hat erkennbar eine Taille. Der Zwischenrippenwinkel (siehe Seite 58) sollte nur etwa 30 Grad betragen. Von der Brustbeinspitze führt zum Nabel eine gerade Rille hinab, die Medianlinie. Die Dünndarmvorwölbung, die gerade in die eigene Hand passen sollte, befindet sich in der Mitte des Bauches und hat den Nabel als Zentrum. Ihre Grenze zum Dickdarm, der den Dünndarm wie ein nach unten offenes Hufeisen umspannt, bildet die so genannte U-Delle. Der gesamte Bauch ist weich, an keiner Stelle druckempfindlich und schon gar nicht schmerzhaft.

Die Medianlinie

Die Medianlinie teilt die Körperoberfläche in zwei Hälften, nämlich die rechte und die linke. Diese beiden Hälften sollten im Idealfall gleich groß sein.

• Der ideale Bauch

Größe und Form des Bauches werden im Wesentlichen von Dünndarm und Leber bestimmt, da diese den größten Teil des Bauchraums einnehmen. Der leere Darm umschließt auch im Ruhezustand keinen

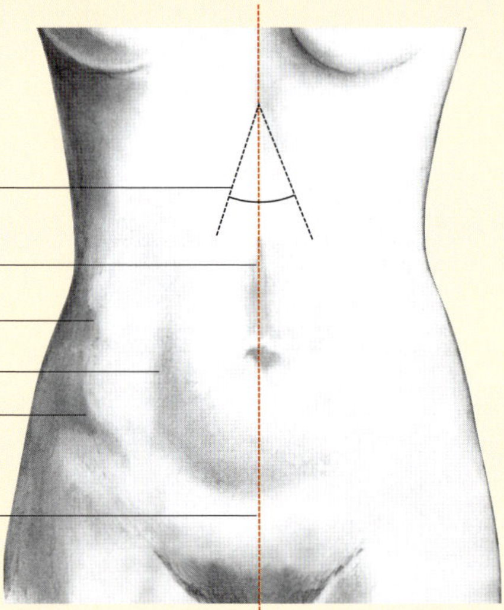

Normales Bauchrelief

Hohlraum. Sein Muskelschlauch ist gut, aber nicht krampfhaft kontrahiert, damit er möglichst wenig Platz in der Bauchhöhle einnimmt. Selbst durch Nahrungsaufnahme verändert er sich sowohl in Form als auch in Größe nur unwesentlich.

Die Wand des Dünndarmes, der in der Länge etwa fünf Meter misst, besteht aus einer Längs- und Ringmuskulatur; diese wiederum ist ausgekleidet mit einer Schleimhaut, die unzählige Drüsen für die

Patientenbericht

Zwischenrippenwinkel

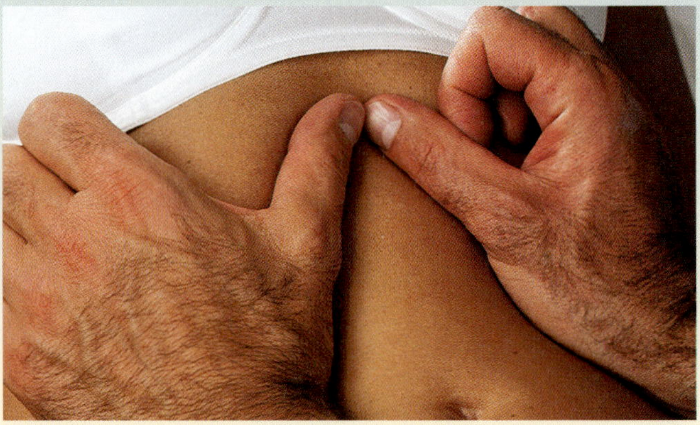

Bei unserer Patientin ist ein Zwischenrippenwinkel von ca. 60 Grad messbar.

INFO

Der Muskelapparat der Darmwand dient dazu, die großen Verdauungsdrüsen Leber und Bauchspeicheldrüse abzumelken, die Nahrung mit den Verdauungssäften zu mischen, das Gemisch weiter zu befördern und die Aufnahme von Nahrungsbestandteilen in das Blut- und Lymphsystem zu unterstützen.

Produktion der Verdauungssäfte enthält. Um die Oberfläche maximal zu vergrößern, ist diese Schleimhaut in zahllose Falten und Zotten gelegt, sodass der Austausch mit von außen kommenden Energiequellen, also der Nahrung, unter besten Voraussetzungen ablaufen kann.

Doch wo eine Norm ist, da gibt es auch Abweichungen, und so konnte Mayr im Zuge seiner umfangreichen Patientenstudien verschiedene Bauchformen herausarbeiten, die sich deutlich von der idealen unterscheiden. Die anormalen Bauchformen haben primär nichts mit vermehrter Fettansammlung im Bauchraum zu tun. So gibt es durchaus schlanke Menschen mit einem großen, aufgetriebenen Bauch, aber auch Übergewichtige mit einem nur kleinen Bauch.

Was die meisten für einen Fettbauch halten, ist daher in Wirklichkeit meistens nur eine fettreiche Bauchdecke. Um diese zu verringern, bedarf es einer über lange Zeit durchzuführenden unterkalorischen Nahrungsaufnahme. Hingegen können die Bauchformen nach Mayr durch eine konsequente, fachkundige Therapie vergleichsweise rasch verändert werden. Wie lässt sich nun medizinisch-anatomisch erklären, dass wir nicht alle den gleichen gesunden Bauch haben?

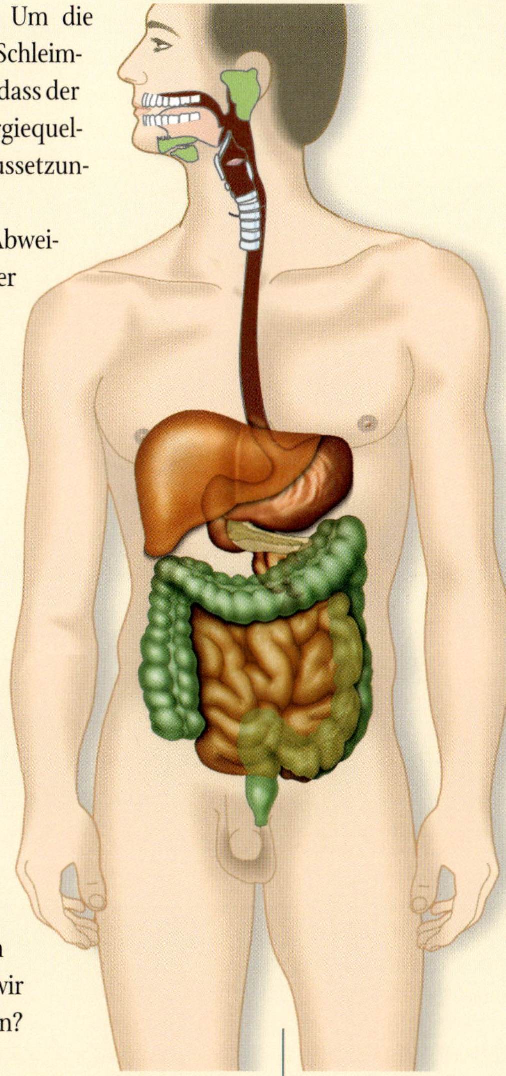

Verdauungsapparat, Dünndarm vergrößert und nach unten verlagert.

Der vergrößerte Darm

Kommt es infolge eines wie auch immer gearteten Essfehlers zu einer Verzögerung der Magen-Darm-Passage, so laufen unter Einwirkung von Feuchtigkeit, Wärme und Bakterien im Innern des Darmes die bereits auf Seite 44 geschilderten Gärungs- und Fäulnisprozesse ab. Diese schädigen die empfindliche Darmschleimhaut so sehr, dass giftige Stoffe nun ins Lymph- und Blutsystem gelangen und von dort aus über die Leber

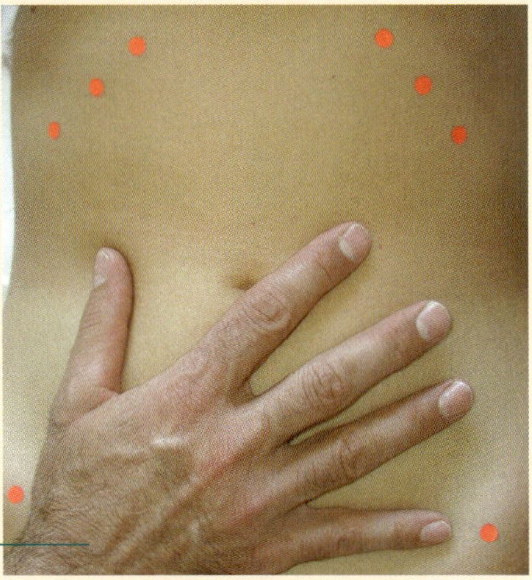

Zu großer Bauch durch Darmvergrößerung

praktisch alle Körperzellen erreichen können.

Aber auch der Darm selbst nimmt Schaden: Sein Spannungszustand lässt nach, sodass er weiter, länger und größer wird und mehr Platz braucht. Dazu müssen die Begrenzungen des Bauchraums verschoben werden: Das Zwerchfell, unser Hauptatemmuskel, wird nach oben gezogen – was natürlich nicht ohne nachteilige Folgen für Lunge und Atmung sowie die ideale Lage des Herzens und seine dadurch gegebene optimale ökonomische Funktion bleibt –, während das knöcherne Becken durch Kippung nach unten zur Vergrößerung beiträgt.

Anschließend wölbt sich die muskulöse Bauchdecke nach vorn, um noch mehr Raum zu schaffen. Da die Straffheit der vorderen Bauchdecke zur Bauchatmung benötigt wird, tritt die Vorwölbung der vorderen Bauchwand jedoch erst auf, wenn die anderen Möglichkeiten zur Erweiterung ausgeschöpft sind.

Die physiologische Atmung ist die Bauchatmung, die durch Anspannung und Entspannung des Zwerchfells ermöglicht wird. Damit sich die Lungen beim Einatmen ausreichend mit Luft füllen können, erweitert sich der Brustraum nach unten durch Abflachung der Zwerchfellwölbung. Der Bauchraum wird dadurch verkleinert. Die Bauchdecke wölbt sich zum Ausgleich etwas nach vorne vor.

Das Zwerchfell

Das Zwerchfell ist eine Muskelplatte, die den Brustraum vom Bauchraum trennt und im Ruhezustand nach oben kuppelförmig gewölbt ist. Bei Anspannung flacht die Wölbung ab, wodurch sich der Brustraum erweitert. Gleichzeitig verkleinert sich die Bauchhöhle.

Überwiegen die Gährungsvorgänge im Darm so entstehen vermehrt Gase, die infolge ihrer Leichtigkeit die Tendenz haben, nach oben zu steigen. Es wölbt sich vor allem der obere Teil der vorderen Bauchwand, also der Abschnitt zwischen Brustbein und Nabel nach vorne. Wir sprechen von einem Gasbauch.

Im Gegensatz dazu kommt es bei gesteigerten Fäulnisprozessen im Darm zu Vermehrung von schwerem Darminhalt, der die Darmschlingen nach unten drängt, wodurch sich die Bauchdecke zwischen Nabel und Schambein vorwölbt und ein sogenannter Kotbauch entsteht.

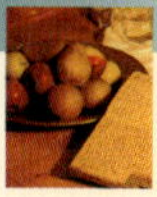

Die ideale Körperhaltung und ihre Fehlformen

Da die aufrechte Körperhaltung den Gesetzen der Statik folgt, muss sie sich bei einer Umverteilung des Gewichts im Körper zwangsläufig ebenfalls verändern. So wird eine Schwangere mit wachsendem Gewicht im Bauchraum ganz selbstverständlich ins Hohlkreuz gehen, um gegenzusteuern und nicht nach vorn zu kippen. Dagegen beugt sich ein Wanderer mit einem schweren Rucksack auf dem Rücken automatisch nach vorn, um nicht nach hinten zu fallen.

• Die ideale Haltung

Ein normaler Bauch ist Voraussetzung für eine ideale Körperhaltung. Diese verleiht dem Menschen bei geringstem Kraftaufwand die höchste Standfestigkeit und die größte Beweglichkeit nach allen Seiten hin. Das Gleichgewicht kann dabei äußerst zweckmäßig und sparsam aufrechterhalten werden, denn Arme und Augen haben maximale Bewegungsfreiheit, während zugleich alle Muskeln entspannt sind. Die Mittelfinger kommen bei herabhängenden Armen auf der Hosennaht zu liegen.

Anhaltende Veränderungen im Bauchraum führen jedoch zu dauerhaften Haltungs- und Spannungsveränderungen der Rückenmuskulatur, die bei längerem Bestehen früher oder später schmerzhafte Rückenprobleme hervorrufen. Krankengymnastik und Massagen bewirken nur vorübergehende Linderung. Eine die Ursache beseitigende Therapie ist in solchen Fällen eine Mayr-Therapie, die über eine Verbesserung der räumlichen Verhältnisse im Bauch zu dessen Verkleinerung führt und damit eine langfristige Haltungsänderung hin zur Normalität bewirkt. Schmerzhafte muskuläre Verspannungen verschwinden dabei ebenfalls wie selbstverständlich. Größere Beweglichkeit im Alltagsleben und mehr Freude am Sport resultieren daraus. Mayr unterschied sechs verschiedene anormale Haltungstypen. Sie kontrollieren selbst am besten Ihre Haltung, indem Sie sich locker, ohne Anspannung und unbekleidet seitlich vor den Spiegel stellen.

- **Die Fehlformen**

- Der Kahnbauch
  der Hungerbauch
  der entzündliche Kahnbauch
- Der entzündliche Kotbauch
- Der schlaffe Kotbauch
- Der Gasbauch
- Der Gaskotbauch

Die normale Haltung

Auf dieser Seite sehen Sie einen Mann mit normaler Körperhaltung. Als Schwerlinie – in unserer Grafik rot gestrichelt – wird die Verbindungslinie aller Schwerpunkte bezeichnet. Sie verläuft beim aufrechten Stand vom Schwerpunkt des Kopfes nach abwärts, schneidet dabei die physiologische Krümmung der Halswirbelsäule, zieht senkrecht durch die Achse der Schultergelenke und verläuft knapp hinter der Achse der Hüftgelenke und vor der Achse der Knie- und Sprungelenke durch die Mitte der Standfläche zwischen beiden Füßen.

Die schweren Organe kommen in die Nähe der Schwerlinie zu liegen oder sind symmetrisch zu ihr angeordnet. Der Bauchraum ist bei gesunden Organen nicht größer als auf Seite 63 in hellgelber Farbe dargestellt. Kommt es durch kurzzeitige Schädigungen im Verdauungstrakt, wie zum Beispiel bei einem akuten Infekt, zu vorrübergehenden Änderungen der räumlichen Verhältnisse, so wird sich die Haltung (z.B. Bauchwehhaltung bei Bauchschmerzen) nur vorrübergehend ändern. Chronische Schädigungen hingegen bewirken dauerhafte Raum- und damit dauerhafte Haltungsveränderungen. Im Folgenden werden die anormalen Bauchformen rot, der durch Haltungsveränderung gewonnene zusätzlich notwendige Raum blau dargestellt.

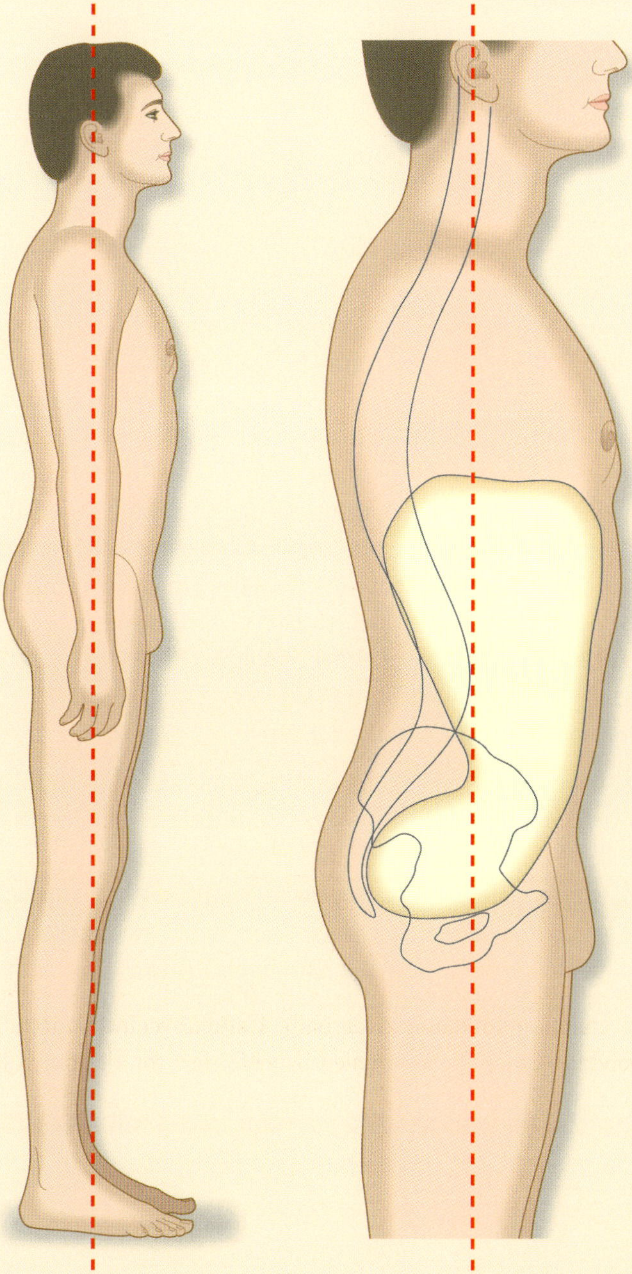

Normalbauch und -haltung

Der Kahnbauch

• Der Hungerbauch

Wenn wir längere Zeit nichts essen, verkleinert sich der Darm. Die vordere Bauchwand wird mehr und mehr eingezogen. Wir sprechen dann von einem Hungerbauch. Ein solcher Bauch ist weich und beim Betasten nicht schmerzhaft.

Das gleiche Bild entsteht, wenn sich der Darm durch schädigende Einflüsse von außen – etwa durch eine Nahrungsmittelvergiftung oder einen Virusinfekt – stark zusammenzieht und die Bauchwand geradezu „kahnartig“ einfällt. Hierbei ist der Bauch jedoch hart und schmerzhaft.

Durch Nahrungskarenz, vorübergehend eingehaltene Diät, ausleitende Maßnahmen und pflanzliche, entzündungshemmende Mittel kann eine kurzfristige Schädigung der Darmschleimhaut rasch geheilt werden. Wirken die schädigenden Einflüsse jedoch über lange Zeit auf die Darmschleimhaut ein, so entstehen chronische entzündliche Veränderungen. Die typische entzündliche Bauchform bei geringem Darminhalt ist der entzündliche Kahnbauch.

• Der entzündliche Kahnbauch

Die Bauchdecke ist dabei hart und gespannt, stark eingezogen und setzt sich vom Brustkorb durch eine deutliche Stufe ab. Der Bauch stellt sich je nach Ausprägung der Entzündung empfindlich bis äußerst schmerzhaft dar. Um die höchst empfindlichen Organe zu schützen, erweitert sich der Bauchraum durch Hochstellung des Zwerchfells. Deshalb muss nun die physiologische Bauchatmung durch die uneffektivere Brustkorbatmung ersetzt werden.

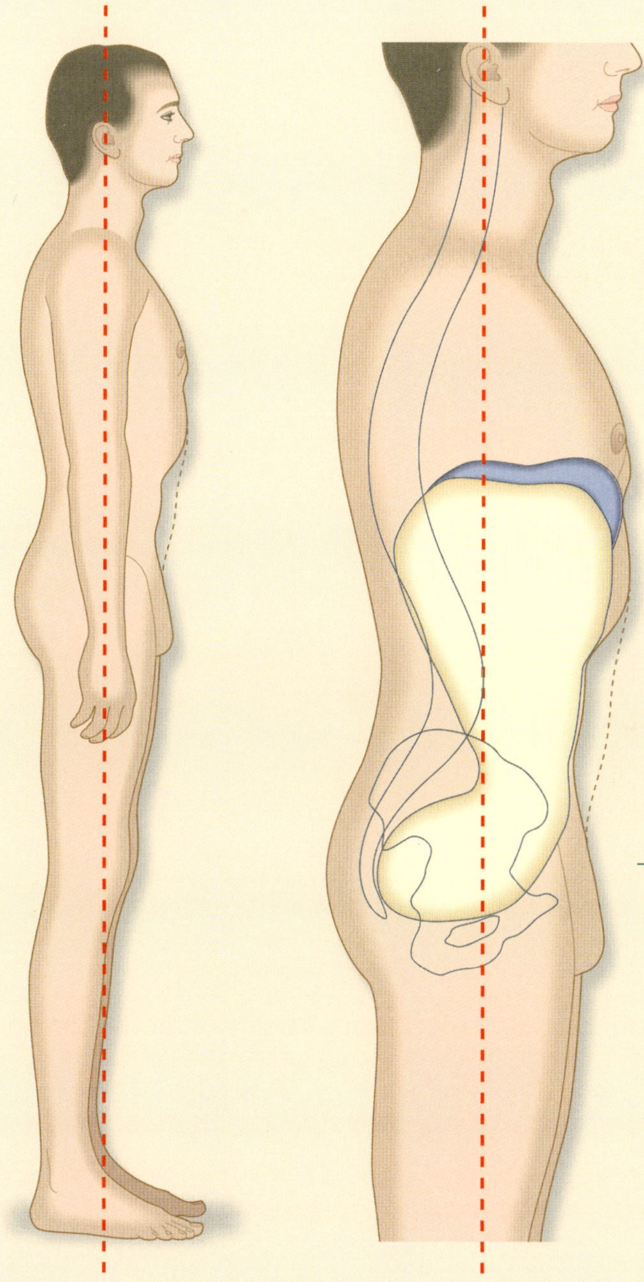

Entzündlicher Kahnbauch

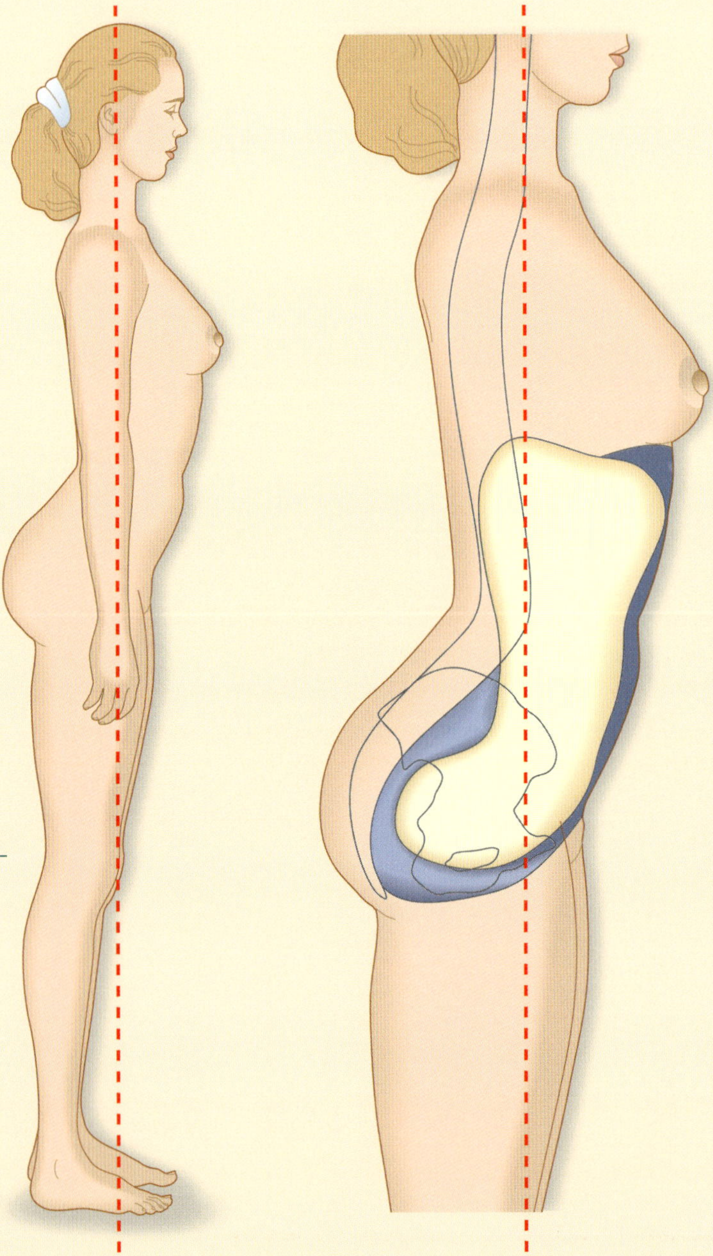

Der entzündliche Kotbauch: Die Entenhaltung

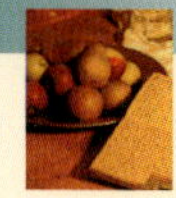

Der entzündliche Kotbauch

Überwiegen im Darm durch den Verzehr tierischer Produkte wie Fleisch, Fisch, Eier, Milch und Käse die Fäulnisvorgänge, so entwickeln sich – je nach Grad der Schädigung – ein entzündlicher oder ein schlaffer Kotbauch.

Bei beiden Bauchformen füllen sich die Darmschlingen mit abnormem, da durch diese Prozesse entstandenen Inhalt. Der entzündliche Kotbauch „imponiert“ in der Nabelgegend als Spitzbauch, ist hart druckschmerzhaft und verändert seine Form durch Lagewechsel nicht. Die unphysiologische Brustkorbatmung herrscht vor. Bei muskelkräftigen Menschen geht der entzündliche Kotbauch häufig mit einer Entenhaltung einher.

• Die Entenhaltung

Um für den vergrößerten, schweren Darm mehr Platz im Bauchraum zu schaffen, wird das Becken extrem nach rückwärts verlagert, die Brustwirbelsäule durchgestreckt und der Brustkorb zusätzlich noch höher gestellt. Dabei kommt es zu einer optischen Verkürzung des Halses. Die inneren weiblichen Geschlechtsorgane werden zum Schutze vor übermäßigem Druck von oben nach unten und rückwärts verlagert. Eine besonders gesäßbetonte Gangart, die häufig bei Frauen mit dieser Haltungsform zu beobachten ist, gab ihr den Namen, weil sie stark an den watschelnden Gang einer Ente erinnert. Rückenschmerzen, Verdauungsstörungen, Beschwerden aus dem gynäkologischen und urologischen Bereich, die häufig mit dieser Bauch- und Haltungsform einhergehen, bessern sich oder verschwinden gänzlich mit zunehmender Darmsanierung und damit verbundener Rückbildung der entzündlichen Veränderungen im Verdauungstrakt.

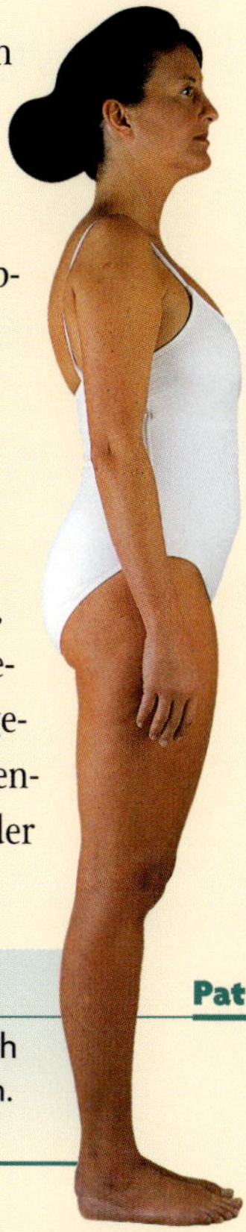

Patientenbericht

Bauch- und Haltungsform von Frau Schönfeld

Zu Beginn der Therapie lassen sich bei Frau Schönfeld deutlich ein entzündlicher Kotbauch und eine Entenhaltung erkennen.

Der schlaffe Kotbauch

Infolge der Füllung mit flüssig-breiigem Inhalt sinken die Darmschlingen, den Gesetzen der Schwerkraft folgend, tief in den Unterbauch, der die Form eines wabbeligen Sacks annimmt. Die Bauchdecke ist, da keine Entzündung vorliegt, weich, nach vorn ausgebeult und nicht mehr druckempfindlich. Im Liegen fließt der Bauch in beide Flanken. Im Stehen drückt der spannungslose, schlaffe Darm auf die Unterleibsorgane. Die Senkung der Blase und Gebärmutter mit allen Stadien der Inkontinenz folgen daraus. Durch Behinderung der venösen Abflüsse aus dem Becken und den Beinen bilden sich Hämorrhoiden und Krampfadern.

- **Die lässige Haltung**

Die Vergrößerung der Bauchhöhle kann bei muskelschwachen Menschen zum größten Teil der Schwerkraft überlassen werden. Da nicht nur die Muskeln, sondern auch die Bänder schlaff sind, genügt allein das Körpergewicht, um die anatomisch vorgegebenen Krümmungen der Wirbelsäule zu verstärken. Diese (nach)lässig wirkende Haltung erinnert an ein Fragezeichen und kommt häufig bei Kindern und Jugendlichen vor. Es ist jedoch sinnlos, die Betroffenen immer wieder zu ermahnen, sich „richtig“ zu halten, denn sie sind dazu gar nicht in der Lage. Abhilfe vermögen nur die Darmreinigung, die Verbesserung der Essgewohnheiten und das Trainieren der Rückenmuskulatur zu schaffen.

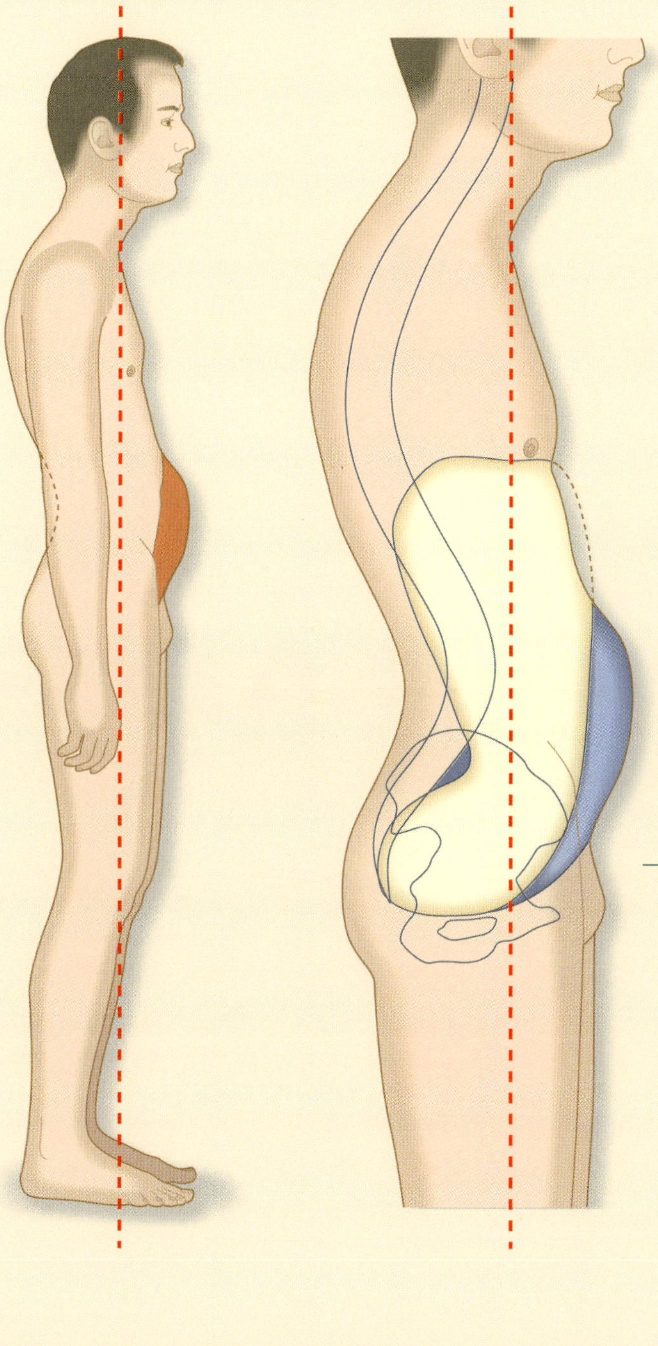

**Der schlaffe Kotbauch:
Die lässige Haltung**

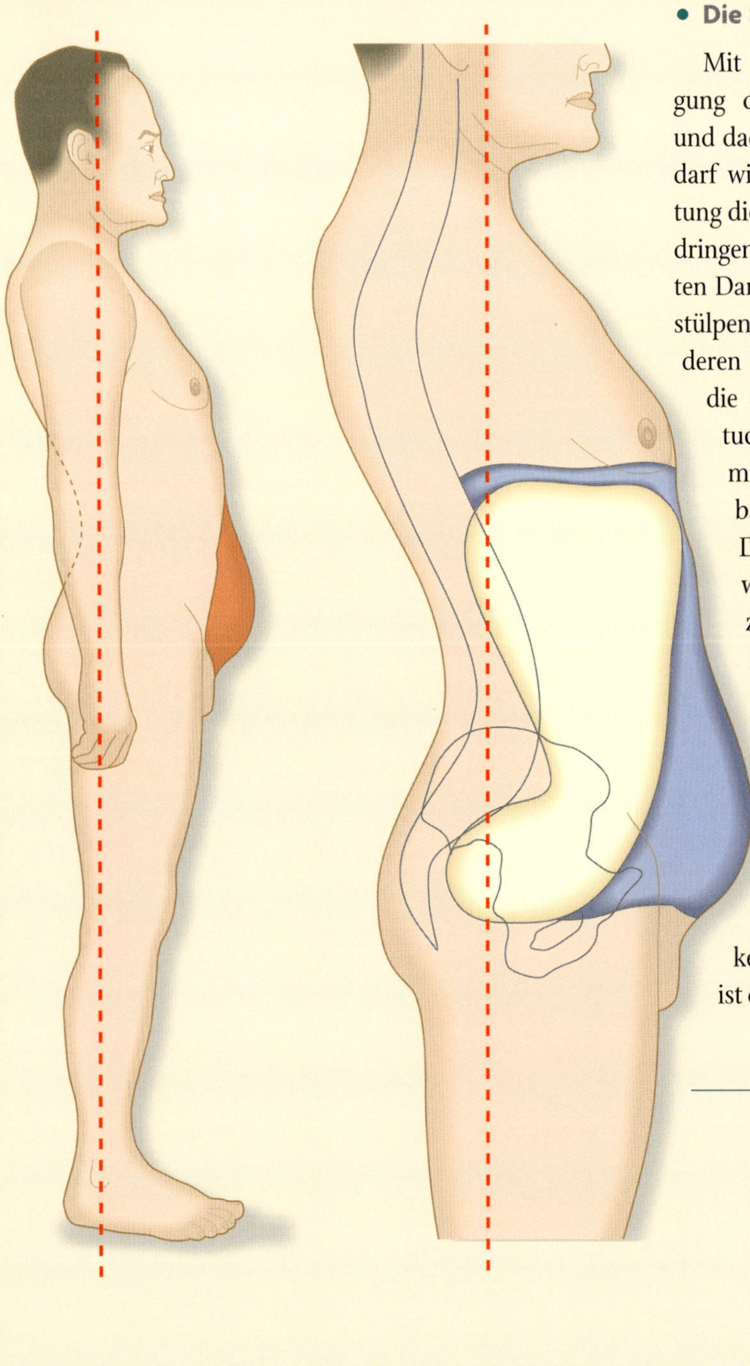

• Die Sämannshaltung

Mit zunehmender Ausprägung des schlaffen Kotbauchs und dadurch weiterem Raumbedarf wird aus der lässigen Haltung die Samannshaltung. Dabei dringen die schweren, kotgefüllten Darmschlingen abwärts und stülpen den unteren Teil der vorderen Bauchwand wie das um die Hüften gebundene Saattuch eines Sämanns sackförmig aus, während der Oberbauch eher eingezogen ist. Der gesamte Oberkörper wird, um im Gleichgewicht zu bleiben, etwas nach hinten geneigt, der Brustkorb nach oben gezogen. Dadurch kommt es zu einer Verkürzung des Halses. Die Arme hängen hinter der Schwerlinie. Eine weitere Haltungsmöglichkeit bei muskelschwachen Individuen ist die Anlaufhaltung.

Der schlaffe Kotbauch: Die Sämannshaltung

- **Die Anlaufhaltung**

Auch durch Durchstreckung der physiologischen Krümmung der Lendenwirbelsäule kann genügend Platz für einen chronisch kranken, erschlafften Darm gewonnen werden. Wie auf der Grafik sichtbar, entsteht dadurch Raumgewinn nach rückwarts und nach oben. Um im Gleichgewicht zu bleiben, müssen Oberkörper und Kopf nach vorne, also vor die Schwerlinie geneigt werden. Der Unterkörper und das Gesäß werden entgegengesetzt dazu nach rückwärts, also hinter die Schwerlinie verlagert. Die Arme kommen dadurch vor die Hosennaht zu liegen. Im Extremfall hängen sie sogar vor den Oberschenkeln. Die so erzielte Körperhaltung ähnelt der eines Menschen, der gerade Anlauf nimmt.

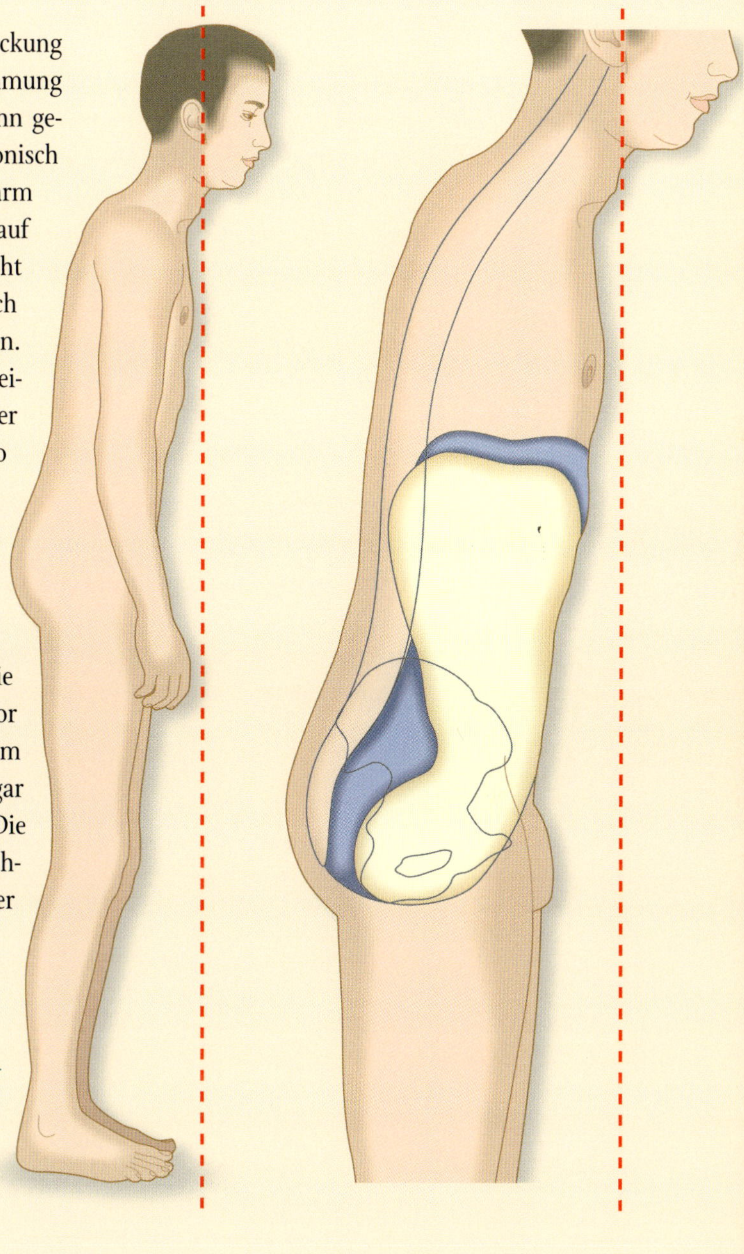

Der schlaffe Kotbauch: Die Anlaufhaltung

Der Gasbauch

Bei Ernährungsfehlern infolge von vorwiegend pflanzlicher Kost und Getreide oder Zucker kommt es im Darm vor allem zur Gärung, wobei reichlich Gase entstehen. Die gasgefüllten Darmschlingen werden leichter, drängen in der Bauchhöhle nach oben und drücken dabei die oberen Anteile der Bauchwand nach vorn. Im Unterschied zum Kotbauch ist hier der Abstand vom unteren Ende des Brustbeins bis zum Nabel wesentlich größer als der vom Nabel bis zum Schambein. Mit zunehmender Gärung blähen sich die gasgefüllten Darmschlingen immer weiter auf, bis eine ballonförmige Vorwölbung des Leibes entsteht. Beim Beklopfen klingt der Bauch hohl wie ein leeres Fass.

- **Die Habtachthaltung**

Vor allem kräftige Menschen sind in der Lage, diese anstrengende Haltung einzunehmen. Sie erlangen durch rückwärtiges Kippen des Beckens, verstärkte Krümmung der Lendenwirbelsäule, leichte Streckung der Brustwirbelsäule und vermehrte Brustwölbung mehr Platz für ihren Gasbauch. Das Zwerchfell wird dabei hochgestellt. Diese Haltung findet sich häufig bei muskulösen Männern.

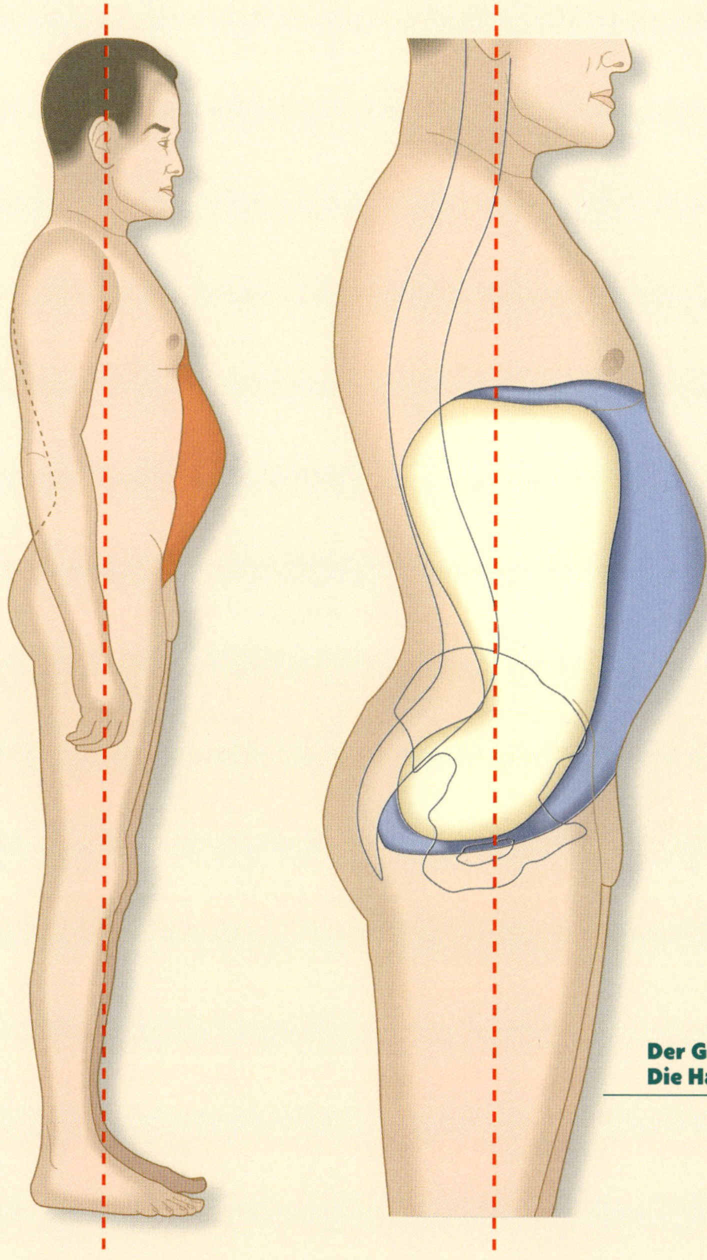

Der Gasbauch:
Die Habtachtstellung

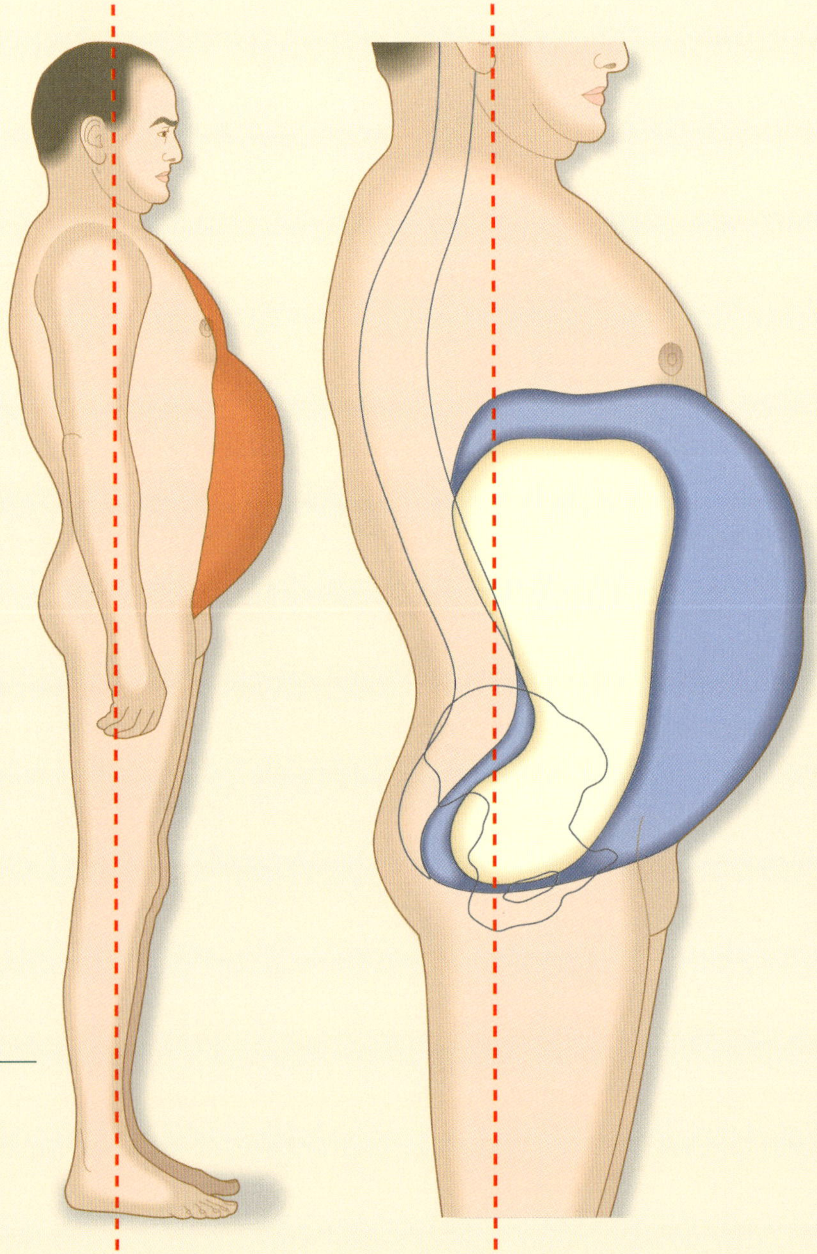

Der Gaskotbauch: Die Großtrommelträgerhaltung

Der Gaskotbauch

Es kann aber auch zu vermehrten Gärungs- und Fäulnisvorgängen und damit zu einer Vorwölbung der gesamten vorderen Bauchwand kommen. Dies ist die Kombination aus Gas- und Kotbauch, wobei der Kotbauch mehr entzündlich oder mehr schlaff sein kann. Man unterscheidet zusätzlich zwischen dem entzündlichen und dem schlaffen Gaskotbauch.

• Die Großtrommelträgerhaltung

Die bekannteste Haltungsform nach Mayr ist der Großtrommelträger, der wie ein Musikant seine „Trommel", nämlich seinen imponierenden Gaskotbauch, vor sich herträgt. Im Extremfall wird dabei der Brustkorb glockenförmig erweitert und das Zwerchfell maximal hochgestellt. Infolgedessen verschwindet der Hals zwischen den Schultern, sodass sich die Nackenhaut wulstförmig verdickt; außerdem bildet sich ein kleiner Buckel. Die Großtrommelträgerhaltung entwickelt sich aus der Habachthaltung, wobei Hochstellung und Rückneigung des Oberkörpers umso ausgeprägter sind, je stärker sich der kugelförmige Bauch vorwölbt.

Mayr sagte dazu: „Stolz erhobenen Hauptes tragen solche Männer ihre schön gewölbte Heldenbrust und Frauen ihre Voll- und Hochbusigkeit zur Schau und werden nicht selten von ihren Mitmenschen darum beneidet, nicht ahnend natürlich, dass nicht Mut, Entschlossenheit und Kraft die Heldenbrust hier schwellend machen, sondern eine Überfülle stinkender Gase oder entzündlicher Veränderungen im Bauch."

• Der „unsichtbare" Hals

Durch eine Vergrößerung der Bauchhöhle nach oben kommt es automatisch zu einer Einengung des Brustkorbs. Die Lungen benötigen jedoch ausreichend Platz, um sich während der Einatmung genügend mit Luft füllen und vergrößern zu können. Um dem Rechnung zu tragen, kann bei muskelstarken Menschen der Körper die Halswirbelsäule nach hinten beugen und den gesamten Brustkorb anheben. Der Hals verschwindet dadurch scheinbar, „rutscht" jedoch in Wirklichkeit nur, wie bei einer Schildkröte, in den Brustkorb. Der normale Hals ist vorn und hinten gleich lang, und zwar etwa eine Handbreit.

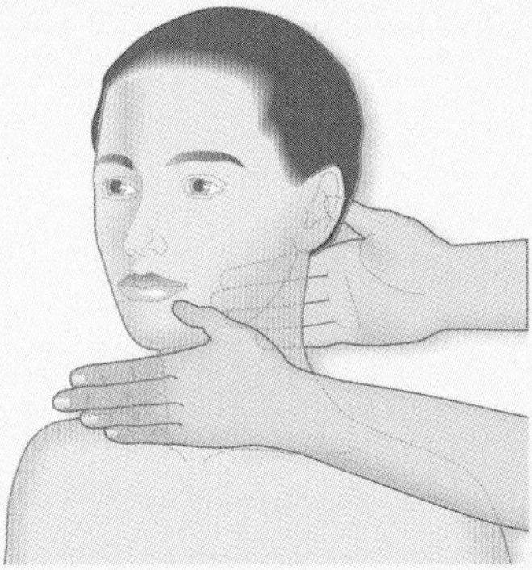

Die Verkürzung des hinteren Halsanteils führt zu Wulstbildungen im Nacken, die des vorderen zu einem Doppelkinn. Bei muskelschwachen Menschen kann durch ein völlig anderes Haltungsmuster genau das Gegenteil eintreten, nämlich eine Verlängerung des Halses.

- **Der Schulterblattabstand**

Die Schulterblätter liegen dem Brustkorb eng an. Ihr Abstand voneinander informiert uns über die Rundung des Rückens. Normalerweise beträgt er zwei bis drei Querfinger. Wird der Rücken stärker gewölbt und nach vorne geneigt, wie das bei muskelschwachen Menschen z.B. mit Anlauf- oder lässiger Haltung der Fall ist, so rücken sie weiter auseinander; ihr Abstand vergrößert sich entsprechend. Bei der Habtacht- oder Entenhaltung kann der Schulterblattabstand hingegen sogar verkürzt sein.

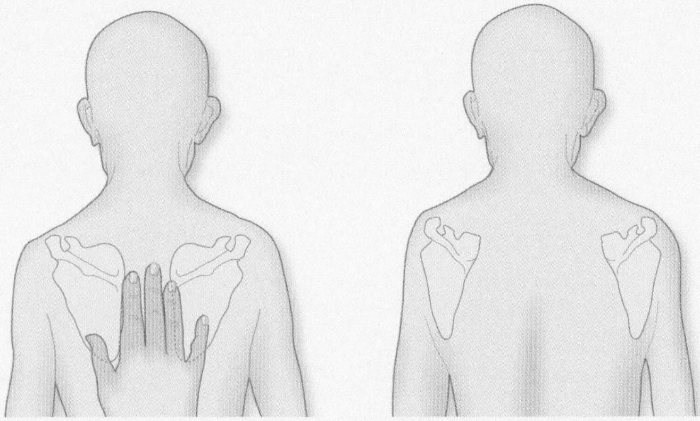

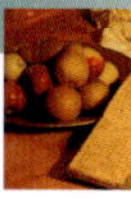

Moderne Ergänzungen zur Diagnostik nach Mayr

Mayr entwickelte ein Diagnosesystem, das in vielen Bereichen einzigartig ist. Der Arzt erkennt ohne apparativen Aufwand beginnende Störungen und kann echte Vorfelddiagnostik betreiben. Darüber hinaus bestätigen die erhobenen Befunde die Vorstellungen über das Entstehen von Krankheiten und ermöglichen eine optimale Begleitung durch die Mayr-Therapie.

Die Medizin entwickelt sich heute rasant. Gerade in der Diagnostik bietet die moderne Apparatemedizin unzählige Möglichkeiten; sie versagt jedoch bei manchen Fragestellungen im Bereich der Vorsorge. Oft ergibt sich folgendes Dilemma: Die Diagnostik nach Mayr erhebt eindeutige Befunde, die sich jedoch durch die klassischen Verfahren der Schulmedizin nicht bestätigen oder widerlegen lassen. In solchen Fällen ist es sinnvoll, ergänzende biologische Diagnoseverfahren anzuwenden. Hierzu zählen etwa die Elektroakupunktur nach Voll, die Thermographie, die bioelektrische Funktionsdiagnostik oder Bioresonanztherapie. Allen gemeinsam ist, dass sie elektromagnetische Phänomene des Lebens untersuchen, ausgehend von der Tatsache, dass Gesundheit und Krankheit unterschiedliche Bilder von elektromagnetischen Schwingungen zeigen. Die Zuordnung bestimmter „Schwingungsmuster" zu Krankheitsbildern ermöglicht eine Diagnostik. In der Therapie versucht man krank machende Schwingungen auszugleichen.

Die Applied Kinesiology als methodische Ergänzung

All diese Verfahren erfordern jedoch eine gewisse technische Ausrüstung. Ein biologisches Diagnoseverfahren, das hingegen gänzlich ohne apparativen Aufwand durchgeführt wird, ist die Applied Kinesiology (AK), die sich in den Praxen vieler Mayr-Ärzte bewährt hat. Durch einfache Untersuchung mittels Muskeltest lassen sich sofort Aussagen über funktionelle Zusammenhänge treffen.

INFO

Die Applied Kinesiology im ärztlichen Bereich darf unter keinen Umständen mit der „Kinesiologie" alternativer Therapieformen verwechselt werden. Hier gibt es grundlegende methodische Unterschiede.

Gut zu wissen

Hilfe bei der Befunderhebung

Bei relativ vielen Patienten ist der entzündliche Kotbauch mit all seinen Beschwerden (Gärungsdyspepsie) anzutreffen; hierfür lässt sich mangelnde Esskultur als eine der wichtigsten Ursachen feststellen. Aber auch eine Fehlbesiedelung des Darmes mit Pilzen, Parasiten oder Bakterien oder eine Lebensmittelintoleranz kann dafür verantwortlich sein. In all diesen Fällen ergibt sich der gleiche Befund in der Mayr'schen Diagnostik. Um diesen weiter zu differenzieren und letztlich die Therapie individuell zu gestalten, erfolgt eine Untersuchung mittels der Applied Kinesiology. Diese lässt erkennen, ob ein Kuhmilchprodukt, Weizen oder Pilze die Beschwerden auslösen.

INFO

Die Einsatzmöglichkeiten der AK sind jedoch noch viel breiter gefächert. So können oft Narben als Störfaktoren des Heilprozesses identifiziert werden; ebenso zeigen toxische Belastungen (Umweltgifte, Amalgam) und emotional-psychischer Stress typische Muskeltestbefunde.

Über den Muskeltest können Lebensmittelintoleranzen, Pilzbelastungen oder etwa die Gabe von Mineralstoffen, Spurenelementen und Vitaminen untersucht werden. Beim Lebensmitteltest wird dem Patienten das zu untersuchende Lebensmittel auf die Zunge gelegt. Wird ein vorher starker Muskel dadurch geschwächt, so zeigt dies eine Unverträglichkeit des Lebensmittels an. So lassen sich viele Lebensmittel in kürzester Zeit testen.

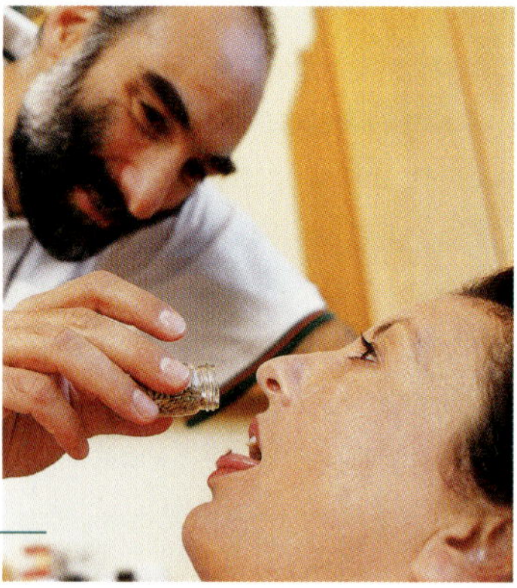

AK-Test auf Lebensmittelunverträglichkeiten.

Auch Fragen der medikamentösen Therapie beantwortet die Applied Kinesiology effektiv und individuell. Letztlich führt eine hilfreiche Arznei zu einem starken Muskel mit normalem Tonus – unabhängig davon, ob es sich um einen Mineralstoff, homöopathische Arznei oder ein herkömmliches Pilz- oder Blutdruckmittel handelt.

- **Mit vereinten Kräften**

Es liegt auf der Hand, dass sich die Diagnostik nach Mayr und die Applied Kinesiology ideal kombinieren lassen. Die Hinweise aus der Mayr-Untersuchung werden unmittelbar durch den Muskeltest der AK bestätigt und differenziert. Der Organismus ist praktisch das Messinstrument – der Muskel der (An-)Zeiger desselben.

Auch der Patient spürt das Ergebnis in Form von Stärke oder Schwäche des Muskels: Es ist schon für beide – den Patienten und den Arzt – verblüffend, wie augenblicklich schwach selbst „gestandene" Männer werden, wenn ihnen das unverträgliche Lebensmittel auf die Zunge gelegt wird. Jeder spürt somit postwendend, was ihm gut tut und was ihm schadet. Das motiviert auch zur konsequenten Durchführung der Mayr-Therapie.

Patientenbericht

Zu Beginn der Therapie.

Der AK-Test bei Frau Schönfeld

Auch Frau Schönfeld zeigt in der Mayr-Diagnostik das typische Bild eines entzündlichen Kotbauches. Daher wird zur weiteren Abklärung vor der Durchführung der Mayr-Therapie ein AK-Test durchgeführt.

Die Untersuchung der verschiedenen Muskeln ergibt eine biologische normale und richtige Reaktion. Alle Muskeln reagieren normoton. Sobald jedoch Weizen oder Kuhmilchprodukte auf die Zunge gegeben werden, ergibt sich augenblicklich eine Schwäche aller Muskeln. Frau Schönfeld zeigte sich anfänglich sehr verblüfft darüber, erkannte darin jedoch rasch einen Belastungsfaktor und erinnerte sich an ein „unangenehmes" Gefühl beim Verzehr von Weizen oder Kuhmilchprodukten – ohne dem in der Vergangenheit jedoch Beachtung geschenkt oder es den Lebensmitteln zugeordnet zu haben.

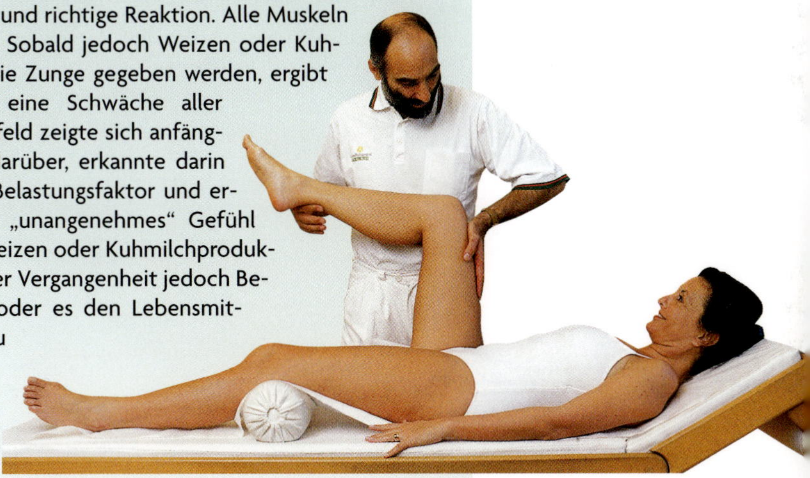

Sehr deutlich zeigt sich als biochemische Grundlage dieser Störung eine Histaminreaktion. Histamin ist ein wichtiger Mediatorstoff allergischer und entzündlicher Reaktionen. Daher werden sofort entsprechende Mineralstoffe auf ihre unterstützende Wirkung getestet. Und tatsächlich: Kalzium, Vitamin B_6, Vitamin C und Kupfer stärken sofort die zuvor geschwächten Muskeln. Aus diesem Grund werden die getesteten Mineralstoffe und Vitamine therapeutisch verabreicht.

Dank des AK-Tests kann die Mayr-Therapie entscheidend verändert werden. Anstelle der herkömmlichen Milchdiät erhält Frau Schönfeld nun morgens Malzkaffee mit Hafermilch und Dinkelfladen, mittags eine Basensuppe mit Dinkelfladen und abends nur Tee mit etwas Orangensaft und Honig. Unterstützend werden Kalzium, Kupfer, Vitamin B_6 und gepuffertes Vitamin C verordnet.

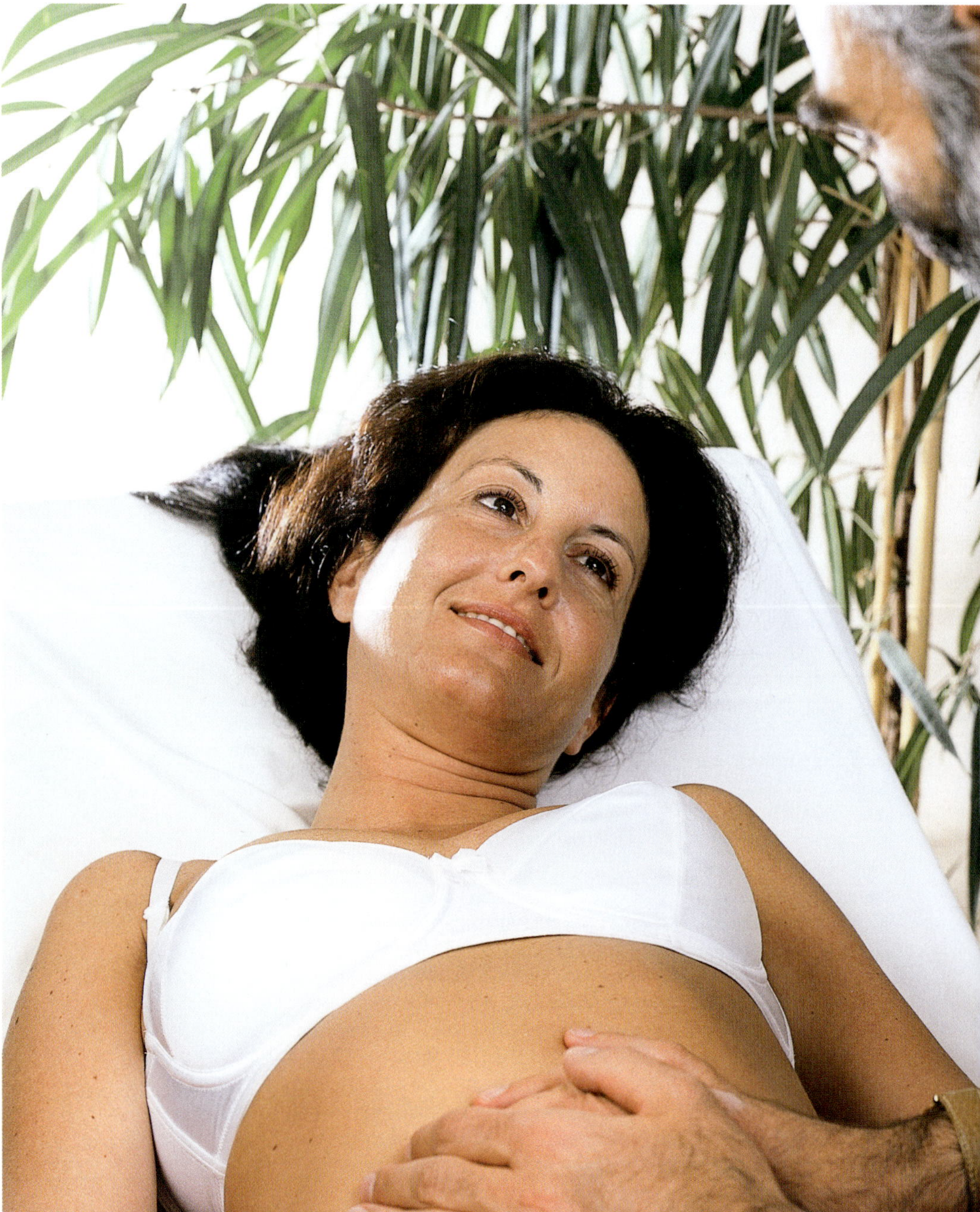

Planung, Verlauf und Indikationen einer Mayr-Therapie

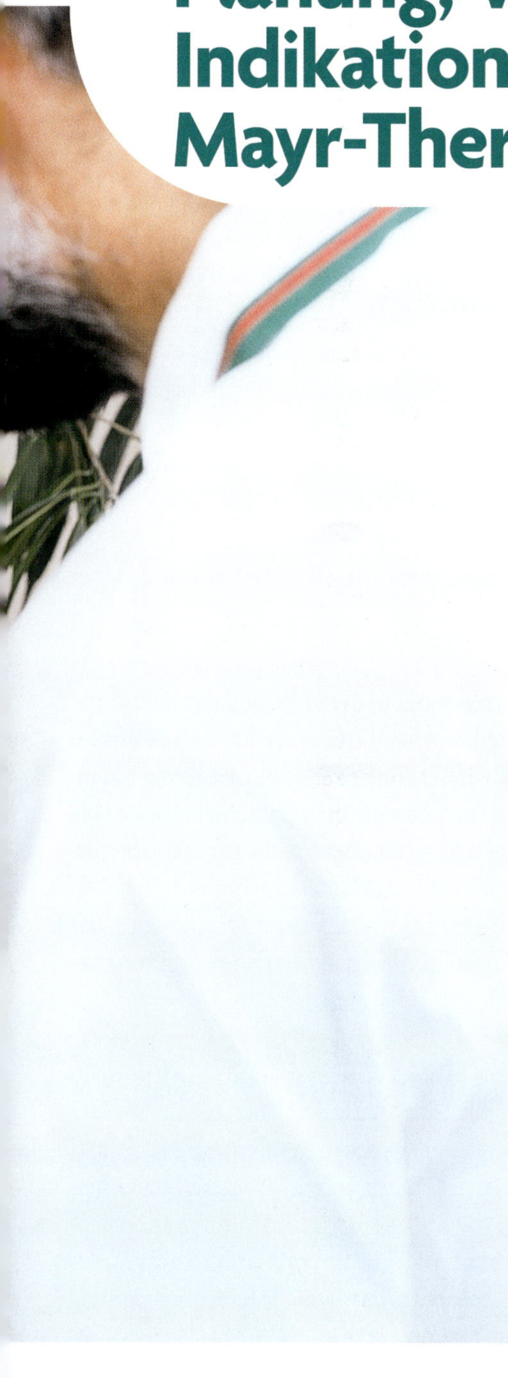

Damit die Mayr-Therapie rundum gelingen kann, müssen bereits bei der Planung einige wichtige Punkte berücksichtigt werden. Das Allerwichtigste ist, dass Sie sich aus freien Stücken dafür entscheiden. Kein Arzt wird Ihnen die Mayr-Therapie verordnen, wie er Ihnen etwa ein Medikament verordnet (obwohl sie intensiver als die meisten Arzneimittel wirkt). Sie kann und wird nur dann erfolgreich verlaufen, wenn Sie sich freiwillig dafür entscheiden. Ist dieser erste Schritt getan, so haben Sie auch bereits die größte Hürde genommen.

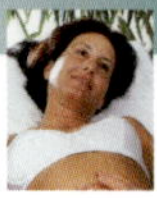

Der Mayr-Arzt: Mehr als ein Therapeut

Eine Mayr-Therapie ist eine sehr intensive medizinische Behandlung. Sie wird auch oft als „Operation ohne Messer" bezeichnet. Aber – Hand aufs Herz: Wer käme denn schon auf die Idee, sich selbst zu operieren?

Auch dies ist also, wie alle gesundheitlichen Belange, ein Fall für den Fachmann: Der Mayr-Arzt wird seine Erfahrung und sein ganzes Wissen für Ihr Wohlergehen in die Waagschale werfen. Er wird Ihr ständiger Begleiter während der Mayr-Therapie sein und Ihnen die Hand reichen können, wenn Sie einmal vom „rechten Weg" abzukommen drohen.

INFO

Der Mayr-Arzt hat sich durch eine zusätzliche Ausbildung eine Qualifikation in Diagnostik und Therapie nach Mayr erworben. Er wird so zu Ihrem Bergführer auf Ihrem Weg zur Gesundheit.

Wissen und Erfahrung

Zu Beginn steht eine Untersuchung, in deren Verlauf der Arzt Ihren Gesundheitszustand feststellen wird. Entsprechend der erhobenen Diagnostik nach F.X. Mayr wird er Ihnen daraufhin die beste und individuell auf Sie zugeschnittene Therapieform empfehlen. Dies ist besonders wichtig, nachdem die Mayr-Therapie nicht zu einer Überforderung führen darf, aber auch ein Unterfordern nicht den möglichen gesundheitlichen Effekt bringt. Im Verlauf der Therapie wird der Mayr-Arzt korrigierend eingreifen, sofern auftretende Entgiftungsreaktionen dies erfordern.

Doch der Mayr-Arzt weiß auch sehr gut um die Stolpersteine, die den Erfolg der Mayr-Therapie behindern können – hat er sich doch im Rahmen seiner Ausbildung in Diagnostik und Therapie nach Mayr nicht nur ein theoretisches Wissen erworben, sondern auch die Mayr-Therapie mehrmals am eigenen Leibe erfahren. Er vermag abzuschätzen, was er dem Einzelnen (noch) zumuten kann und wo er helfend intervenieren muss. Darüber hinaus ist er vom Grundkonzept der Mayr-Therapie her dazu angehalten, die manuelle Bauchbehandlung so oft wie möglich durchzuführen.

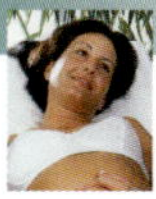

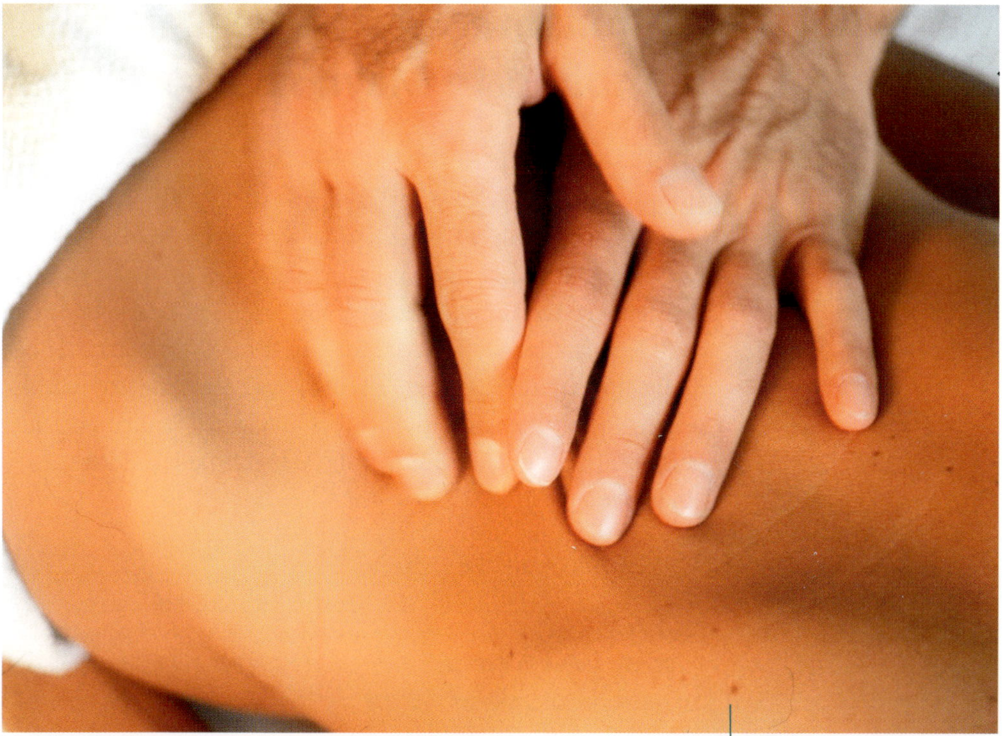

Die manuelle Bauchbehandlung wird vom Mayr-Arzt durchgeführt.

Lieber in professionellen Händen als selbst Hand anlegen

Die Mayr-Therapie wirkt intensiver und umfassender auf die Genesung, als es jede Arznei vermag. Aber auch hier führt nur der richtige Einsatz zum Erfolg. Mancher glaubt, eine Mayr-Therapie selbst durchführen zu können – schließlich hat man ja auch schon öfter einen Tag lang nichts gegessen. Leider wird auch immer wieder in diversen Publikationen oder den Medien verbreitet, dass man die Mayr-Therapie problemlos auf eigene Faust absolvieren könne.

Doch das ist ein gefährlicher Trugschluss: Die Selbstbehandlung birgt mehr Risiken als allgemein angenommen wird. Viele Fehler stecken hier gerade im Detail und können letztlich zur Überforderung einzelner Körperfunktionen führen. Sind davon jedoch Entgiftung und Ausscheidung betroffen, so kann es nicht nur unangenehm, sondern auch gefährlich werden.

TIPP

Von einer Selbstbehandlung sollte man tunlichst die Finger lassen. Das Verkennen etwaiger Nebenerscheinungen oder eine falsche Reaktion darauf kann durchaus gesundheitliche Schäden hervorrufen. Und dann führt die Mayr-Therapie nicht, wie erwartet, zu einer gesundheitlichen Verbesserung.

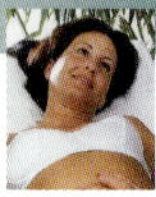

Ambulante, stationäre und kombinierte Mayr-Therapie

Grundsätzlich kann eine Mayr-Therapie in stationären Einrichtungen oder ambulant erfolgen. Beides hat Vor- und Nachteile: In stationären Einrichtungen ist eine intensive Therapieform möglich. Das Umfeld eines stationären Gesundheitszentrums ermöglicht darüber hinaus mehr Entspannung, Erholung sowie eine Reihe von unterstützenden Maßnahmen. Der Patient hat Zeit, sich voll und ganz mit sich und seiner Gesundheit zu beschäftigen. Beruf, Alltag und Familie sind allerdings Gründe, die dafür sprechen, die Mayr-Therapie zeitlich stark zu limitieren.

Patientenbericht

Vorbereitung auf die Therapie

Frau Schönfeld kannte die Mayr-Therapie bereits, daher wählte sie in Absprache mit ihrem Arzt eine kombinierte Mayr-Therapie. Der Beginn wurde in der häuslichen Umgebung mit der Milden Ableitungsdiät durchgeführt (siehe Seite 109 ff.).

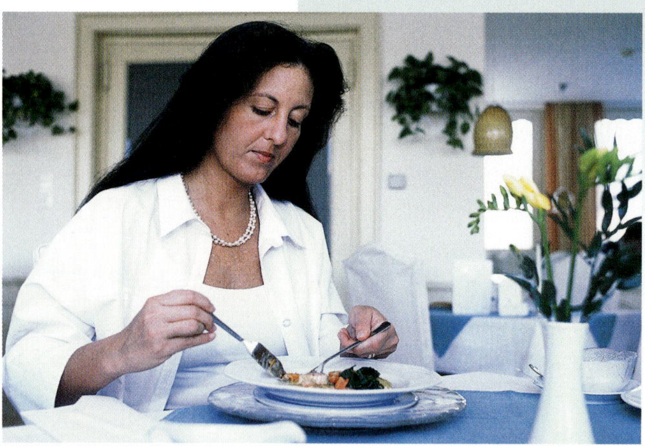

Neben Bittersalz nahm sie bereits Basenpulver ein, sodass sie schonend in die Therapie hinübergleiten konnte. Angesichts der vielfältigen Anforderungen, die an die vierfache Mutter gestellt werden, war es wichtig, genügend Energie für die Familie zu haben. Durch dieses „Hinübergleiten" vermeidet man intensive Entgiftungsreaktionen, die vorwiegend zu Beginn auftreten können.

Die zeitliche Flexibilität ist der größte Vorteil einer ambulanten Mayr-Therapie. Hier kann man die Mayr-Therapie in der gewohnten Umgebung von Zuhause und Arbeitsplatz durchführen und sich dabei Zeit lassen. Andererseits ist es aufgrund der parallelen Belastung durch Haushalt, Familie und Beruf nicht immer möglich, eine ebenso inten-

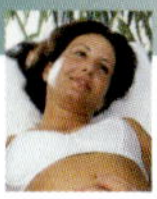

sive Mayr-Therapie wie im stationären Bereich durchzuführen. Hier werden meist mildere Therapieformen wie die Erweiterte Milchdiät oder die Milde Ableitungsdiät gewählt. Auch ist ganz bewusst auf die täglich notwendige Regenerationszeit achten.

Aus zwei mach eins

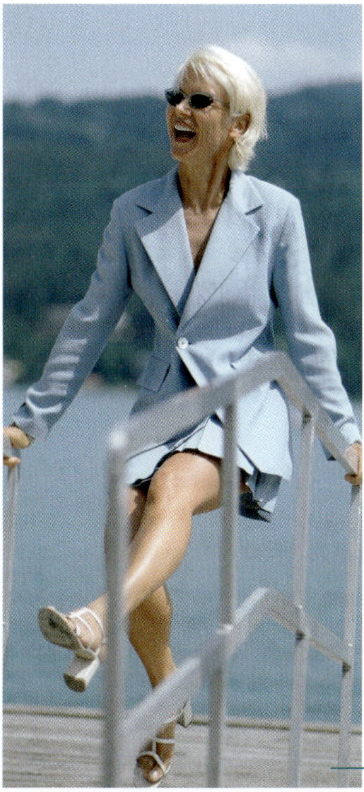

Neuer Schwung durch die kombinierte Mayr-Therapie.

Was läge also näher, als die Vorteile beider Therapieformen zu einer kombinierten Mayr-Therapie zusammenzufassen? Dies ermöglicht eine optimale individuelle Vorgehensweise: So wird es manchmal besser sein, stationär zu beginnen und ambulant fortzusetzen. Dadurch fällt der Einstieg leichter, erste Reaktionen können in Ruhe abgewartet und überstanden werden. Nach dem Umstieg auf eine mildere Therapieform erfolgt die Fortsetzung wieder in der gewohnten häuslichen Umgebung. Aber auch der umgekehrte Weg – zu Hause milde zu beginnen und danach die stationäre Behandlung anzuschließen – mag für viele wichtig sein. Er erleichtert den Beginn und reduziert mögliche anfängliche Reaktionen. Der langsame Übergang von einer intensiven Mayr-Therapie zum Alltag erfolgt dann wieder im ambulanten Bereich.

Gerade diese Zeit ist besonders wichtig, denn die erreichten gesundheitlichen Verbesserungen werden umso länger anhalten, je besser es gelingt, die geänderte Ernährungsweise in den Alltag zu integrieren. Auch dabei ist die Begleitung durch den Mayr-Arzt wichtig. Holen Sie bei der Internationalen Gesellschaft der Mayr-Ärzte Informationen und Auskünfte über entsprechend ausgebildete Ärzte ein (siehe Seite 180 f.).

Vorbereitung und Verlauf

Wenn Sie spüren, dass Sie etwas für sich tun müssen oder wollen, sollten Sie eine Mayr-Therapie beginnen. Der beste Zeitpunkt ist jederzeit – vor allem aber jetzt. Bedenken Sie jedoch bei der Planung, dass diese in Ihren „Gesamtjahresplan" passt. Familie, Beruf, Urlaub – alles will berücksichtigt sein, soll aber auch nicht als Ausrede dafür herhalten müssen, dass Sie keine Zeit haben.

TIPP

Ohne Eigeninitiative ist es nicht sinnvoll, eine Mayr-Therapie zu beginnen und durchzuführen. Wenn der Patient von der Notwendigkeit dieser Maßnahme nicht überzeugt ist, kann sich auch kein Therapieerfolg einstellen.

Denken Sie auch daran, dass Sie immer über genügend Spielraum verfügen, denn die Natur lässt sich nicht annähernd so unter Druck setzen wie wir. Erholung, Regeneration und umfassende Gesundung brauchen ihre Zeit, die sie sich auch nehmen: Je ausgeprägter die Beschwerden, umso länger wird es dauern, sie auszuräumen.

Die Dauer

Durch eine individuelle Mayr-Therapie lassen sich gravierende gesundheitliche Störungen behandeln, man muss dafür jedoch mindestens drei bis vier Wochen veranschlagen. Kürzere Behandlungszeiträume sind zwar möglich, werden aber nie denselben Effekt auf die Gesundung haben. Ebenso entscheidend ist auch, im Anschluss an eine intensivere Mayr-Therapie genügend Zeit für den Übergang in den Alltag einzuplanen. Dies ist die entscheidendste Phase für den Langzeiterfolg einer Mayr-Therapie: Gelingt es jetzt, die neu gewonnenen Gewohnheiten in den Alltag zu integrieren, oder fällt man sofort in den alten Schlendrian zurück?

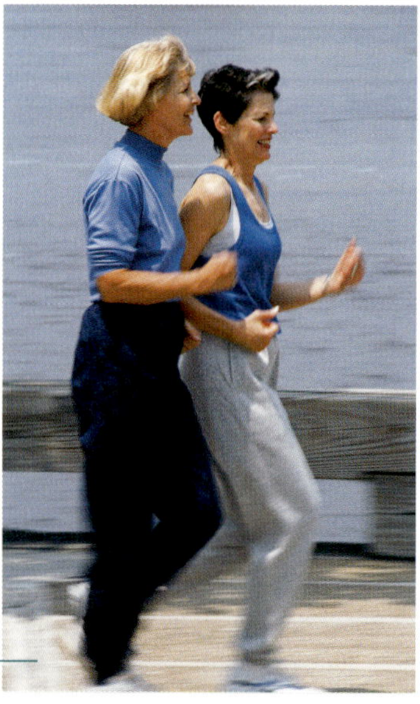

Auch beim Mayrn gilt: Ständiges Training ist wichtig.

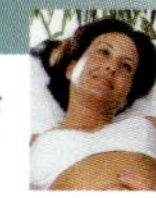

Mayr-Therapie bedeutet auch, lieb gewonnene alte Gewohnheiten durch neue zu ersetzen. Bis sich diese jedoch im vegetativen Nervensystem verankert haben, geht einige Zeit ins Land: Erst ab der dritten Woche ständigen Trainings – so die Erfahrungswerte – werden die Prinzipien der erlernten Esskultur zum Automatismus. Das bleibt aber nur so, wenn auch weiterhin auf gutes Kauen und Einspeicheln Wert gelegt wird.

INFO

Die Frühjahrskur ist das schönste Weihnachtsgeschenk – so kommentierte Mayr die notwendige Regenerationszeit seiner Patienten. Viele blieben auch über Monate in der Kur – heute hat niemand mehr solange Zeit.

Regelmäßige Wiederholung

Mit Hilfe der Mayr-Therapie kann der erreichte Gesundheitszustand gehalten beziehungsweise noch optimiert werden. Dazu ist es jedoch notwendig, sie nicht als einmalige Behandlung zu betrachten. Vorbeugen ist schließlich besser als Heilen: Indem der Körper regelmäßig entgiftet und von Stoffwechselmüll, vor allem von Darmgiften, gereinigt wird, erfolgt eine aktive Gesundheitsvorsorge. Daher empfiehlt es sich, einmal jährlich eine Mayr-Therapie als Maßnahme der inneren Hygiene einzuplanen – ebenso selbstverständlich wie Maßnahmen der äußeren Hygiene.

Manchmal zeigt bereits die Erstuntersuchung, dass nur durch eine Langzeitstrategie die vorliegenden, meist chronischen Erkrankungen behandelbar sind. Der Mayr-Arzt wird in diesem Fall einen Vier- oder Fünfjahresplan entwickeln, der Phasen einer intensiven Mayr-Therapie sowie entsprechende Maßnahmen für den Alltag umfasst. Bedenkt man, dass chronische Erkrankungen nicht über Nacht kommen, so wird klar, dass auch ihre Behandlung besonders viel Zeit in Anspruch nimmt. Dabei ist wichtig, dass eine langsame, aber kontinuierliche Verbesserung der Gesundheit eintritt. Indem die alten Kardinalfehler der Ernährung ausgeräumt werden, lässt sich der Gesundheitszustand in der Zwischenzeit halten oder sogar noch weiter verbessern.

INFO

Ernährungsbedingte Erkrankungen und Risikofaktoren entwickeln sich nicht über Nacht. Daher ist auch nicht zu erwarten, dass sie augenblicklich verschwinden, wenn einige Tage gefastet wird. Langfristiges Denken ist hier ebenso wichtig wie das tägliche Bemühen um Gesunderhaltung.

Die Durchführung

Die Durchführung einer Mayr-Therapie erfolgt nach individuellen Gesichtspunkten, je nach Konstitution und augenblicklicher gesund-

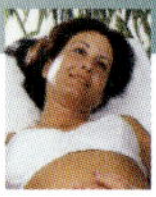

heitlicher Verfassung des Patienten. Oft wird der Mayr-Arzt einen schonenden Beginn, beispielsweise mit der Milden Ableitungsdiät, empfehlen, um erst nach einigen Tagen die Mayr-Therapie zu intensivieren. In der Regel hängt die Vorgehensweise von vielen Faktoren ab. Wesentlich sind jedoch immer die Beurteilung des Gesundheitszustandes und der Regenerationskraft sowie Ort, Zeitpunkt und Dauer der Mayr-Therapie.

INFO

Ärztliches Handeln orientiert sich an der natürlichen Kraft des Organismus, sich gesund zu erhalten. Sie wird Selbstheilung genannt. Unter Heilung ist also nicht das Herstellen, sondern das Wiederherstellen des individuellen Gesundheitszustandes zu verstehen.

• Die Rückvergiftung

Im Zuge der Mayr-Therapie wird es immer wieder zu krisenhaften Reaktionen infolge der Entgiftungsmaßnahmen des gesamten Organismus kommen. Die Fülle der anfallenden Giftstoffe kann die Ausscheidungsorgane anfänglich überfordern: Im Zuge der so genannten Rückvergiftung werden dann Giftstoffe nicht ausgeschieden, sondern erneut aus dem Darm in den Organismus aufgenommen. Sie führen beispielsweise zu Unwohlsein, Müdigkeit, Abgeschlagenheit, allgemeinem Krankheitsgefühl, Kopfschmerzen, Übelkeit, Druckgefühl im Bauch oder Stimmungsschwankungen. Jeder reagiert entsprechend seinen Schwachstellen.

Patientenbericht

Rückvergiftung von Frau Schönfeld

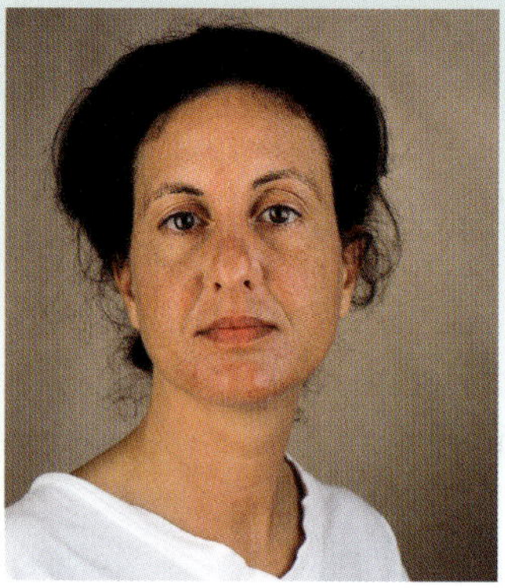

Dank des schonenden Beginns hat Frau Schönfeld nahezu keine krisenhaften Anfangsreaktionen. Lediglich einmal trat geringfügiger Kopfschmerz auf, der durch vermehrtes Trinken sowie Einnahme von Basenpulver rasch zum Abklingen gebracht werden konnte.

Meist treten diese krisenhaften Reaktionen urplötzlich auf, sind aber in Wirklichkeit Zeichen einer älteren Stoffwechselbelastung. Je nach Ausscheidungsvermögen des Einzelnen klingen sie über kurz (Minu-

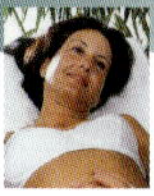

ten bis Stunden) oder lang (einige Tage) ab. Oft treten sie gerade am Anfang einer Mayr-Therapie auf, wenn die Entgiftung noch nicht optimal funktioniert. Daher muss die Ausscheidung nun mit Hilfe von Basenpulver und der manuellen Bauchbehandlung unterstützt werden; aber auch Bewegung und Bäder helfen. Je konsequenter der Körper in die Lage versetzt wird zu entgiften, desto rascher klingen die Symptome ab.

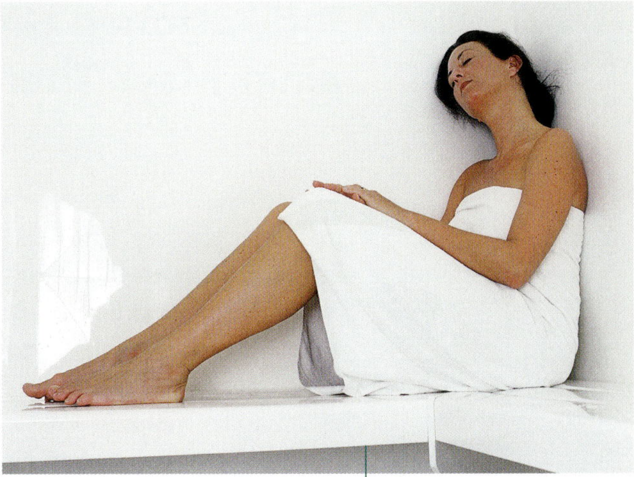

Entspannung zur Regeneration

• Der Körper heilt sich selbst

Die Natur hat das Bestreben nach Gesunderhaltung. Hierzu gibt es auch ein enormes Potenzial in uns Menschen, wenn auch unser Verhalten dies öfters behindert als fördert, etwa durch eine ungesunde Ernährung und stressreiche Lebensweise. Durch die Mayr-Therapie werden aber gerade diese Selbstheilungskräfte mobilisiert, denn nun hat der Organismus Kraft, Zeit und Gelegenheit, alte Krankheiten auszukurieren. Solche Heilreaktionen chronischer Belastungen werden paradoxerweise dadurch geheilt, dass sie kurzfristig akut werden und sich durch Beschwerden äußern: Der alte Schnupfen wird für einige Tage akut, eine Gelenkentzündung macht sich wieder bemerkbar oder die Galle staut sich wie nach dem letzten fetten Essen.

Nun muss der Mayr-Arzt erkennen, ob diese Heilreaktionen tatsächlich zu einer Gesundung führen oder aber auf eine momentane Überforderung der Ausscheidung hinweisen. Wenn nach Mayr objektive Kriterien einer Gesundung vorliegen, wird der Heilvorgang durch Trinken, Basenpulver, die manuelle Bauchbehandlung oder Gabe von Vitaminen, Spurenelementen und Mineralstoffen unterstützt. Stellt man jedoch eine Überforderung fest, so muss die Mayr-Therapie abgewandelt werden.

INFO

Letztlich erzielt die richtig durchgeführte Mayr-Therapie immer eine gesundheitliche Verbesserung. Dies zeigt sich auch in einer Normalisierung der Laborwerte; in Ultraschall oder Röntgen nachweisbare Organveränderungen bilden sich ebenfalls (weitgehend) zurück.

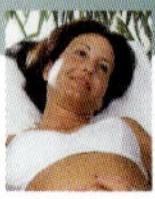

Indikationen zur Durchführung einer Mayr-Therapie

INFO

Würden die öffentlichen Körperschaften die Chancen dieser langfristigen Neuorientierung und der damit einhergehenden Prävention erkennen, so könnte viel Geld gespart und persönliches Leid vermieden werden. Vorbeugen ist schließlich immer besser als Heilen.

Wer meint, die Mayr-Therapie sei nur für Patienten mit Verdauungsstörungen geeignet, liegt falsch: Durch eine Mayr-Therapie können nämlich auch Beschwerden und Krankheiten behandelt werden, die bei oberflächlicher Betrachtung nichts mit dem Verdauungsapparat zu tun haben. Hierzu zählen Beschwerden des Bewegungsapparates, hormonelle Störungen oder allergische Erkrankungen. Durch die Diagnostik nach Mayr lassen sich die Motivationen für eine Mayr-Therapie in zwei Gruppen einteilen: zum einen die Vorsorge und Gesunderhaltung und zum anderen die Behandlung manifester Erkrankungen.

Gut zu wissen

Die wichtigsten Indikationen für die Mayr-Therapie

- Störungen der Verdauungsfunktion: Verstopfung, Durchfall, Blähungen, Sodbrennen, Gastritis, Magengeschwüre, Dysbiosen (Pilzbelastungen, Parasitenbefall)
- Erkrankungen von Leber, Galle, Magen, Zwölffingerdarm
- Stoffwechselstörungen wie Diabetes, Gicht, Fettstoffwechselstörungen, erhöhtes Cholesterin, metabolisches Syndrom
- Erkrankungen des Bewegungsapparates, insbesondere Wirbelsäulenerkrankungen, Bandscheibenschäden, muskuläre Verspannungen, chronische Kreuzschmerzen
- Entzündliche Erkrankungen mit Übersäuerung wie rheumatische Erkrankungen, Weichteilrheumatismus, Fibromyalgie-Syndrom, Cellulite, Migräne
- Übergewicht und alle damit einhergehenden Risikofaktoren
- Erkrankungen des Herz-Kreislauf-Systems wie Herzbeschwerden, Arteriosklerose, Durchblutungsstörungen, Bluthochdruck
- Psychosomatische und vegetative Störungen: Stimmungsschwankungen, Müdigkeit, Mattigkeit, Leistungsabfall
- Erkrankungen des Immunsystems: Allergien, Lebensmittelintoleranzen, Infektanfälligkeit, Asthma, Neurodermitis, allergische Hauterkrankungen
- Hormonelle Störungen: Periodenstörungen, Menopausenbeschwerden, Unfruchtbarkeit, Burn-out
- Vorzeitiges Altern
- Behandlung verschiedener Abhängigkeiten

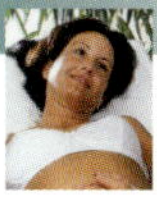

Gesundheitsvorsorge

Unsere Autos bedürfen regelmäßiger Wartung – das ist für jedermann selbstverständlich. Dass dasselbe aber auch für uns selbst gilt, ist in den Köpfen nicht verankert. Die Bedeutung eines gesunden Verdauungsapparates für unser Wohlbefinden wurde bereits dargestellt. Um Gesundheit und Leistungsfähigkeit zu erhalten, ist also die regelmäßige Mayr-Therapie der erste Schritt.

Oft machen sich die Belastungen des Alltags in einem fast unmerklichen Nachlassen der Leistungsfähigkeit bemerkbar. Dies geht in einer Art und Weise vonstatten, die der Einzelne kaum bemerkt – erst durch die Mayr-Therapie erkennt er wieder, wie es sein könnte. Die Diagnostik nach Mayr zeigt die Veränderungen des „noch Gesunden" auf und ermöglicht ein individuelles therapeutisches Vorgehen. Die Mayr-Therapie wird so auch zum Beginn einer Neuorientierung der Ernährungs- und Lebensweise.

TIPP

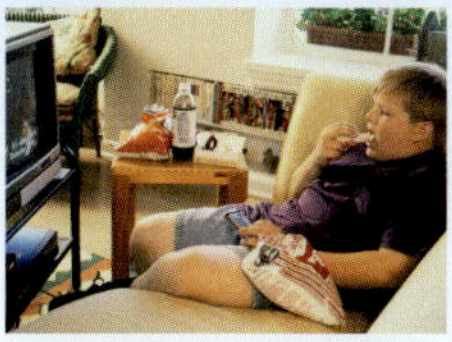

Zivilisationskost führt unweigerlich zu Zivilisationserkrankungen. Daher lautet das Gebot der Stunde: Finger weg von nährstoffarmen oder manipulierten Lebensmitteln und zurück zu biologisch wertvoller Nahrung.

Behandlung manifester Erkrankungen

Unsere Ernährungsweise hat maßgeblichen Anteil an der Entwicklung der heutigen Risikofaktoren verschiedenster Erkrankungen. Selbst die klassische Schulmedizin erkennt dies an – jedoch ist die Mayr-Therapie in vielen Bereichen effektiver und gründlicher in der Behandlung.

Patientenbericht

Beginnendes Unwohlsein

Auch Frau Schönfeld hat eigentlich noch keine Beschwerden. Die üblichen Laborwerte sind ohne Auffälligkeiten, auch Ultraschall und Röntgenbild zeigen keine Veränderungen. Und trotzdem spürt sie, dass sich etwas eingeschlichen hat, das ihr Kraft und Energie raubt. Ihre Befindlichkeit hat sich geändert. Mal zwickt es da, mal dort. Hinzu kommt eine gewisse Erschöpfung und Lustlosigkeit. Alles nichts Gravierendes – aber sie spürt es. Befund und Befindlichkeit zeigen also auch hier wieder deutliche Unterschiede. Ihre Entscheidung für die Mayr-Therapie kommt zur rechten Zeit.

Um diese Vielfalt von zum Teil extrem unterschiedlichen Erkrankungen behandeln zu können, bedarf es einer individuellen Strategie. Nur durch die Diagnostik nach Mayr und die fachkundige Führung eines Mayr-Arztes sind umfassende gesundheitliche Verbesserungen möglich.

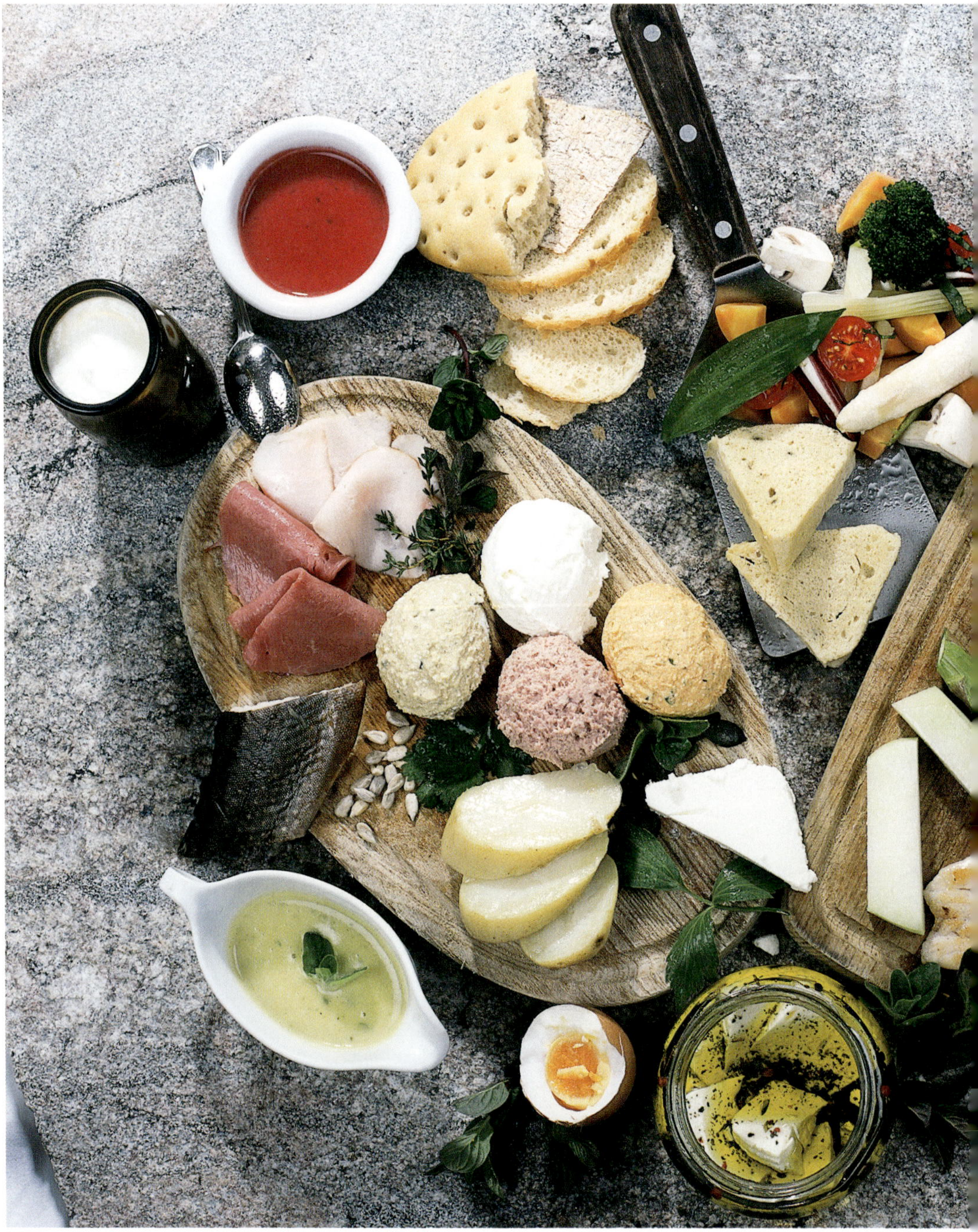

Die moderne Mayr-Therapie

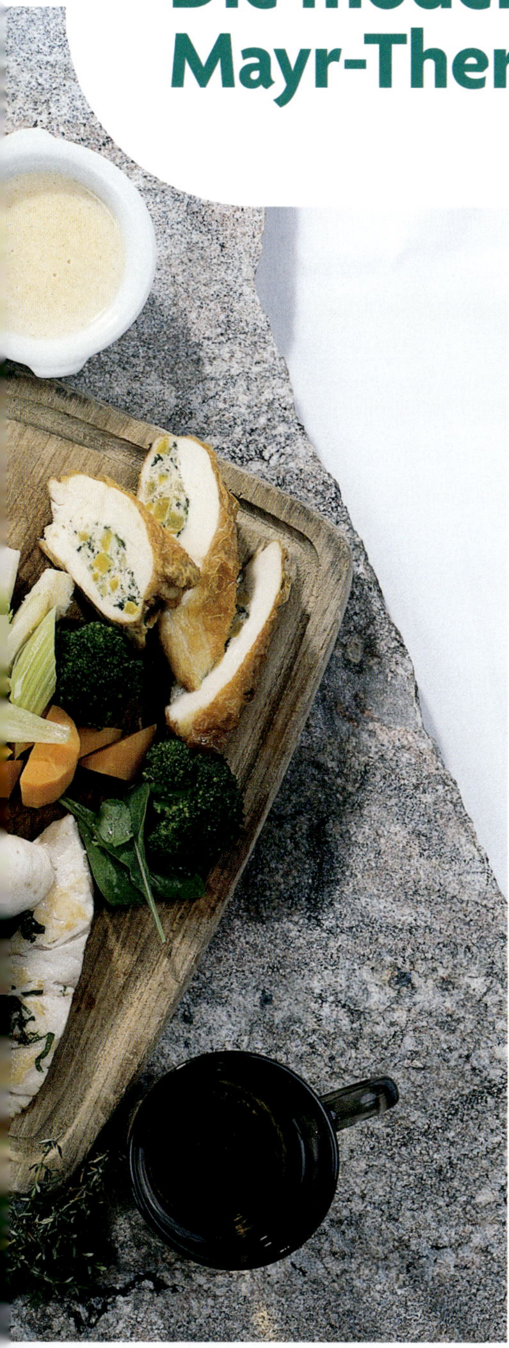

Mayrs großes Verdienst ist es, durch seine Forschungsarbeit dem Fasten als medizinischer Therapie einen neuen Stellenwert innerhalb der Medizin zugewiesen zu haben. Die Therapie wird individuell entsprechend der zuvor erhobenen Diagnostik durchgeführt. Aufbauend auf den bewährten Prinzipien erfolgte im Laufe der letzten Jahre – durch Berücksichtigung neuester Erkenntnisse – eine Erweiterung, Ergänzung und Anpassung. Heute ist die Therapie nach Mayr eine moderne und zeitgemäße Anwendung naturgemäßer Heilprinzipien. Sie vereint die aktive Gesundheitsvorsorge und die Behandlung moderner Zivilisationserkrankungen.

Die vier großen „S“: Schonung – Säuberung – Schulung – Substitution

F.X. Mayr stellte sein ganzes Leben in den Dienst der Forschung und des Strebens nach einem eigenen Therapiekonzept. Dabei stand ihm ein Ziel klar und deutlich vor Augen: die Regeneration und Gesundung des gesamten Organismus. So fügte sich langsam Stein an Stein, und von den tragfähigen Grundmauern bis hinauf zum alles überspannenden Überbau nahm allmählich sein Gedankengebäude Gestalt und Form an.

Mayrs primäres Interesse war es, Kriterien für einen gesunden Darm zu finden. Hierzu bediente er sich eines uralten Therapieprinzips, des Fastens, das in fast allen Kulturen praktiziert wird und wurde. Rasch erkannte er die gesundheitlichen Verbesserungen, die damit einhergingen, aber auch die Notwendigkeit einer individuell auf den Patienten zugeschnittenen Behandlung: Entsprechend der erhobenen Diagnostik musste es auch unterschiedliche Intensitäten der Therapie geben. Außerdem und vor allem stellte er fest, dass den Menschen die Esskultur wieder nahe gebracht werden musste.

Fasten

Die reduzierte oder gänzlich eingestellte Nahrungsaufnahme diente von jeher in rituellem Zusammenhang beispielsweise zur Vorbereitung auf Initiationen. Um sich der kultischen Handlung würdig zu erweisen, mussten die Initianden Körper, Geist und Seele mittels Fasten reinigen.

Die Ernährungslehre des „Milch-Semmel-Doktors“

„Nicht das Fasten wollen wir lernen, sondern das richtige Essen“, betonte Mayr immer wieder. So kam er auf die Idee, in der Diät Milch und Semmeln einzusetzen. Diese Therapieform machte ihn schließlich als „Milch-Semmel-Doktor“ bekannt, obwohl sie nur eine mögliche Form seiner Diätetik darstellt – denn Mayr ging es vielmehr um die Grundsätze seiner Therapie, nicht so sehr um die einzelne Ausprägung, die sie annehmen konnte.

Die Grundpfeiler, auf denen sein Gedankengebäude ruht, sind die drei großen „S“: Schonung, Säuberung und Schulung (das vierte „S“, die Substitution als Heilprinzip, wurde erst später notwendig (siehe S. 96). Diese therapeutischen Prinzipen – auf den einzelnen Patienten zugeschnitten – gilt es, gleichzeitig und über einen ausreichend langen Zeitraum anzuwenden. Nur so, erkannte Mayr schnell, ließ sich eine grundlegende und dauerhafte Gesundung herbeiführen.

Gesundheit

Gesundheit ist nicht das Fehlen von Krankheit. Vielmehr stellt Gesundheit eine eigenständige, in uns existierende Kraft dar. Diese gilt es zu fördern: Jeder sollte sich täglich darum bemühen – für seine eigene Gesundheit.

• Moderne Weiterentwicklung eines bewährten Konzepts

Mayr war ein Vordenker seiner Zeit, und so sind seine Prinzipien auch als innovative Grundsätze zu betrachten, die jedoch stets individuell angepasst und angewandt werden müssen. Die verordnete Therapie stützt sich in jedem Fall auf die vorher erhobene Diagnostik nach

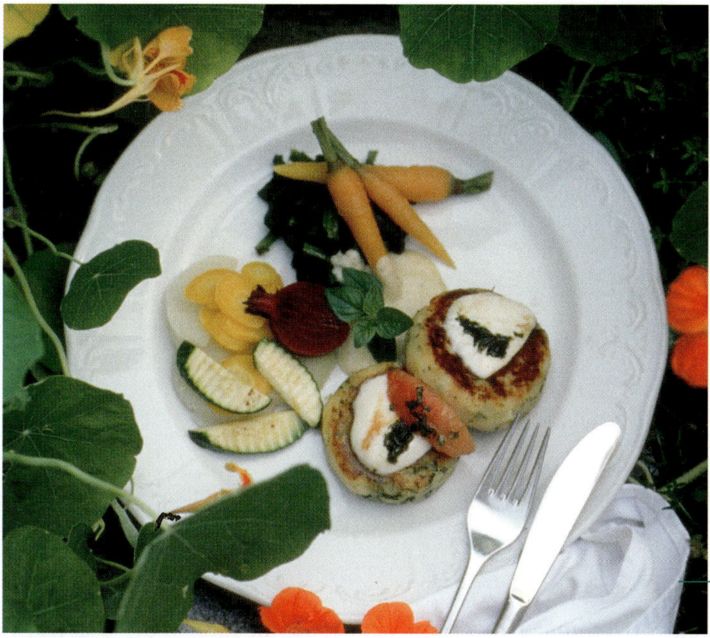

Alle Formen der Milden Ableitungsdiät sind Therapie im Sinne Mayrs.

Mayr. In den letzten Jahrzehnten wurden viele neue medizinische Erkenntnisse in das Mayr-Konzept integriert: etwa in Form der Milden Ableitungsdiät nach Rauch/Mayr (siehe Seite 109 f.), der Candida-Diät nach Stossier/Mayr (siehe Seite 111 f.) oder der Allergiebehandlung (siehe Seite 113). Immer hat es sich gezeigt, dass die notwendige medizinische Behandlung durch die therapeutischen Prinzipien nach Mayr wesentlich effektiver wird.

Es wurde darüber hinaus nötig, den bereits existierenden therapeutischen Prinzipien ein viertes hinzuzufügen: die Substitution. Bedingt durch die modernen Lebens- und Ernährungsgewohnheiten sind viele Menschen mangelversorgt – ihnen fehlen Vitamine, Spurenelemente und Mineralstoffe. Sie in Form von Zusatzpräparaten zu ergänzen ist heute vielfach eine absolute Notwendigkeit – was zu Mayrs Zeiten noch nicht der Fall war.

Substitution

Der Wert der Lebensmittel als wichtige Lieferanten von Vitalstoffen, ihre Belastung und ihr Verbrauch hat sich geändert. Die moderne Mayr-Medizin trägt dem Rechnung, indem sie fehlende Vitalstoffe individuell ergänzt. Spezielle Laboruntersuchungen oder die Applied Kinesiology helfen dem Mayr-Arzt, Defizite zu erkennen und auszugleichen.

Die Mayr-Therapie ist also etwas sehr Lebendiges und lässt Raum für die Integration neuer Erkenntnisse. Diese Weiterentwicklung erfolgt ständig, allerdings unter Berücksichtigung, dass nur jene Ergänzungen vorgenommen werden, die im Sinne Mayrs die Regeneration und Selbstheilungskräfte unterstützen. Gleichzeitig bestätigt die moderne Forschung heute schon viele Erfahrungen der Mayr-Therapie auf wissenschaftlicher Basis. Vor allem die moderne Hormonforschung hat erkannt, dass Fasten beziehungsweise eine Mayr-Therapie gerade jene Hormone unterstützt, die für ein gesundes Älterwerden notwendig sind.

Fasten heißt nicht Hungern

Wer fastet, der hungert nicht – das gilt für alle Formen der Mayr-Therapie. Neulinge können beruhigt sein: Lediglich am Anfang spürt man noch Lust zu essen, und zwar meist zu dem Zeitpunkt, der dem bisherigen Rhythmus entspricht. Das legt sich jedoch rasch und ist durch Trinken nahezu sofort zu beheben. Auch die Einnahme von Basenpulver ist in solchen Situationen hilfreich.

Es konnte auch gezeigt werden, dass die hormonelle Umstellung beim Fasten sich von der beim Hungern grundlegend unterscheidet. Hungern führt nämlich zu Stressreaktionen, mit denen dem Stoffwechsel signalisiert wird, dass eigentlich ein Essbedürfnis besteht, aber nicht befriedigt wird. Solche Situationen treten etwa bei Katastrophen, in Notzeiten oder bei Hungerstreiks auf.

Daher kann man niemandem eine Mayr-Therapie ex cathedra verordnen: Erste Bedingung für den Erfolg ist der freie Wille und Entschluss. So scheitern umgekehrt viele ärztlich verordnete Kuren, bei denen der Patient keine Krankheitseinsicht zeigt und nicht gewillt ist,

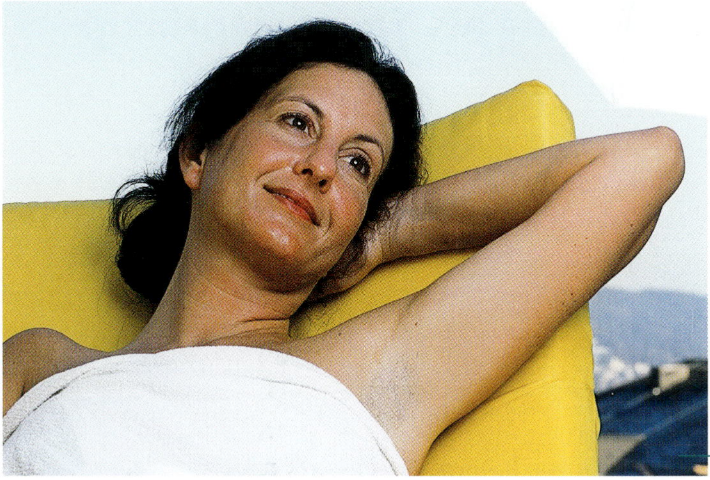

Die Mayr-Therapie ist eine Rastkur.

sein Essverhalten zu verändern. Es ist also wichtig, sich dafür zu entscheiden, denn wer hungert fastet nicht.

• Keine Dauerkost für den Alltag

Eine Mayr-Therapie ist keine Rosskur, sondern eine Rastkur – geht es doch nicht darum, in kürzester Zeit möglichst viel Gewicht zu verlieren, sondern gesünder zu werden. Man darf also ruhig auch einmal müde sein und sich bewusst erholen: Der Stoffwechsel kann umso effektiver entgiften, je weniger er anderweitig beschäftigt ist. Sich ruhigen Gewissens im Liegestuhl zu entspannen ist auch Teil der Therapie und kann so richtig genossen werden.

Die Mayr-Therapie erfolgt ausschließlich unter Aufsicht eines Mayr-Arztes. Er wählt die Form der Behandlung gemeinsam mit dem Patienten aus und gewährleistet – dank ständiger Überwachung – eine individuelle Vorgehensweise während des gesamten Therapiezeitraums. Die Auswahl der Diätform entspricht dabei den medizinischen Kriterien und nicht so sehr den Kriterien einer gesunden Ernährung: Denn keine Form der Mayr-Therapie eignet sich als Dauerkost für den Alltag. Man nimmt ja auch nicht täglich Antibiotika ein, nur weil sie über kurze Zeit und stoßweise zur Bekämpfung einer akuten Störung notwendig sind. Erst aus den Grundsätzen der modernen Mayr-Therapie ergeben sich also Empfehlungen für die gesunde Ernährung im Alltag.

Keine Alltagstauglichkeit

Die Mayr-Therapie fußt auf den Prinzipien der Schonung, Säuberung, Schulung und Substitution. Ständige Schonung im Alltag führt zu Überschonung und Unterforderung. Dies ist genauso ungesund wie die häufige Überforderung. Ziel ist es, im Alltag das rechte Maß zu finden. Die Mayr-Therapie hilft dabei.

Schonung als Therapieprinzip

Die Schonung ist unbestritten das wichtigste und zugleich umfassendste Prinzip der Mayr-Therapie. Man mag zunächst vor allem eine eingeschränkte Nahrungszufuhr damit assoziieren, doch Schonung bedeutet viel mehr als das: Sie betrifft nicht nur den Verdauungsapparat, sondern den gesamten Organismus, schließt also auch Geist und Psyche mit ein. Erst diese umfassende Betrachtung von Körper, Geist und Seele als Einheit ermöglicht die Regeneration.

Einen Gang herunterschalten

Viele Menschen lassen sich heute vom Stress des Alltags anstecken und rasen ungebremst durch ihr Leben. Um nicht selbst überfahren zu werden, lassen sie alle Systeme auf Hochtouren laufen, sodass sich der Drehzahlmesser permanent im roten Bereich bewegt. „Nur" weniger zu essen ist jedoch nicht alles: Wenn der Fuß vom Gaspedal genommen wird, bedeutet das zwar vorrangig weniger Benzinverbrauch, aber dafür geht es auch insgesamt langsamer vorwärts. Und das ist gut so! Es schafft die Möglichkeit, in sich selbst hineinzuschauen und Einkehr zu halten. Auch hier ist der Mayr-Arzt ein zuverlässiger Beifahrer: Er greift ins Steuer, wenn es nötig ist – jedoch nur, sofern es gewünscht wird.

Schonung auch bei Bewegung und Sport.

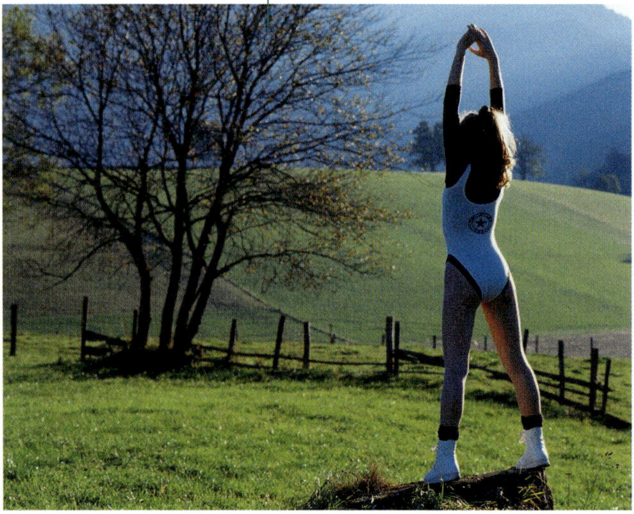

• Sport auf sanfte Art

Eine körperliche Schonung schließt mit ein, dass dem Körper während der Mayr-Therapie keine sportlichen Höchstleistungen abverlangt werden. Dagegen ist eine milde Bewegungstherapie gut und durchaus wichtig, denn viele Menschen sind körperlich einfach zu träge. Damit Spaß und Freude nicht zu kurz kommen, sollten Sie die Sportart wählen, die Ihnen persönlich am meisten zusagt.

Oft empfiehlt es sich, die individuelle Grenze der aeroben Belastbarkeit festzustellen. Das ist jener Zustand, bei dem die Muskulatur gerade noch mit ausreichend Sauerstoff versorgt wird. Hierzu wird unter leichter Belastung, abhängig von der Pulsfrequenz, das Auftreten von Milchsäure als Ergebnis des Muskelstoffwechsels im Blut gemessen. Gleichzeitig ist das auch der Bereich einer optimalen Fettverbrennung – also eine ideale Kombination für die Mayr-Therapie. So lernt der Einzelne bereits während der Mayr-Therapie, wieder das rechte Maß zu finden. Er wird in sich hineinhören und mit der neuen Sensibilität erkennen, was gerade richtig für ihn ist. Auf diese Art durchgeführt unterstützt die Bewegung die Mayr-Therapie in idealer Weise.

Patientenbericht

Angemessene Bewegung

Äußere Bewegung fördert innere Bewegung. Daher ist es sinnvoll, während einer Mayr-Therapie leichte Gymnastik und Bewegungstherapie durchzuführen. Frau Schönfeld absolviert hierzu nach dem morgendlichen Bitterwasser eine einfache und leichte Gymnastik: rasches Gehen, leichtes Laufen und Dehnungsübungen für Rücken, Arme und Beine. 20 bis 30 Minuten sind hierzu völlig ausreichend. Dadurch wird auch der Verdauungsapparat in seiner Tätigkeit angeregt: Die Wirkung auf die Peristaltik des Darmes ist unverkennbar. Meist kommt es unmittelbar nach der Gymnastik zu einer ersten Entleerung des Darmes.

Im Laufe des Vormittags führt Frau Schönfeld gezielte Bewegungstherapien durch. Hierbei wechseln aktive mit entspannenden Übungen ab: Stretching zur Dehnung verkürzter Muskelgruppen, Venengymnastik, um den Blutfluss aus den Beinen zum Herzen zu aktivieren, Energiegymnastik, um den Energiefluss durch den Körper über die Meridiane anzuregen. Damit die Entspannung nicht zu kurz kommt, besucht sie nachmittags abwechselnd Autogenes Training, Jacobson-Entspannung und die Wassergymnastik. Frau Schönfeld merkt, wie diese einfachen Übungen ihr gesamtes Wohlbefinden steigern – ohne sie dabei zu überfordern.

Um die persönlichen Schwachstellen optimal zu verbessern, wird ihr nach vorheriger Muskelfunktionsanalyse eine individuelle Bewegungstherapie empfohlen. Diese einfachen Übungen können ohne großen Aufwand zwischendurch immer wieder eingebaut werden und eignen sich auch für die Durchführung im Alltag.

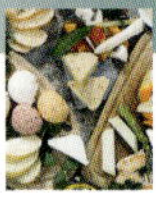

In der Monotonie liegt die Kraft

Im Laufe der Evolution musste sich der Mensch Flexibilität und die Fähigkeit, sich rasch auf neue Situationen einzustellen, aneignen, um überleben zu können – andernfalls wäre er schon längst von dieser Erde verschwunden.

Auch der Stoffwechsel funktioniert nach diesem Prinzip: Über verschiedene, hauptsächlich nervale Mechanismen wird dem Verdauungsapparat signalisiert, welche Lebensmittel zur Verdauung kommen, sodass er prompt und ganz zielgerichtet reagieren kann. Das geht so weit, dass schon Gerüche, das Tischdecken, ja sogar Gedanken ans Essen zur Speichelsekretion führen: Das Wasser läuft uns im Mund zusammen. Der Stoffwechsel verfügt also über empfindliche Sensoren nach außen hin, die ihm möglichst früh mitteilen, was erforderlich ist.

Verdauungssäfte

Unter Speichel versteht man die Verdauungssäfte. Sie enthalten Enzyme, um die Lebensmittel zu verdauen. Die Bauchspeicheldrüse produziert Enzyme, die Eiweiß und Zucker verdauen, und von der Leber wird Gallensaft zur Fettverdauung „beigesteuert".

Doch dieser ständige Informationsaustausch kostet Energie. Um diese wichtige Energie zu sparen, soll nun mittels Monotonie der Stoffwechsel so programmiert werden, dass ihm von vornherein bekannt ist, was auf ihn zukommt. Immer dasselbe zu essen bedeutet nämlich auch zu wissen, wie es verstoffwechselt werden kann. Darauf stellt sich der Körper nach kurzer Zeit ein. Diese Monotonie ist ein wichtiges Element der Schonung und wird der jeweiligen Diätetik angepasst.

Verminderte Nahrungszufuhr

Die reduzierte Nahrungsaufnahme führt dazu, dass der Stoffwechsel auf eine Art „innere Ernährung" umschaltet: Sobald von außen weniger zugeführt wird, greift der Körper auf seine Reserven zurück. Natürlich wird er lebenswichtige Gewebe wie Gehirn oder Herzmuskel nicht abbauen, um Energie zu gewinnen, sondern zuerst die weniger wertvollen Abfallprodukte aus dem Stoffwechsel. Ein Teil davon wird zur Energieproduktion verwendet (etwa durch Fettabbau), ein anderer Teil sofort ausgeschieden. Auch deshalb ist es nötig, individuell vorzugehen. Ansonsten wäre die Gefahr groß, dass ein Teil überstrapaziert würde, während andere Teile unterfordert wären.

Innere Ernährung

Wenn wir weniger oder gar nichts essen, wird der Stoffwechsel aus den bestehenden Reserven bestritten. Dabei werden Schlacken abgebaut. Die innere Ernährung folgt damit auch der naturgegebenen Gesetzmäßigkeit der Gesunderhaltung.

Die einzelnen Diätformen nach Mayr

Es liegt innerhalb der Verantwortung und des Ermessens des Mayr-Arztes, entsprechend der erhobenen Diagnostik eine individuelle Diätform zu empfehlen. Prinzipiell stehen folgende Möglichkeiten zur Verfügung:

- Fasten nach F.X. Mayr
- die Milchdiät nach F.X. Mayr
- die Erweiterte Milchdiät nach F.X. Mayr
- die Milde Ableitungsdiät nach Rauch/P. Mayr
- Sonderformen.

Gut zu wissen

Fasten nach F.X. Mayr

Fasten bedeutet, für einen bestimmten Zeitraum völlig auf feste Nahrung zu verzichten. Dieses Diätprinzip ist so alt wie die Menschheit selbst: Alle Kulturen und Religionen wenden es zur körperlichen, geistigen und seelischen Reinigung an, denn es befreit von Krankheiten und führt zu körperlicher Entwicklung und höherer Spiritualität. Mayr hat also nicht das Fasten erfunden – sein Verdienst ist vielmehr, die Bedeutung des Fastens als medizinische Behandlung erkannt zu haben.

Ausscheidung

Eines der Ziele einer Mayr-Therapie ist es, möglichst viele Stoffwechselgifte auszuscheiden. Etwaige Reaktionen sind auf die momentane Überforderung der Ausscheidungsorgane Darm, Niere, Haut und Lunge zurückzuführen. Durch die Mayr-Therapie wird jedoch die Ausscheidungsfähigkeit insgesamt verbessert.

Fasten ist die intensivste Form der Mayr-Therapie. Daher leitet es oft die Behandlung ein und kann je nach Vitalität des Patienten über einige Tage oder Wochen fortgeführt werden. Längere Fastenperioden bleiben der stationären Mayr-Therapie vorbehalten, wo ausreichend Möglichkeiten zur Ruhe und Schonung gegeben sind. Oft kommt es nämlich zu unangenehmen Entgiftungsreaktionen, bei denen der Fastende ohne Betreung überfordert wäre – was die angestrebte Schonung nicht gerade fördert.

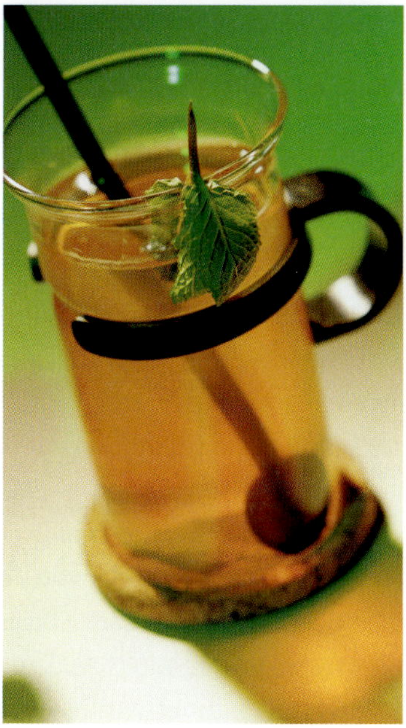

Patientenbericht

Stationärer Therapiebeginn

Nachdem Frau Schönfeld sich bereits zu Hause ambulant auf die stationäre Mayr-Therapie gut vorbereitet hat, beginnt diese mit Teefasten. Für einige Tage löffelt sie morgens Kräutertee mit Honig und etwas Orangensaft, mittags eine Gemüsebrühe und abends wieder den Kräutertee mit Honig und Orangensaft.

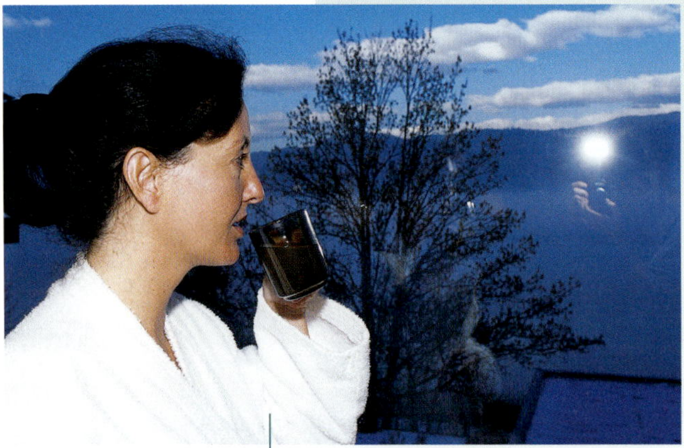

Die Tagesration von drei Litern wird getrunken, nicht gelöffelt.

Bei dieser intensiven diätetischen Therapie ist Ruhe besonders wichtig. Frau Schönfeld hat genügend Zeit zur Erholung, auch tagsüber kann sie sich immer wieder hinlegen. Vor der Gemüsebrühe mittags ruht sie zum Beispiel für 20 bis 30 Minuten mit einem Leberwickel. So erzielt sie nicht nur die nötige Entspannung, sondern auch die optimale Unterstützung des Leberstoffwechsels.

Als Trinkmenge wurden drei Liter empfohlen. Selbstverständlich wird diese Menge getrunken, nicht gelöffelt. Neben den regelmäßigen ärztlichen Bauchbehandlungen erhält sie zusätzlich Massagen und verschiedene Wasseranwendungen (Wechselbäder und Kräuterbäder). Durch den sanften ambulanten Therapiebeginn kommt es zu nahezu keinen Entgiftungskrisen. Lediglich leichte Kopfschmerzen treten an den ersten Tagen auf. Diese klingen durch vermehrtes Trinken sowie die Einnahme von Basenpulver aber rasch wieder ab.

• Gesundheit löffeln

Das Fasten nach Mayr hat zudem andere Schwerpunkte als andere Fastenmethoden (etwa Buchinger oder Saftfasten). So wird unter anderem ein konsequentes „Kautraining“ durchgeführt: Zu den Mahlzeiten reicht man einen kurz gebrühten Kräutertee, dem etwas Honig und einige Tropfen Orangen- oder Zitronensaft beigegeben sind. Dieser Tee wird gelöffelt und eingespeichelt, was integrativer Bestandteil der Schulung ist. Anstelle von Tee kann mittags auch eine Gemüsebrühe gelöffelt werden. Im Übrigen wird viel getrunken – in erster Linie Wasser und Kräutertee, denn Frucht- und Gemüsesäfte sind aufgrund ihrer Gärungsfreudigkeit ungeeignet für die Mayr-Therapie.

Meist klingen die Entgiftungsreaktionen nach wenigen Tagen ab. Man fühlt sich viel leichter, freier und voller Leistungsfähigkeit. Zugleich werden die Selbstheilungskräfte des Körpers intensiv mobilisiert, sodass sie ihre Wirkung wieder voll entfalten können.

Die Milchdiät nach F.X. Mayr

Die Milchdiät entwickelte Mayr erst recht spät während seiner Zeit in Wien. Sie verhalf ihm zwar zum internationalen Durchbruch, löste aber auch sehr viele Missverständnisse aus, die es endlich und endgültig auszuräumen gilt.

Das strenge Fasten nach Mayr wird meist nur stationär in spezialisierten Kliniken durchgeführt und ist nur für einen begrenzten Personenkreis geeignet. Durch die Belastungen der heutigen Zeit bringen nämlich immer weniger Menschen die Voraussetzungen für das strenge Fasten mit. Da es jedoch Mayrs erklärtes Ziel war, möglichst viele Menschen mit seiner Therapie zu erreichen, entwickelte er die Milchdiät. Sie gilt als nicht weniger intensive Therapieform, stellt jedoch im Vergleich zum strengen Fasten eine mildere Diät dar.

INFO

Nicht der Arzt ist die Instanz, die heilt, sondern die Natur. Daher ist es Ziel der Mayr-Therapie, diese natürlichen Selbstheilungskräfte, die in jedem von uns angelegt sind, optimal zu unterstützen.

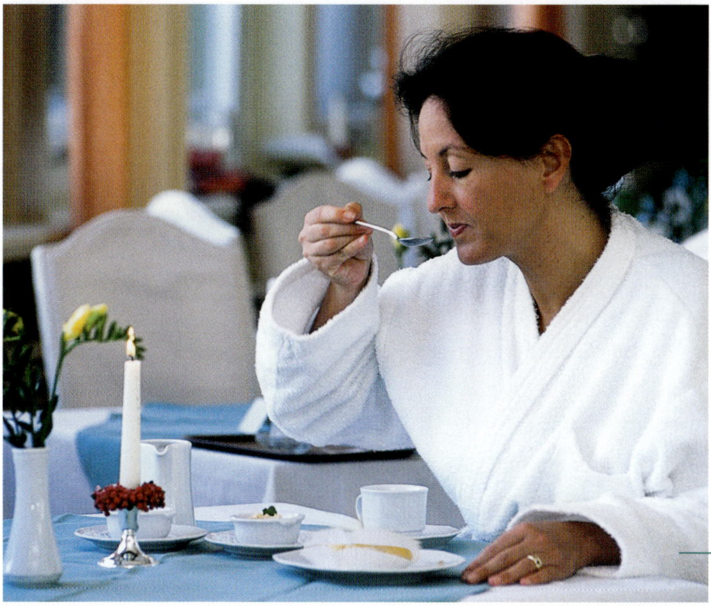

Zur Schulung gehört auch, dass das Joghurt gelöffelt wird.

• Mit Geduld und Spucke

Die Natur war Mayr von Kindesbeinen an die wichtigste Lehrerin gewesen, und so suchte er auch jetzt Rat bei ihr. Wieder beobachtete er, und wieder erkannte er Erstaunliches – diesmal bei Mutter und Kind. Indem das Baby nämlich intensiv an der Mutterbrust saugt, saugt es Speichel aus seinen eigenen Drüsen wie auch Milch aus der Brust an. Beide Flüssigkeiten vermischen sich intensiv, sodass die Milch – das bestmögliche Lebensmittel für das Baby – optimal verdaut werden kann.

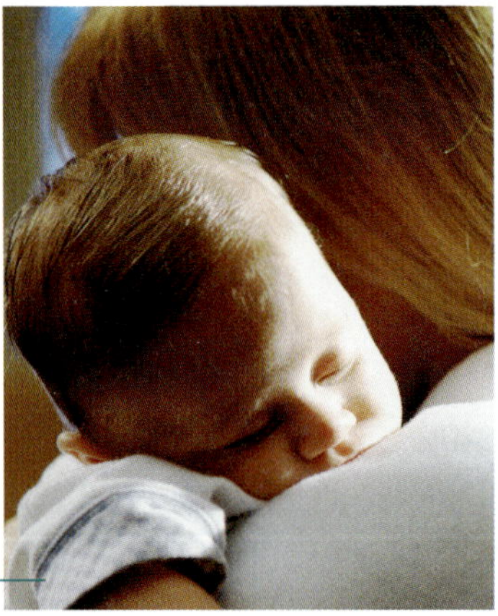

Wenn man optimal verdaut, kann man auch gut schlafen.

Nun ist es zwar nicht möglich, als Erwachsener an die Mutterbrust zurückzukehren (was so mancher bedauern mag). Doch Mayr erkannte das Prinzip, das dahinter stand: Um ein Lebensmittel verdauen zu können, müssen wir genügend Speichel produzieren. Mit dem Gedanken der Schonung im Hinterkopf gibt es nur eine Möglichkeit: Das Lebensmittel muss dem Körper wenig, dafür aber umso Wertvolleres zuführen.

• Bis das Wasser im Munde zusammenläuft

Mayr beschloss, bei der Milch zu bleiben – enthält sie doch schließlich alles, was der Säugling und auch der erwachsene Mensch zum Gedeihen braucht: Eiweiße, Kohlenhydrate, Fette, Mineralstoffe, Spurenelemente und Vitamine. Aber Milch muss eben eingespeichelt werden, und so kam Mayr der Gedanke, zuvor eine alte Semmel kauen zu lassen, um den nötigen Speichel bereitzustellen. Die Semmel als Weißgebäck entspricht in idealer Weise dem Schoncharakter, muss aber gut gekaut werden.

Aus heutiger Sicht ist das Prinzip, das Mayr damit in die medizinische Therapie einführte, ebenso einfach wie genial, denn es ermöglicht intensive Schonung ohne Überforderung. Die Regeneration erfolgt zudem meist rasch, und auch die Esskultur im Alltag wird durch die bewusste Nahrungsaufnahme gefördert.

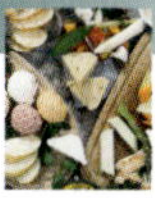

In der Schulung liegt der größte Vorteil der Milchdiät gegenüber dem reinen Fasten: Das Kauen und Einspeicheln fällt dort nämlich weniger intensiv aus oder fehlt ganz. Die Auswahl der Nahrungsmittel muss heute jedoch noch mehr auf den Einzelfall zugeschnitten werden: Man denke nur einmal an die steigenden Unverträglichkeiten oder Allergien auf einzelne Lebensmittel wie Kuhmilch oder Weizen.

- **Der ideale „Kautrainer"**

Es wird wenig überraschen, dass die Qualität der Semmel keineswegs dem Zufall überlassen werden darf: Damit steht und fällt schließlich der Kurerfolg. So besteht die ideale „Diätsemmel" aus Auszugsmehl, denn nur dieses entspricht den Anforderungen der Schonung. Es widerspricht in höchstem Maße den Therapieprinzipien, Vollwert- oder gar Vollkorngebäck zu verwenden, da es den Verdauungsapparat zu sehr belasten würde.

Semmel al dente Damit die Semmel auch den richtigen „Biss" für den Kauvorgang hat, darf sie natürlich nicht frisch und weich verzehrt werden, sondern muss einige Zeit an der Luft trocknen. Je nach Luftfeuchtigkeit dauert es zwei bis drei Tage, bis sie die richtige Konsistenz hat: Schnittfest und gerade noch eindrückbar wie der Daumenballen sollte sie sein, aber wiederum nicht so trocken, dass sie zerbröckelt und nur noch für Semmelbrösel taugt. Man schneidet das Gebäck in Scheiben, um den Prozess des Trocknens zu beschleunigen. Noch am Vorabend reicht diese Maßnahme aus, um am nächsten Morgen eine brauchbare Semmel auf dem Teller zu haben.

Gut getrocknet ist halb gewonnen Es scheint so einfach, doch man kann immer noch eine Menge falsch machen, denn Semmel ist eben nicht gleich Semmel. Ist sie beispielsweise zu frisch, will heißen zu weich, dann enthält sie noch relativ viel Feuchtigkeit. Dies wiederum wird die Speichelproduktion beeinträchtigen, sodass auch die Verdauung im Darm nicht optimal ablaufen kann.

Zu trockene Semmeln wiederum zerbröseln beim Kauen, was ebenfalls die Speichelproduktion zu wenig anregt: Bereits geringe Speichelmengen sättigen die Semmel. Allerdings ist es immer noch besser, die Semmel ist zu trocken als zu frisch.

INFO

60 bis 70 Prozent des Immunsystems sind an den Darm gebunden, sodass sich Störungen des Verdauungsapparates unmittelbar auf das Immunsystem auswirken und Allergien und Lebensmittelunverträglichkeiten begünstigen. So leiden bis zu 40 Prozent der Menschen in der westlichen Welt an Allergien unterschiedlichster Art.

INFO

Getreide ist einer unserer wichtigsten Mineralstofflieferanten im Alltag. Hier ist die Vollwertigkeit wichtig. In der Mayr-Therapie wird Auszugsmehl Typ 1200 verwendet, um dem Schoncharakter Rechnung zu tragen.

Patientenbericht

Der Anfang ist gemacht

Nach wenigen Tagen fühlt sich Frau Schönfeld stark erleichtert, die Entgiftung kommt gut in Gang, und auch die Bauchbefunde zeigen erste Reaktionen. Es wird ihr nun empfohlen, mit der Milchdiät fortzufahren.

In der Diagnostik nach Mayr wurde ein stark entzündlicher Kotbauch bei Frau Schönfeld festgestellt. Zur weiteren Abklärung der Ursachen wird ein AK-Test durchgeführt (siehe Seite 77 ff.). Es zeigt sich eine Histaminintoleranz mit Unverträglichkeiten auf Weizen und Kuhmilchprodukte. Dies ist ein häufiger Befund, dem mit der ausschließlichen Gabe von Dinkelgebäck gegengesteuert wird. Frau Schönfeld isst nunmehr Dinkelsemmeln und Schafsjoghurt, morgens und mittags, bis ein angenehmes Sättigungsgefühl eintritt. Abends nimmt sie weiterhin nur Kräutertee mit Honig und Orangensaft zu sich.

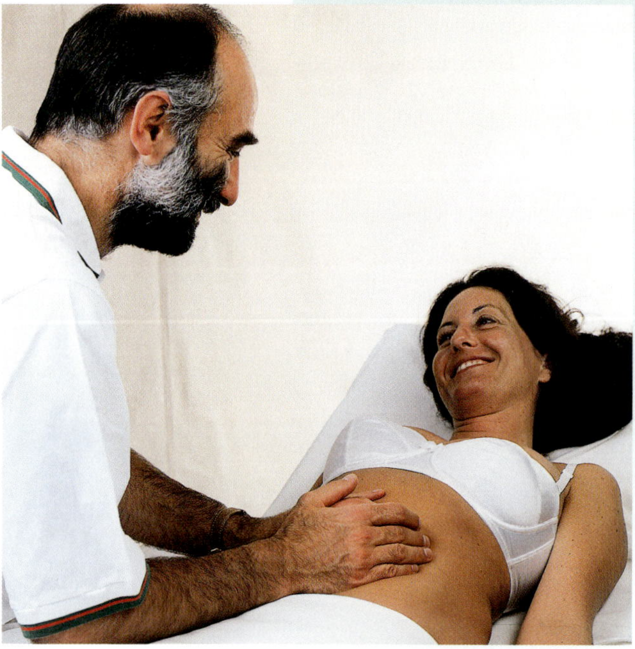

Frau Schönfeld ist sehr aktiv und betätigt sich auch gern sportlich. Die leichte Gymnastik, die sie nun durchführt, umfasst auch Dehnungsübungen speziell für die Rückenmuskulatur, die durch die zuletzt einseitige Belastung mit Bewegungsmangel verspannt ist. Für die langfristige Bewegung wird im Fitnesstest das Belastungsoptimum ermittelt, um sicherzustellen, dass es nicht zu einer körperlichen Überforderung kommt.

Selbstverständlich werden weiterhin täglich ärztliche manuelle Bauchbehandlungen durchgeführt; hierbei zeigt sich eine gute Verbesserung der Spannkraft des Verdauungsapparates. Der Dünndarm benötigt jedoch aufgrund seiner chronischen Entzündung mehr Zeit zur Regeneration. Aber auch hier sind zufriedenstellende Veränderungen zu beobachten.

Als Zeichen der intensiven Entgiftung kommt es zwischendurch zu Hautreaktionen – leichte Rötung und einzelne Pickel kommen und verschwinden ebenso rasch wieder. Insgesamt fühlt sich Frau Schönfeld von Tag zu Tag immer besser.

Ausweichmöglichkeiten bei Allergien Zur Herstellung der Semmel werden heute meist fertige Backmischungen aus Weizen, Hefe, Wasser und vielerlei Zusatzstoffen verwendet. Doch da immer mehr Menschen Allergien gegen einzelne Bestandteile entwickeln, muss dringend nach Alternativen zur herkömmlichen Semmel Ausschau gehalten werden.

Der Mayr-Arzt wird feststellen, ob eine Allergie vorliegt und welches Gebäck in der Therapie zur Anwendung kommen sollte. Als Ersatz für Weizen bietet sich beispielsweise in erster Linie das Auszugsmehl von Dinkel an. Obwohl grundsätzlich auch andere backfähige Getreide in Frage kommen, ist Dinkel doch der Vorzug zu geben, da er wesentlich bekömmlicher ist als etwa Roggen.

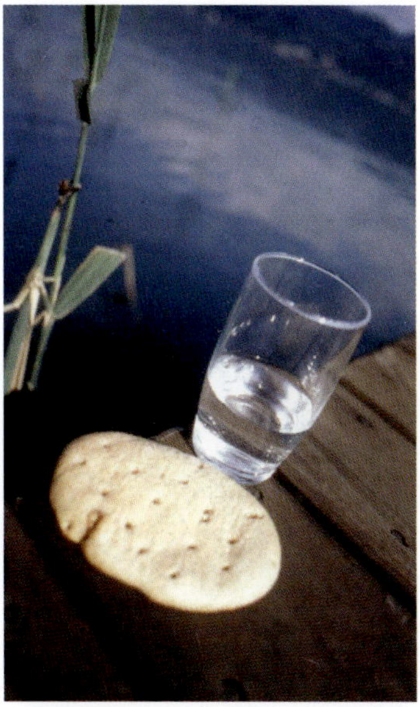

Bei Hefeunverträglichkeit kann man auf Dinkelfladen ausweichen, die mit hefefreiem Sauerteig oder einfach mit kohlensäurehaltigem Wasser hergestellt werden (Rezepte hierzu finden sich in der Literatur zur Milden Ableitungsdiät oder zur Candida-Diät). Fladengebäck lässt sich aber ebenso gut auch aus nicht backfähigen Getreidesorten, also Mais, Hirse oder Amaranth herstellen; aus Amaranth wird übrigens auch Knäckebrot fertig angeboten. Manchmal wird es sogar notwendig sein, auf Reiswaffeln zurückzugreifen.

Dinkel

Dinkel ist ein Getreide, aus dem vor Jahrhunderten schrittweise unser heutiger Weizen „kultiviert" wurde. Dinkel hat eine andere Eiweißstruktur und eignet sich daher als Alternative bei Weizenunverträglichkeit. Darüber hinaus ist er weniger mit Spritzmittel- und Düngerückständen belastet.

Amaranth

Amaranth ist ursprünglich in Südamerika und Asien beheimatet. Sein hoher Nährwert machte ihn zu einem so wichtigen Lebensmittel der Azteken, dass er auch Eingang in ihre religiösen Zeremonien fand und später deshalb von den spanischen Eroberern verboten wurde.

• Die Milch macht's

Mayr betrachtete die Milch als eines der wertvollsten Lebensmittel, die uns zur Verfügung stehen, denn sie enthält alles, was der Mensch zum Leben braucht.

Aus damaliger Sicht hatte er durchaus Recht: Die Qualität der Milch war vor knapp hundert Jahren noch wesentlich besser, als sie es in unseren umweltbelasteten Zeiten ist. Zudem verwendete man Rohmilch, die noch alle ursprünglichen Nährstoffe enthielt. Denn Hygiene hin oder her: Es ist eine Tatsache, dass selbst schonende Erhitzung zu Veränderungen von Milcheiweiß und hochwertigen Milchfetten führt. Und obwohl die Milch durch das gute Kauen und Einspeicheln besser verstoffwechselt wird, reicht das als Kompensation heute nicht mehr aus.

Gut zu wissen

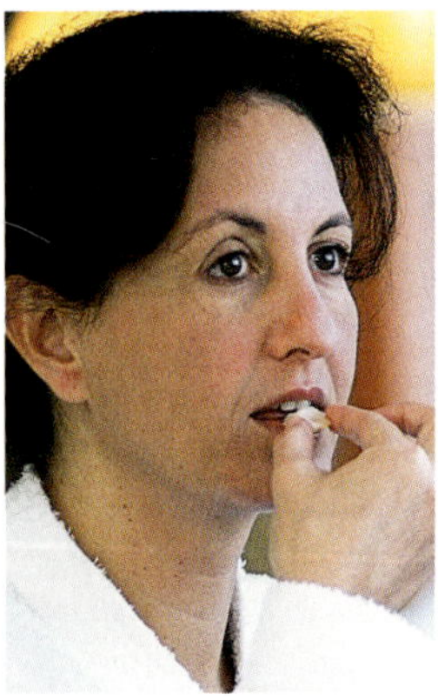

So kaut der Kenner

- Einen kleinen Bissen der Semmel in den Mund nehmen
- so lange kauen (30- bis 50-mal), bis ein flüssiger Speichel-Speise-Brei entstanden ist, eventuell anfangs mitzählen
- einen kleinen Teelöffel des Lebensmittels – Milch, Joghurt, Schafsjoghurt, Basensuppe – in den Mund nehmen und nochmals alles durchkauen, dann schlucken
- aufhören, wenn ein leichtes Sättigungsgefühl eingetreten ist.

Was tun bei Unverträglichkeiten? Viele Menschen vertragen Kuhmilch äußerst schlecht; ja, manche entwickeln sogar einen ausgesprochenen Ekel oder Widerwillen dagegen. Natürlich entspräche es ganz und gar nicht dem Prinzip der Schonung oder der Freiwilligkeit, wenn man ihnen in diesem Fall den – für manche Personen mehr als fraglichen – „Genuss" von Milch aufzwingen würde.

Bereits Mayr erkannte, dass es jedoch auch hier Unterschiede gibt: zwischen dem Ekel vor Milch, der durch strenges Fasten verschwindet, und demjenigen, bei dem dies nicht der Fall ist. Patienten aus der zweiten Gruppe erhielten daraufhin eine milchfreie Diät, die anderen nicht.

Heute stehen uns in der modernen Mayr-Medizin wesentlich mehr Möglichkeiten einer individuellen Therapiegestaltung zur Verfügung. Der Mayr-Arzt wird zunächst untersuchen, ob eine Kuhmilchunverträglichkeit oder -allergie vorliegt; auch an eine Laktoseintoleranz – also das Unvermögen, Milchzucker abzubauen – ist zu denken. Neben der angeborenen Form kann sich durch Nachlassen der Enzymaktivität im Alter sowie durch Fehlverdauung im Sinne von Gärung und Fäulnis eine Laktoseintoleranz entwickeln. Dabei werden Milchprodukte generell vermieden, da auch Schafs- oder Ziegenmilch Milchzucker enthalten. Hier gibt man als Alternative vor allem Basensuppe oder Aufstriche. Die Berücksichtigung von Lebensmittelunverträglichkeiten ist heute besonders wichtig, denn sie erfordern ein individuelles Vorgehen.

Laktoseintoleranz

Manchen Menschen fehlt das zum Abbau von Milchzucker notwendige Enzym – die Laktase – von Geburt an. Von dieser genetischen Form der Störung sind etwa 30 bis 40 Prozent Mitteleuropäer betroffen.

Die Erweiterte Milchdiät nach Mayr

Bei dieser Diätform, die etwas milder ist, erhält man zusätzlich zu den bisherigen Lebensmitteln der Milchdiät morgens und mittags eine Zulage. Sie baut auf der Milchdiät auf, entsprechend der individuellen Gestaltung einer Mayr-Therapie kann aber auch von vornherein mit dieser Diätform begonnen werden. Selbstverständlich ändert sich nichts an der Art, wie gegessen wird.

Geeignete Ergänzungen für die Erweiterte Milchdiät sind:

- Topfen, Hüttenkäse, frischer Schafstopfen, Schafsfrischkäse
- Putenbrust-, Rindersaftschinken, Forellenfilet
- diverse Aufstriche: Puten, Rinderschinken, Avocado, Gemüse
- Basensuppe (vor allem mittags)
- weiches Ei
- Butter
- Alsan (pflanzlicher Butterersatz bei Kuhmilchunverträglichkeit)

Gut zu wissen

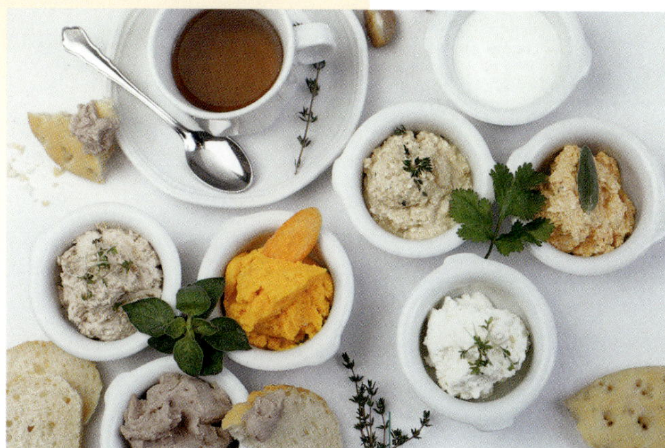

Auswahl an Aufstrichen als Zulagen für die Mahlzeit.

Die Rezepte zu den einzelnen Aufstrichen sowie der Basensuppe finden sich in der Literatur zur Milden Ableitungsdiät nach Rauch/Mayr. Getreu dem Leitsatz der Monotonie wird jedoch nur eine einzige Zulage hinzugegeben. Die Abendmahlzeit bleibt wie beim Fasten und der Milchdiät gleich – Tee mit etwas Honig und Orangensaft, löffelweise genossen.

Die Milde Ableitungsdiät

Immer mehr Menschen sind heute nicht mehr in der Lage, die intensiven Formen einer Mayr-Therapie durchzuführen – aus den verschiedensten Gründen: sei es, dass ihr Gesundheits- oder besser Krankheitszustand es nicht erlaubt oder ihr Vorhaben im Alltag nicht so streng durchführbar ist.

- **Alltagstauglich und praktisch**

Dr. Erich Rauch, der noch unter F.X. Mayr lernte, war als einer der maßgeblichen Mayr-Schüler für die Fortsetzung seines Lebenswerks tätig. Er verfasste das bislang erfolgreichste und in viele Sprachen übersetzte Standardwerk zur Darmreinigung nach Dr. Mayr und erkannte bereits vor mehr als 40 Jahren, dass ganz offensichtlich noch ein Bindeglied zwischen der intensiven Diätform und der Alltagskost fehlte. Um diese Lücke dauerhaft zu schließen, entwickelte er die Milde Ableitungsdiät, die dennoch bestens dazu geeignet ist, jedermann die grundlegende Gesundung zu ermöglichen. Was Rauch im medizinischen Bereich erkannte und als Anforderung an die Diätform stellte, wurde von Peter Mayr, dem Diplomdiätküchenmeister und langjährigen Küchenchef des Gesundheitszentrums in Dellach am Wörthersee, ideal in die Praxis umgesetzt.

Milde Ableitungsdiät

Bei der Milden Ableitungsdiät wird mit Hilfe einer neuen Form der Küchentechnik besonderer Wert auf die schonende und werterhaltende Zubereitung der Speisen gelegt: Dämpfen und Dünsten statt Kochen und Druckgaren, Braten in Folie statt in Fett und Kartoffelbindung für Suppen und Soßen statt Einbrennen und Einmachen.

Im Geiste Mayrs Die Milde Ableitungsdiät erfüllt also alle Bedingungen einer Mayr-Therapie:

- Auswahl und Zubereitung der Lebensmittel nach den Gesichtspunkten der leichten Verdaubarkeit
- kleine Mahlzeiten
- stufenweiser Übergang zur Alltagskost
- basenbetonte Speisenzusammenstellung.

Sie gilt heute zu Recht als Basis jeglicher Diätküche und stellt die Grundlage dar für die vielen Sonderformen, darunter die Candida-Diät, die Eiweißabbau-Diät, die Allergiediät und Diäten bei verschiedenen Stoffwechselstörungen.

Drei Stufen zum Erfolg Die Milde Ableitungsdiät verläuft in drei Stufen, deren erste besonders schonend ist. Hier werden nur Wurzelgemüse, Pellkartoffeln, Basensuppe und Fisch oder Fleisch, die leicht verdaubar sind, verzehrt. Die Zusammenstellung erfolgt außerdem nach den Gesichtspunkten der Trennkost, was zusätzlich die Verdauung erleichtert.

Die zweite Stufe stellt bereits mehr Anforderungen an den Verdauungsapparat. An die Stelle der Trennkost tritt die Mischkost: Die Portionen werden etwas größer, und auch Nachtisch ist hin und wieder erlaubt.

Die dritte Stufe bildet schließlich den fließenden Übergang zur Alltagskost. Die schonende Zubereitung bleibt bestehen, doch die Auswahl der Speisen schließt nun dunkles rotes Fleisch ebenso mit ein wie mit Käse Überbackenes.

Selbstverständlich bleibt auch hier die Pflege der Esskultur als Therapieprinzip erhalten. Die Abendmahlzeit ist nach wie vor die spartanischste, zum Tee wird allenfalls eine Semmel mit Zulage erlaubt. Die Monotonie gestaltet sich zwar nicht so ausgeprägt wie bei den intensiveren Diätformen, reicht im Vergleich zum „bunten Allerlei" der Alltagskost aber immer noch aus, um einen therapeutischen Effekt zu erzielen.

Trennkost

Trennkost bedeutet, Eiweiß und Kohlenhydrate nicht zusammen bei einer Mahlzeit zu essen. Daher wird Fisch oder Fleisch immer mit Gemüse verzehrt. Auch Getreide oder Kartoffeln isst man ebenfalls mit Gemüse und nicht als Beilage zu Fleisch oder Fisch. Dies erleichtert die chemische Verdauung.

Mischkost

Bei der Mischkost werden Eiweiße, Kohlenhydrate und Fette gemeinsam gegessen. Dies entspricht bereits wieder den Anforderungen des Alltags. Die Bekömmlichkeit wird durch Auswahl und Zubereitung der Speisen sowie Menge und Esskultur bestimmt.

Besondere Diätformen

Mayr war Vordenker und Wegbereiter in seiner Zeit. Sein therapeutischer Ansatz war zwar umstritten bei den Vertretern der herkömmlichen Medizin, aber äußerst erfolgreich. Und er ermöglichte eine Weiterentwicklung in eine moderne Diätetik, die von vielen Mayr-Ärzten im Sinne Mayrs weitergeführt wurde. Die Milde Ableitungsdiät nach Rauch/Mayr stellt hier einen Meilenstein dar.

Die moderne Medizin bringt immer mehr Details zu Tage, und immer wieder gibt es auch Situationen, in denen keine der bisher erwähnten Diäten angewandt werden kann: und zwar dann, wenn ganz bestimmte Erkrankungen vorliegen. Sie erfordern nicht selten eine besondere Vorgehensweise, die zwar den Grundsätzen der Mayr-Therapie folgt, jedoch den individuellen Gegebenheiten im Sinne Mayrs angepasst ist.

• Die Candida-Diät

Pilzerkrankungen breiten sich immer weiter aus. Pilze sind jedoch keine ständigen oder gar erwünschten Bewohner des Darmes: Vielmehr lässt ihr Auftreten auf eine geschwächte Immunabwehr schließen, in deren Gefolge sich diese Schmarotzer im Magen-Darm-Trakt einnisten. Da Pilze zahlreiche Beschwerden verursachen können, tun umgehend eingeleitete Gegenmaßnahmen dringend Not.

Pilzerkrankungen

Pilze sind fakultativ krank machende Keime, die sich gern im Verdauungsapparat festsetzen. Meist sind sie nicht Ursache, sondern Folge besonderer Belastungen: geschwächte Abwehr, Antibiotika- oder Hormontherapie oder übermäßiger Zuckerkonsum.

Eine Pilzbehandlung besteht immer aus zwei Teilen: einer gezielten und individuell zugeschnittenen medikamentösen Therapie und einer Diät. Diese kann in allen Intensitäten einer Mayr-Therapie erfolgen; vor allen Dingen sind jedoch kurzkettige Kohlenhydrate – also Zucker – für einen gewissen Zeitraum in der Therapie vollständig und ausnahmslos zu meiden.

Somit wird die Therapie nicht mit Semmeln durchgeführt, sondern es werden Pellkartoffeln mit etwas Gemüse verordnet, später hefefreies Fladengebäck. Immer müssen natürlich auch etwaige Lebensmittelintoleranzen berücksichtigt werden.

• Die Eiweißabbau-Diät

Bedingt durch unsere fleisch- und fischbetonte Ernährung sind heute Eiweißspeicherkrankheiten sehr häufig. Hierzu zählen Störungen des Herz-Kreislauf-Systems, Stoffwechselerkrankungen wie Gicht, Diabetes oder rheumatische Erkrankungen. Viele unserer Zivilisationserkrankungen finden sich hier wieder.

Eiweißspeicherung

Eiweiß ist ein lebensnotwendiger Nährstoff für den Organismus. Ein Eiweißüberschuss wird allerdings gespeichert: Das können leicht einmal 9 bis 12 Kilo sein. Eine übermäßige Speicherung von Eiweiß zählt zu den wichtigsten Risikofaktoren unserer Zivilisationskrankheiten.

Ziel der Therapie ist es, die Eiweißspeicher zu reduzieren, indem tierisches Eiweiß in der Ernährung gemieden wird. Dazu bietet sich

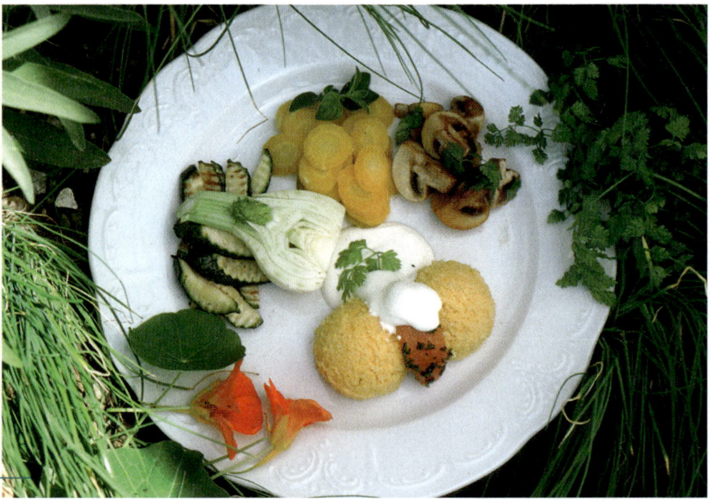

Auch ein vegetarisches Gericht schmeckt hervorragend.

die Mayr-Therapie als ideale Maßnahme geradezu an, denn sie kann in jeder Form vegetarisch durchgeführt werden.

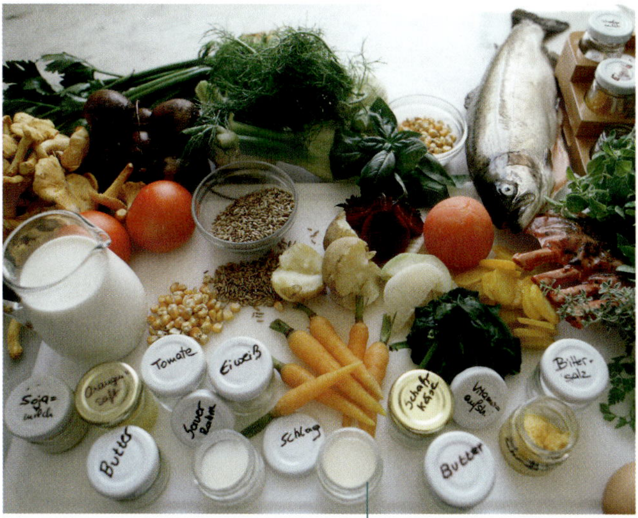

Verschiedene Lebensmittel werden auf Verträglichkeit getestet.

- **Behandlung allergischer Erkrankungen**

Gärung und Fäulnis (siehe Seite 44ff.) führen über die intestinale Autointoxikation tendenziell zu allergischen Erkrankungen. Da ist es letztlich sekundär, ob sich die Selbstvergiftung in Form von Asthma bronchiale, Neurodermitis, Infektanfälligkeit, Gelenkschmerzen oder einfachen Verdauungsstörungen äußert: Immer ist die Regeneration des Darmes von entscheidender Bedeutung für den Verlauf der allergischen Erkrankungen. Man darf sogar getrost behaupten, dass ohne die gleichzeitige Gesundung des Darmes eine allergische Erkrankung nicht behandelbar ist.

Selbstverständlich darf auch hier die Diät nicht mit dem unverträglichen Lebensmittel durchgeführt werden. Dies wäre nicht Schonung, sondern maximaler Stress für den Körper. Daher wird der Mayr-Arzt etwa durch Anwendung der Applied Kinesiology die verträglichen Lebensmittel zu eruieren versuchen. Letztlich ist jede Intensitätsstufe der Mayr-Therapie mit verträglichen Alternativen durchführbar, etwa mit Schafsjoghurt statt Kuhmilch, Basensuppe statt Kuhmilch oder Dinkel statt Weizen. Langfristig besteht sogar die Hoffnung, dass durch die Mayr-Therapie die Funktion des Verdauungsapparates so weit gebessert wird, dass die Lebensmittelunverträglichkeiten völlig abklingen.

Stress

Stress ist nach Hans Selye, dem Vater der Stressforschung, die Summe aller Adaptationsvorgänge und Reaktionen körperlicher wie psychischer Art, mit denen ein Lebewesen auf seine Umwelt und die von innen und außen kommenden Anforderungen reagiert.

Beschwerden allergischer Erkrankungen treten häufig an Grenzflächen auf – dazu gehören in erster Linie Darm, Lunge, Haut. Für den Betreffenden sind daher Fragen der Abgrenzung auch im emotionalen Sinn von besonderer Bedeutung. Auch hier hilft die Mayr-Therapie, wieder zu einer klaren und eindeutigen Position zu finden.

Säuberung als Therapieprinzip

Wenn Sie zu Hause ständig mit schmutzigen Schuhen durch Ihr Wohnzimmer gelaufen sind, so wird es nicht ausreichen, ab jetzt die Schuhe auszuziehen, um den Raum wieder sauber zu bekommen. Zuerst ist ein gründliches Großreinemachen angesagt. Erst danach macht es Sinn, ohne Schuhe das Zimmer zu betreten, um eine erneute Verschmutzung zu verhindern.

Genau dasselbe gilt auch für unseren Organismus: Kommt es infolge unserer ungesunden Ernährung zur Ansammlung von Schlacken im Körper, so müssen diese zuerst entfernt werden. Diese Säuberung, das zweite Hauptprinzip der Mayr-Therapie nach der Schonung, spielt sich auf unterschiedlichen Ebenen ab.

Großreinemachen von innen

Der Körper wird in erster Linie über unsere großen Ausscheidungsorgane, den Darm, die Nieren, die Lungen und die Haut, entgiftet. Darüber hinaus stehen noch einige Hilfstruppen Gewehr bei Fuß: die Schleimhäute von Nase, Nebenhöhlen, Rachen, Bronchien sowie Genitalien. Sofern notwendig, werden sie in Alarmbereitschaft versetzt und herangezogen. Die wichtigste Kampfeinheit stellt aber der Darm selbst.

Im Verlauf der Mayr-Therapie erfolgt die Darmreinigung durch Bittersalz, Glaubersalz oder auch Karlsbader Salz. Sie alle wirken ähnlich. Mayr ließ, wie erwähnt, seine Patienten in Karlsbad einfach reichlich Karlsbader Wasser trinken.

Reinigende Salze

Bittersalz besteht aus Magnesiumsulfat, Glaubersalz aus Natriumsulfat und Karlsbader Salz aus einer natürlichen Mischung unterschiedlicher Zusammensetzung beider Salze sowie Natriumbikarbonat. Letzteres vereinigt die reinigende Wirkung mit einer Basenzufuhr.

• Eine bittere „Medizin“

Für gewöhnlich nimmt man morgens nüchtern nach dem Aufstehen einen gestrichenen Teelöffel Bittersalz zu sich, aufgelöst in einem Glas warmen Wassers. Das Bittersalz kann bereits am Vorabend mit ein wenig Wasser angesetzt werden, dann löst es sich über Nacht vollständig auf. Morgens wird dann nur mehr warmes Wasser und ein Teelöffel Basenpulver hinzugegeben. Manche Patienten haben wegen des strengen Geschmacks Schwierigkeiten, dass das Bittersalz während der Mayr-Therapie täglich getrunken wird; in diesem Fall dürfen ruhig einige Tropfen Zitronensaft beigefügt werden, das Wasser schmeckt dann wie Grapefruitsaft. Auch schmeckt Bittersalz besser, wenn es mit Basenpulver (siehe Seite 128) getrunken wird.

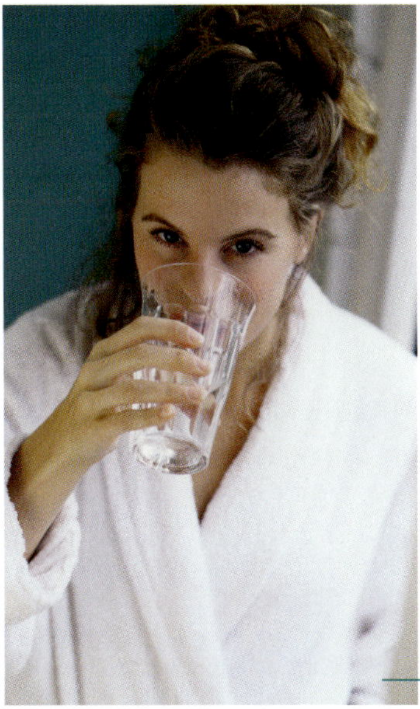

Wichtiger Bestandteil der Mayr-Therapie: klares Wasser

Das Bittersalz reinigt nun von oben nach unten den gesamten Darm. Trotz der gering erscheinenden Menge ist es nicht notwendig, höhere Konzentrationen einzunehmen, denn diese führen oft zu unverhältnismäßig heftigen Entleerungen. Wichtig ist vielmehr, dass das Bittersalz während der Mayr-Therapie täglich getrunken wird: Nur so können sich auch alte Verdauungsrückstände effektiv lösen.

• Bittersalz und die Folgen

Die Wirkung zeigt sich nach wenigen Tagen in mehreren, meist breiig-wässrigen Stuhlentleerungen. Entsprechend den Giftstoffen, die ausgeschieden werden, variieren Farbe und Geruch anfangs stark. Es bewegt sich auch durchaus im normalen Rahmen, wenn diese intensive Giftstoffausscheidung mit Reaktionen einhergeht: Dazu zählen häufigere kleine Entleerungen, Wundheitsgefühl am After, Brennen oder auch Schmerzen, wenn stark säurehaltige Entleerungen erfolgen.

Die Darmgifte können aber ebenso zu Verstopfung und damit zu einer Blockierung der Ausscheidung führen. Es kann durchaus einige Zeit dauern, bis die Entleerungen so richtig in Gang kommen. Neben der Erschöpfung des Darmes kann die Ursache dafür auch sein, dass das Bitterwasser morgens zu kalt getrunken wurde. Daher ist es wichtig, den Mayr-Arzt zu Rate zu ziehen. Er wird die geeigneten Hilfsmaßnahmen empfehlen und einleiten.

Darmgifte

Darmgifte sind Rückstände, die im Darm selbst entstehen oder aus den Körperdepots über das Blut in den Darm entleert werden.

Einläufe: Spülen für den Erfolg

Solche Reaktionen können immer wieder im Verlauf einer Mayr-Therapie auftreten. Sie sind zwar unangenehm, aber harmlos – zeigen sie doch, dass im Moment viele konzentrierte Giftstoffe ausgeschieden werden müssen. Also liegt es nahe, den Körper dabei zu unterstützen. Der Mayr-Arzt wird in solchen Fällen die Durchführung eines Einlaufs empfehlen.

Doch nur keine Scheu, es ist viel einfacher, als es sich anhört. Wenn Sie einen Klyso verwenden, brauchen Sie auch keine Hilfsperson – nur etwas Zeit, die Sie zur Mayr-Therapie ja ohnehin mitbringen. Sie erinnern sich ...

Patientenbericht

Zeichen der Entgiftung

Auch bei Frau Schönfeld kommt es einerseits zu leichten Anfangsreaktionen, andererseits stellt sich auch zwischendurch leichtes Unbehagen ein. Neben dem Trinken von Basenpulver hilft ihr der Einlauf rasch und zuverlässig. Schon nach den ersten Entleerungen lassen die Kopfschmerzen nach. Ein leichter Anflug von Beschwerden wird in der Folge durch den Klyso schon im Keim erstickt.

• Wie es geht, damit „es“ geht

Am besten führen Sie den Einlauf in Badezimmer oder Toilette durch. Zunächst füllen Sie das Waschbecken oder ein ausreichend großes Gefäß (2–3 Liter Fassungsvermögen) mit warmem Wasser. Nur fast heißes (also nicht nur handwarmes!) Wasser löst die Verkrampfungen.

Der Klyso – ebenso einfach wie hilfreich.

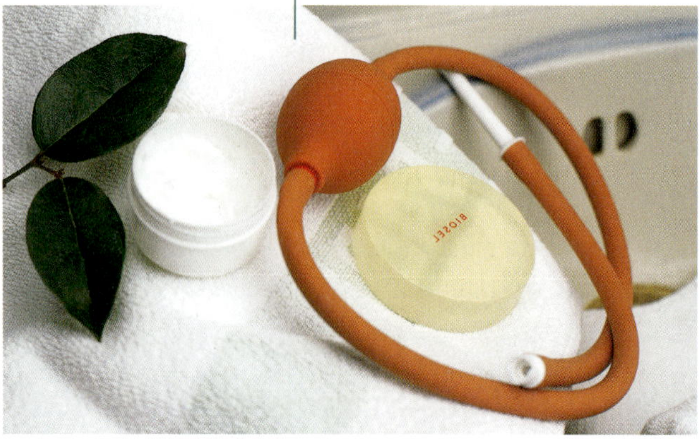

Nun fetten Sie den Klystierstift mit Vaseline oder Creme ein, halten das andere Ende ins Wasser und lassen durch ein- bis zweimaliges Pumpen des Ballons die Luft aus dem Schlauch entweichen. Dann führen Sie den Klystierstift in den After ein und pumpen das Wasser in den Darm – und zwar so lange, bis ein intensiver Stuhldrang auftritt. Nun können Sie den Darm entleeren. Anfangs wird nur wenig Pumpen bereits zum Stuhldrang führen – ein Zeichen, dass der letzte Abschnitt des Darmes noch mit Giftstoffen gefüllt ist. Später muss man häufig 20 Mal und öfter pumpen, um einen Stuhldrang zu spüren.

Der Einlauf kann bei Bedarf mehrmals hintereinander wiederholt werden. Selbst wenn Sie das Gefühl haben, dass nur mehr Wasser entleert wird, sind gerade darin noch viele Giftstoffe enthalten. Meist aber werden Sie unmittelbar eine Erleichterung und das Nachlassen der Beschwerden spüren. Es ist sehr angenehm, wenn man in das Wasser einen bis zwei Teelöffel Basenpulver gibt.

TIPP

Ein Einlauf kann in vielen Fällen hilfreich sein: bei reisebedingter Verstopfung, Kopfschmerzen, Migräne, aber auch bei beginnenden Infekten. Der Klyso ist klein, handlich und passt als „Helfer in der Not“ in jede Reise- und Hausapotheke.

Ausschwemmen durch Trinken

Wasser ist lebensnotwendig: Unser Körper besteht zu 60 bis 70 Prozent aus Wasser, und so hängt der gesamte Stoffwechsel davon ab, dass ausreichend Wasser zur Verfügung steht. Das ist auch der Grund, warum wir zwar Wochen, mitunter Monate ohne Nahrung auskommen können, aber nur wenige Tage ohne Wasser.

Gerade während der Mayr-Therapie ist Trinken besonders wichtig: Wenn wir den Organismus von alten Stoffwechselresten, Giften und Schlacken befreien wollen, geht das nicht ohne Wasser. So enthalten Stuhl, Harn, Schweiß und auch die Atemluft unterschiedliche Mengen an Wasser, in dem die Giftstoffe gelöst sind.

• Wie viel und welche Flüssigkeit?

Viele Menschen haben das Trinken von Wasser verlernt, daher wird der Mayr-Arzt es wieder ausdrücklich verordnen. Die empfohlene Menge richtet sich nach dem Körpergewicht, beträgt aber meist während der Mayr-Therapie – falls nicht anders verordnet – mindestens drei bis vier Liter. Es ist im Übrigen sehr wichtig, über den Tag verteilt zu trinken – also nicht zu den Mahlzeiten, sondern dazwischen. Während der Mahlzeiten benötigen wir nämlich konzentrierte und damit leistungsfähige Verdauungssäfte: Nur sie können die ge-

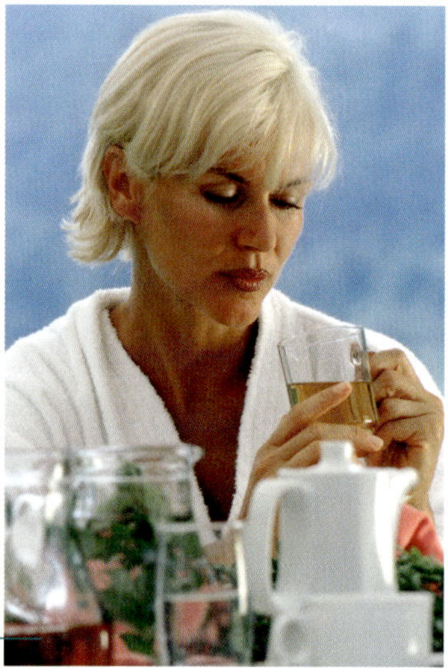

Trinken ist wichtiger Teil jeder Mayr-Therapie.

gessenen Lebensmittel ordentlich verdauen. Werden sie aber durch Wasser verdünnt, so leidet die Verdauungsleistung. Daher sollte man erst eine Stunde nach dem Essen trinken.

Wasser An erster Stelle empfiehlt es sich natürlich, Wasser zu sich zu nehmen. Leider ist die Qualität des Trinkwassers nicht immer und überall die beste. Oft handelt es sich hier um wiederaufbereitetes Grundwasser, das zum Teil sogar mit Chlor versetzt ist. Man kann zwar davon ausgehen, dass es keine gesundheitsgefährdenden Stoffe enthält, aber seine Qualität ist dennoch nicht optimal. Filteranlagen und Belebungsmaßnahmen können sie oft entscheidend verbessern.

Filter

Chemisch verunreinigtes Wasser kann durch Filteranlagen von belastenden Stoffen wie Nitraten, Chlor oder Schwermetallen befreit werden. Die Verwirbelung des Wassers erhöht seine Lebendigkeit. So erhält es wieder eine Qualität, die der von natürlichem Quellwasser nahe kommt.

Wo gutes Quellwasser zur Verfügung steht, sollte man natürlich unbedingt darauf zurückgreifen. Die traditionelle chinesische Medizin wiederum empfiehlt länger abgekochtes Wasser als besonders zur Entgiftung geeignet. Da mit dem Wasser immer Giftstoffe und Säuren ausgeschwemmt werden, ist es auch von Vorteil, dem Wasser einoder mehrmals Basenpulver hinzuzufügen (siehe Seite 128). Trinken Sie es jedoch zwischen den Mahlzeiten und nicht zum Essen.

Stilles Mineralwasser Wo natürliches Wasser nicht in ausreichender Menge zur Verfügung steht, kann stilles Mineralwasser die Lösung sein. Still sollte es deshalb sein, weil kohlensäurehaltiges Wasser eher zu Blähungen führt. Darüber hinaus sind stille Wässer eher basisch als sprudelnde. Kohlensäure, die zumeist aus hygienischen Gründen beigefügt wird, ist, wie der Name schon sagt, ja selbst eine Säure.

Kräutertee Kräutertees können das Trinken besonders gut unterstützen. Allerdings werden sie nicht nach herkömmlichen Empfehlungen zubereitet: Die beste Wirkung entfalten sie als kurz gebrühte, „blonde“ Tees.

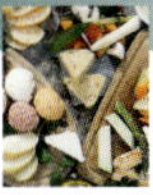

Gut zu wissen

It's Teatime

Gießen Sie so viel Tee, wie zwischen drei Finger passt, mit heißem Wasser auf und lassen Sie ihn nicht länger als eine Minute ziehen. So bleiben die Geschmacks- und Aromastoffe erhalten, und der Tee kann seine milde, unterstützende Wirkung entfalten.
Es kommen dafür fast alle Kräutertees in Frage. Sie sollten allerdings schwarzen Tee und vor allem säuernden Früchtetee wie Hagebutte, Hibiskus, aber auch Früchteteemischungen meiden. Auch Pfefferminze und Kamille sind nicht geeignet: So setzt Kamille die Darmtätigkeit herab. Daher lässt sich erklären, warum sie bei akuten Magen-Darm-Beschwerden lindernd wirkt, sich aber nicht für die Mayr-Therapie eignet.

TIPP

Yogitee enthält Zimt, Ingwer, Kardamom, Nelken und schwarzen Pfeffer. Letzterer kann in der Mayr-Therapie durch Koriander ersetzt oder auch weggelassen werden, da er relativ scharf ist. Yogitee regt die Verdauung an und wärmt. Zubereitung: 1 Esslöffel in etwa 1 Liter Wasser aufkochen und ziehen lassen.

Manche Gewürzteemischungen regen die Verdauungstätigkeit an. Wenn solch eine Unterstützung sinnvoll erscheint, kann der Mayr-Arzt auch Yogi-, Zimt-, Nelken- oder Ingwertee empfehlen.

Gemüsebrühe Gemüsebrühe ist eine ideale Ergänzung als Getränk, und das nicht nur während der Mayr-Therapie, sondern auch im Alltag. Neben ihrer Funktion als Flüssigkeitslieferant ist die Gemüsebrühe auch ein wohltuender Basenspender. Sie kann mehrere Tage im Kühlschrank aufbewahrt und bei Bedarf getrunken werden. Und wenn es zwischendurch schnell gehen soll, kann auch ein fertiges Trockenpulver mit Wasser aufgegossen werden.

Gut zu wissen

Zubereitung einer Basenbrühe

Auf 1/3 Gemüse kommen 2/3 Wasser. Das Gemüse klein schneiden und mit kaltem Wasser ansetzen. Frische Kräuter, Lorbeerblätter, Pfefferkörner und Wacholderbeeren dazugeben und etwa 20 bis 30 Minuten mehr ziehen als kochen lassen. Danach durch ein Haarsieb abseihen und schluckweise trinken.
Verwenden Sie möglichst biologisches oder ungespritztes Gemüse. Da Wurzelgemüse einen kräftigen, leicht salzigen Geschmack ergibt, kommen vorzugsweise Karotten, gelbe Rüben, Selleriestangen, Selleriefenchel, Petersilienwurzel und Kartoffeln zur Anwendung. Qualität und Mischung bestimmen den Geschmack. Aufgrund des Eigengeschmacks ist es nicht notwendig, diese Brühe zu salzen.
Das beim Abseihen der Brühe verbleibende Gemüse kann durchaus ein zweites und drittes Mal mit kaltem Wasser angesetzt und für die Zubereitung von Basensuppen sowie -soßen verwendet werden.

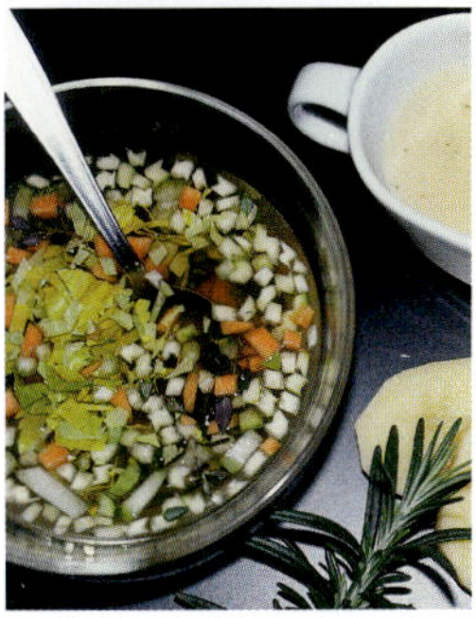

- **Verbotene Getränke**

Bei der Teezubereitung wurde bereits erwähnt, dass manche Tees ungünstig sind. Ebenso zu meiden sind Genussmittel wie Kaffee und Alkoholika. Kaffee und auch schwarzer Tee wirken stark diuretisch, führen also zu einer vermehrten Flüssigkeitsausscheidung über die Nieren. So verliert der Körper Flüssigkeit, statt sie zu gewinnen.

Auch Frucht- und Gemüsesäfte sind keine empfehlenswerten Getränke. Ihre Inhaltsstoffe, vor allem die Kohlenhydrate, müssen verdaut und verstoffwechselt werden und wirken während einer Mayr-Therapie stark gärend und damit blähend. Auch im Alltag können sie sich ungünstig auswirken, wenn sie in größeren Mengen konsumiert werden.

Softgetränke wie Cola oder Limonade, aber auch viele „Energy-Drinks" sind ebenfalls strikt zu meiden. Der Koffeingehalt wirkt wie beim Kaffee, und auch Konservierungsstoffe, Geschmacksmittel und Farbstoffe belasten eher, als dass sie helfen.

Die seelisch-geistige Reinigung

Die Mayr-Therapie reinigt nicht nur von Stoffwechselschlacken, sondern gibt uns auch die Möglichkeit, seelischen und emotionalen Ballast abzuwerfen. Sie ist eine intensive Zeit des Innehaltens und der Innenschau.

INFO

Die Melancholie wurde bereits von den griechischen Ärzten der Antike als Störung des Verdauungsapparates erkannt. Übersetzt bedeutet Melancholie „dunkle Galle". Aber auch dem Choleriker läuft die Galle über.

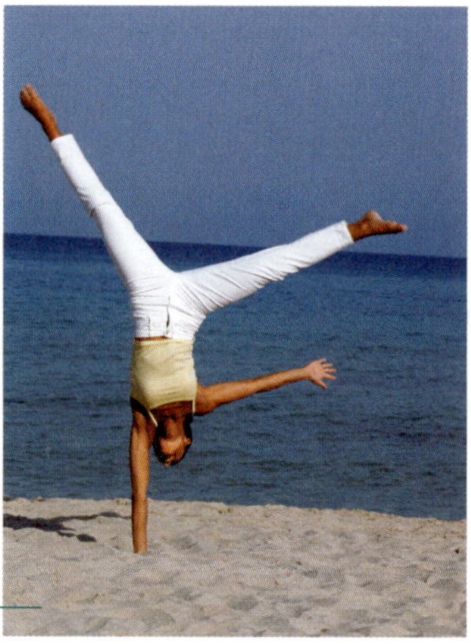

Körperliche und seelische Mitte finden.

Es ist hinlänglich bekannt, dass die Selbstvergiftung aus dem Darm auch vor den emotional-psychischen Bereichen nicht Halt macht. So sind Gereiztheit und Stimmungsschwankungen bis hin zu Lustlosigkeit und Depressionen deutliche Zeichen einer emotionalen Vergiftung – und nicht immer liegen die Gründe wie ein offenes Buch vor uns. Aber wer bereit ist, während der Mayr-Therapie emotional loszulassen, wird sich schließlich auch auf diesem Gebiet wie neugeboren fühlen. Albträume, die nun auftreten, verheißen, dass im Unterbewussten eine emotionale Reinigung vor sich geht. Oft kehren auch alte, bereits vergessen geglaubte Situationen wie aus dem Nichts ins Bewusstsein zurück. Jetzt ist die Zeit, sich mit diesen emotionalen Altlasten zu beschäftigen. Der Mayr-Arzt wird Ihnen auch hier zur Seite stehen, wenn Sie das möchten, und ein Stück des Weges mit Ihnen gehen (siehe auch Seite 76 ff.).

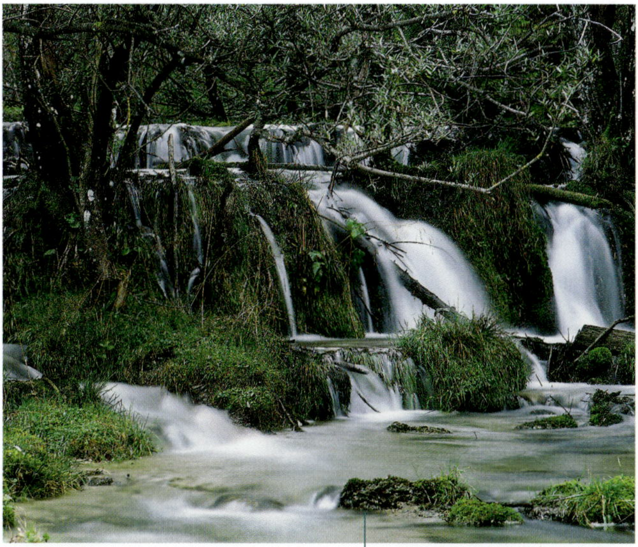

Wasser ist das natürlichste Reinigungsmittel.

Frühjahrsputz im Organismus

Für gewöhnlich wird noch eine Zeit lang nach dem Genuss einer Mahlzeit intensiv Speichel gebildet. Dadurch reinigt sich die Mundhöhle schrittweise von Speiseresten, bis sie zuletzt wieder sauber und auch der Geschmack des Essens verflogen ist. Diese Selbstreinigung wirkt nun nicht nur im Mund, sondern ganz ähnlich auch im gesamten Verdauungsapparat.

Doch die Verschlackung, die sich ja über einen längeren Zeitraum angestaut hat, behindert diesen Mechanismus. So können sich auch Ablagerungen im Verdauungsapparat festsetzen. Mit Hilfe von Bittersalz, intensivem Trinken und nicht zuletzt von Basenpulver (siehe Seite 128) werden in der Mayr-Therapie diese Ablagerungen ausgewaschen, sodass sich die Selbstreinigung langsam wieder einpendeln kann.

Es ist also weder sinnvoll noch wünschenswert, durch ständigen Gebrauch von Bittersalz den Verdauungsapparat zu reinigen. Das Ziel sollte vielmehr sein, dass der einmal „durchgeputzte" Verdauungsapparat seine natürlichen Aufgaben nun wieder selbst wahrnimmt, sich selbst reinigt und sauber hält. Die Mayr-Therapie ist dann nur das Großreinemachen, das von Zeit zu Zeit eben unerlässlich ist.

Schulung als Therapieprinzip

Allen Fehlverdauungsprozessen, die den Magen-Darm-Trakt in unterschiedlicher Weise beeinträchtigen, ist eines gemeinsam: Die Verdauung weicht dabei stets von der normalen, gesunden Funktion ab. Durch die Schulung wird der Darm trainiert, ideal seinen Aufgaben nachzukommen. In erster Linie bedeutet das, den Patienten zur Pflege einer konsequenten Esskultur anzuhalten.

INFO

Die manuelle Bauchbehandlung fördert die Entgiftung und unterstützt den Verdauungsapparat in seiner natürlichen Funktion. Sie wird vom Mayr-Arzt möglichst oft durchgeführt (siehe auch Seite 124 f.).

Die Pflege der Esskultur

Die Mayr-Therapie hat es sich zur Aufgabe gemacht, diese Esskultur wieder zu trainieren – nicht nur für die Dauer der Kur selbst, sondern vor allem für den späteren Alltag. „Nicht das Fasten, sondern das richtige Essen wollen wir lernen", betonte Mayr zeitlebens.

Das ist nicht immer leicht und erfordert daher das konstante und konsequente Bemühen des Einzelnen. Wer wirkliche Gesundung anstrebt, muss wieder richtig essen lernen. Wer aber dazu (noch) nicht bereit ist, wird nur Zeit, Energie und Geld vergeuden. Ihm ist – zu diesem Zeitpunkt zumindest – von der Mayr-Therapie abzuraten. Aber auch der behandelnde Mayr-Arzt wird das Seine dazu tun: Die manuelle Bauchbehandlung ist ein bewährtes Mayr-Therapeutikum, das ausschließlich vom Arzt durchgeführt wird.

Patientenbericht

Kauschulung

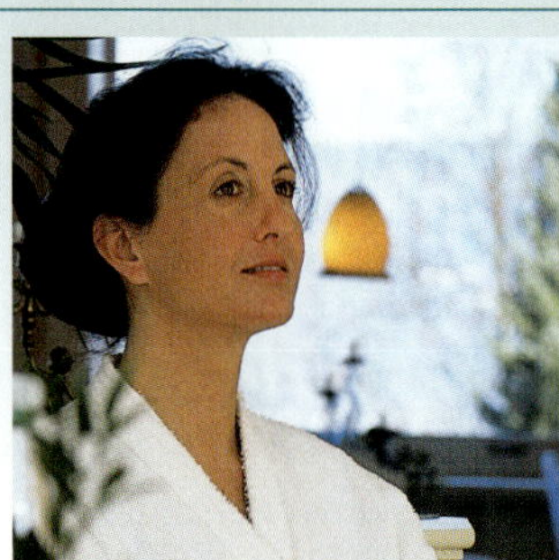

Franziska Schönfelds Eindruck: „In der dritten Woche hatte ich das Gefühl, dass sich vor allen Dingen die Kauschulung bewährt hat und ich meinem, von mir gesetzten Ziel – Bewusstsein und Achtsamkeit beim Essen – näher gekommen bin. Am wichtigsten war für mich die Kauschulung."

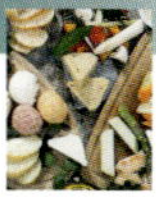

Die Goldenen Regeln

1. Gerade jetzt ist es von großer Bedeutung, dass Sie genügend Zeit für das Essen einplanen. In stationären Einrichtungen werden die Essenszeiten entsprechend gewählt; trotzdem ist – wie im ambulanten Bereich – jeder selbst für die Einhaltung verantwortlich. Egal, welche Diätstufe durchgeführt wird, man braucht mindestens eine halbe Stunde, um die Mahlzeit auch genießen zu können.
2. Wer sich körperlich, geistig und seelisch übermüdet zum Essen setzt, reduziert die Leistungsfähigkeit seines Verdauungsapparates. Dies gilt vor allem auch im Alltag.
3. Richten Sie die Speisen appetitlich und liebevoll an – schließlich essen wir mit (fast) allen Sinnen. Auch wenn Sie die Mahlzeit allein einnehmen: Gehen Sie liebevoll mit sich um.
4. Achten Sie stets auf gründliches Kauen und Einspeicheln der Speisen. So wird die vollständige Verdauung eingeleitet.
5. Essen Sie nur, was der jeweiligen Diätform entspricht und erlaubt ist.
6. Genießen Sie die Speisen und beenden Sie die Mahlzeit, wenn es am besten schmeckt: Der Sättigungsreflex stellt sich erst langsam ein. Sie werden lernen, darauf zu hören, um sich im Alltag vor einem Zuviel an Essen zu bewahren. Der Mayr-Arzt verordnet bewusst keine großen Mengen an Essen. Ob Sie eine halbe, eine ganze oder gar zwei Semmeln zu sich nehmen, ist nicht wichtig – vorausgesetzt, Sie kauen gründlich und achten auf eine leichte Sättigung. Stellt sich ein Völlegefühl ein, so war es zu viel. Haben Sie vor allem Geduld mit sich: Es wird einige Zeit dauern, bis Hunger und Sättigung sich als gesunde Reflexe wieder einstellen.
7. Der Verdauungsapparat braucht ebenfalls Zeit zur Verdauung. Lassen Sie ruhig vier bis fünf Stunden zwischen den Mahlzeiten vergehen. Obwohl noch vor dem Essen ein leichtes Hungergefühl auftreten wird, sollten Sie es vermeiden, außerhalb der Mahlzeiten zu essen. Dieser „kleine Hunger zwischendurch“ mag noch eine Angewohnheit aus dem bisherigen Alltag sein, die es abzulegen gilt. Diabetiker werden anfangs Angst vor Unterzuckerung haben. Mittels ausreichender Flüssigkeitsaufnahme und Basenpulver lässt sie sich jedoch vermeiden; ebenso verschwindet auch der Hunger zwischendurch. Haben Sie keine Hemmungen, Ihre Bedenken und Beschwerden mit Ihrem Mayr-Arzt zu besprechen.
8. Trinken ist ein integraler Bestandteil der Mayr-Therapie. Unabhängig von der Diätform und Intensität ist es unerlässlich, die empfohlene Menge an Flüssigkeit zu trinken: nicht alles auf einmal und zwischen den Mahlzeiten – also keinesfalls zum Essen. Stellen sich unerwartete Reaktionen von Seiten der Entgiftung ein oder bleiben erwartete Reaktionen aus, so sollten Sie sofort etwas mehr trinken und gegebenenfalls Basenpulver hinzufügen.

Gut zu wissen

- **Entscheidend ist das Wie**

F.X. Mayr erkannte verschiedene Verhaltensmaßregeln (siehe Seite 117), als wichtig, um den Verdauungsapparat entscheidend entlasten zu können. Darüber hinaus ist Essen aber auch und vor allem ein Training der Selbstdisziplin, das so lange eingeübt werden muss, bis es selbstverständlich geworden und buchstäblich „in Fleisch und Blut übergegangen" ist. Dies liegt in der Eigenverantwortung des Einzelnen. Dennoch: Je besser und intensiver das Training während der Mayr-Therapie ist, desto länger wird der Erfolg auch den Alltag begleiten.

Aber Essen soll auch Freude bereiten und Spaß machen. Die Speisen zu genießen ist Teil unserer Kultur. Um aber die Vielfalt der Speisen so richtig schmecken zu können, muss gut gekaut werden. Geschmack entwickelt sich nämlich nur im Mund.

Heilende Hände: Die manuelle Bauchbehandlung

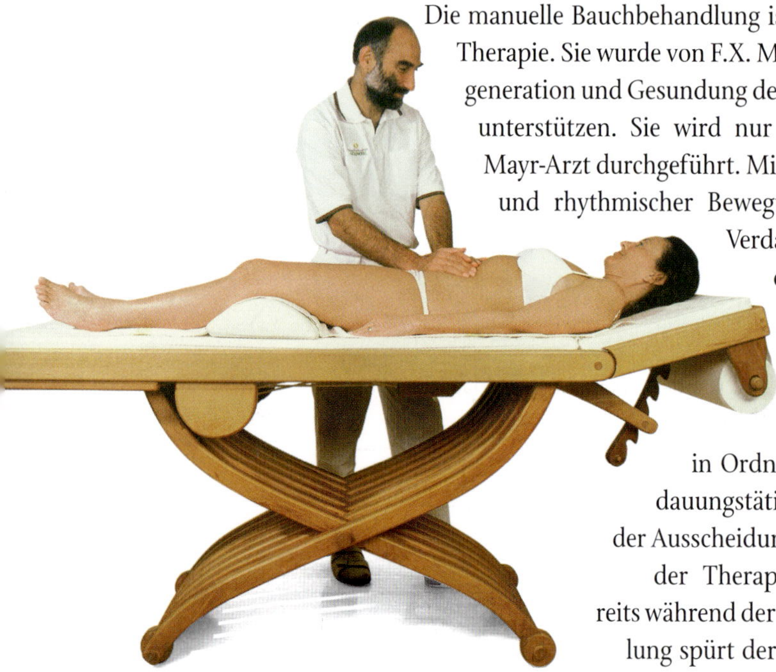

Die manuelle Bauchbehandlung ist Bestandteil jeder Mayr-Therapie. Sie wurde von F.X. Mayr entwickelt, um die Regeneration und Gesundung des Verdauungsapparates zu unterstützen. Sie wird nur vom speziell geschulten Mayr-Arzt durchgeführt. Mittels sanfter, einfühlsamer und rhythmischer Bewegungen behandelt er den Verdauungsapparat entsprechend seinem aktuellen Zustand.

Der Mayr-Arzt spürt, in welchen Abschnitten der Darm noch nicht in Ordnung ist und wird die Verdauungstätigkeit anregen. Blockaden der Ausscheidung werden gelöst und auch der Therapieerfolg kontrolliert. Bereits während der manuellen Bauchbehandlung spürt der Patient die Veränderung.

Das in Gang kommen der Darmperistaltik zeigt sich an Hand verschiedenster Geräusche. Auch unangenehme Entgiftungsreaktionen werden so zum Abklingen gebracht. Mit der verbesserten Situation im Darm verbessert sich auch der Stoffwechsel aller Zellen des Körpers. Ein Delegieren der manuellen Bauchbehandlung ist aufgrund der enormen Bedeutung für den Therapieerfolg nicht möglich. Auch sollte diese Behandlung häufig eingesetzt werden, da sich der Therapieerfolg dadurch entscheidend verbessern lässt.

Die günstigen Auswirkungen der manuellen Bauchbehandlung

Gut zu wissen

- Anregung der Verdauungstätigkeit: Durch die sanfte Behandlung des Bauches wird der Transport des Darminhalts angeregt. Dabei erkennt der Mayr-Arzt, wo Verkrampfungen oder Hindernisse liegen und löst sie auf, was zu einer gesteigerten Ausscheidung von Darmgiften führt. Aber auch die Aufnahme wichtiger Nährstoffe aus dem Darm wird gefördert.
- Verbesserte Durchblutung im Bauchraum: In der Folge wird die Zirkulation von Blut und Lymphe verbessert. Der so geförderte Abtransport von Schlacken reduziert die Entzündung im Verdauungsapparat. Gleichzeitig wird mehr frisches Blut herangebracht. Auch dies ist Teil der Reinigung und Regeneration.
- Stimulation der Verdauungsdrüsen: Die solchermaßen angeregte Stoffwechselsituation wirkt sich unmittelbar auf Funktion und Leistung der Verdauungsdrüsen aus. Stauungen lassen nach, die Verdauungssäfte fließen qualitativ und quantitativ wieder besser.
- Gesteigerte Atmung: Ein Teil der manuellen Bauchbehandlung erfolgt im Atemrhythmus. So wird auch die Atemfunktion unterstützt: Das so bewirkte Mehr an abgegebenem Kohlendioxid bedeutet mehr Entgiftung, das Mehr an aufgenommenem Sauerstoff fördert den Zellstoffwechsel.
- Optimierung des Stoffwechsels: Verbesserte Durchblutung und Atemfunktion wirken sich in einer Optimierung des gesamten Stoffwechsels aus. Dies ist sofort an einer erhöhten Spannkraft der Haut von Gesicht und Händen erkennbar. Die Haut nimmt auch eine gesündere Farbe an.
- Therapie, Diagnose und Führungsinstrument: Im Zuge der Behandlung stellt der Mayr-Arzt fest, ob der Therapieverlauf den Erwartungen entspricht beziehungsweise wo es noch der Unterstützung bedarf. Notwendige Änderungen der therapeutischen Maßnahmen werden bei der manuellen Bauchbehandlung erkannt und thematisiert. Alle Fragen und Probleme des Patienten können während der manuellen Bauchbehandlung in aller Ruhe besprochen werden.

INFO

Jede Entzündung im Körper bedeutet Schmerz, Übersäuerung und Fehlfunktion. Häufigste Ursache einer Entzündung im Darm ist die Irritation durch Darmgifte.

Substitution als Heilprinzip

Es ist in den letzten Jahren notwendig geworden, den von Mayr vorgegebenen therapeutischen Prinzipien der Schonung, Säuberung und Schulung noch ein viertes Prinzip hinzuzufügen: die Substitution. Durch die steigenden Belastungen der heutigen Zeit kommen immer mehr Menschen mit Defiziten unterschiedlichster Art in die Mayr-Therapie. Betroffen sind hier weniger die Nährstoffe als vielmehr die Vitalstoffe: Sie regulieren viele Stoffwechselprozesse wie auch den Säure-Basen-Haushalt. Dieser ist ein ebenso kompliziertes wie sensibles Geflecht von miteinander verzahnten Abläufen und Prozessen. Gerät eine der Komponenten aus dem Gleichgewicht, so kommen fast zwangsläufig auch alle anderen ins Wanken. Und doch, trotz aller Komplexität: Der Stoffwechsel verfügt über einige grundlegende Reaktionsmuster, die sich stets wiederholen. Hierzu gehört auch die Regulation durch Mineralstoffe, Spurenelemente und Vitamine, die, ihrer Bedeutung entsprechend, auch als Vitalstoffe bezeichnet werden.

Chronisch sauer

Fasten beziehungsweise die Mayr-Therapie führt von sich aus zu einer sauren Stoffwechselsituation, denn zur Energiegewinnung müssen Fettsäuren und Aminosäuren verarbeitet werden. Hinzu kommt, dass die Entgiftung und Entschlackung zahlreicher Mineralstoffe bedarf: Da die meisten Schlacken Säuren sind, müssen sie durch die Mineralstoffe vom Stoffwechsel neutralisiert werden, um zur Ausscheidung zu gelangen.

Gut zu wissen

Erkrankungen, die uns (das Leben) sauer machen

- Verdauungsstörungen: Gastritis, Geschwüre, Durchfallerkrankungen
- Diabetes und andere Stoffwechselstörungen, etwa Gicht
- Herz-Kreislauf-Erkrankungen, Gelenkbeschwerden, rheumatische Erkrankungen
- Osteoporose, Parodontose, Karies
- vorzeitiges und rasches Altern.

Wir sind heute chronisch sauer: Die Ernährungs- und Lebenssituation in unserer Überflussgesellschaft bringt es paradoxerweise mit sich, dass wir unserem Körper immer weniger Vitalstoffe zuführen, die ausgleichend wirken könnten. Unsere Lebensmittel enthalten nicht nur immer weniger davon – im Gegenteil, Fleisch, Fisch und Käse führen selbst zur Übersäuerung. Daher verbergen sich hinter vielen so genannten Zivilisationskrankheiten enorme Säurebelastungen.

Das Säure-Basen-Gleichgewicht

Dabei wäre gerade durch die Auswahl der richtigen Lebensmittelkombinationen eine Balance im Säure-Basen-Haushalt möglich. Eine Kombination aus zwei Dritteln basischen und einem Drittel sauren Lebensmitteln entspricht einem gesunden Verhältnis.

Zu berücksichtigen ist, dass basische Lebensmittel durch Fehlverdauung sauer verstoffwechselt werden: Isst man Rohkost am Abend, so führt dies durch die Gärung zu einem sauren Stoffwechsel.

Gut zu wissen

Saure Lebensmittel	Basische Lebensmittel
– Fleisch, Fisch, Käse	– Gemüse (v. a. Kartoffeln)
– Getreidespeisen	– Reifes, heimisches Obst
– Südfrüchte	– Milch, Sahne
– Tierische Fette und Öle	– Kaltgepresste Pflanzenöle
– Industriegetränke und -speisen	– Gewürzkräuter
– Genussmittel wie Alkohol, Kaffee	
– Raffinierter Zucker	

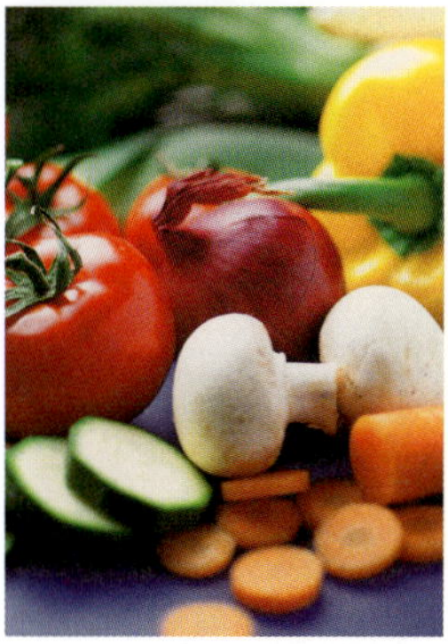

Es liegt auf der Hand, die Grundlagen für einen ausgeglichenen Säure-Basen-Haushalt durch eine ausgewogene Ernährung zu schaffen. Erst danach wird die Ergänzung der fehlenden Vitalstoffe hilfreich sein. Zusatzpräparate haben wir alle schon geschluckt. Was aber nützt die beste Ergänzung, wenn die Vitalstoffe aufgrund einer schlechten Situation im Magen-Darm-Trakt nicht aufgenommen werden können?

Auch hier zeigt die Mayr-Therapie erstaunliche Erfolge, indem sie die Aufnahme der Vitalstoffe wesentlich verbessert. Dennoch ist es notwendig, bereits während der Mayr-Therapie die wichtigsten Stoffe, vor allem basische Mineralstoffe, zu ergänzen. Hierzu gehört das Basenpulver.

Basenpulver nach Dr. Stossier

Gut zu wissen

TIPP

Das Basenpulver wird mehrmals täglich zwischen den Mahlzeiten getrunken (1 Teelöffel Basenpulver auf 1/4 Liter Wasser). Besonders wichtig ist die Einnahme abends vor dem Schlafengehen. Wer lieber Tabletten zu sich nimmt, kann reines Natriumbikarbonat in Tablettenform einnehmen. 1 Teelöffel Basenpulver entspricht etwa 3 bis 4 Tabletten.

Rezept für Basenpulver nach Dr. Stossier

Natrium monohydrogenphosphoricum	10,0
Kalium citricum	10,0
Calcium carbonicum	100,0
Natrium hydrogencarbonicum	ad 200,0

Basische Mineralstoffe helfen, die zum Teil enormen Säurebelastungen in unserem Körper zu reduzieren. Auch die unangenehmen und manchmal schmerzhaften Reaktionen der Entgiftung werden dadurch gelindert. Eine Übersäuerung äußert sich immer durch Schmerz. Sei es, dass einzelne Gelenke schmerzen oder sogar alles wehtut. Auch Kopfschmerzen sind durchaus häufig. Der akute Schmerz eines Gichtanfalls ist ein typischer Säureschmerz – Harnsäure führt zu einer gelenksnahen Entzündung.

Patientenbericht

Basenpulver schafft rasche Abhilfe

Auch Franziska Schönfeld bestätigt: Die Einnahme des Basenpulvers hat die verschiedentlich aufgetretenen Rückvergiftungserscheinungen rasch zum Abklingen gebracht.

• Mineralstoffe und Freie Radikale

Relativ oft zeigt sich während einer Mayr-Therapie ein Kalium- oder Magnesiummangel, der mit Muskelschmerzen einhergeht. Die Beschwerden bessern sich typischerweise bei Bewegung, erfordern aber auch die entsprechende Substitution von Kalium und Magnesium, in ausgeprägten Fällen sogar als Infusion.

Im Schlepptau der Entgiftung treten verstärkt auch aggressive Stoffwechselprodukte auf, die so genannten Freien Radikale. Sie sind sehr reaktionsfreudig und führen zu nachhaltigen Störungen des Stoffwechsels und zu Erkrankungen. Daher müssen sie rasch beseitigt werden, etwa mit Hilfe von Antioxidanzien, ihren Gegenspielern.

Der Mayr-Arzt wird also genau prüfen, was und wie viel ergänzt werden muss. Neben modernen Laboruntersuchungen stehen ihm dabei auch komplementärmedizinische Verfahren zur Verfügung, die ein gezieltes individuelles Vorgehen ermöglichen.

INFO

Der eingeatmete Sauerstoff ermöglicht unserem Körper zwar die Energiegewinnung, bildet dabei aber auch die aggressiven Freien Radikale. Da sie gesundes Gewebe zerstören können, müssen sie durch „Antioxidanzien" unschädlich gemacht werden. Dazu gehören Selen, Vitamin C und E sowie Beta-Carotin.

Ergänzende Maßnahmen

Durch die Mayr-Therapie werden die Selbstheilungskräfte des Körpers angeregt, sodass Gesundung und Regeneration sich nachhaltig einstellen können. Ergänzende Maßnahmen zur Mayr-Therapie sind also nur dann sinnvoll, wenn auch sie diese Vorgänge unterstützen.

Gut zu wissen

Ergänzende Maßnahmen sind dann angezeigt, wenn sie

- Ausscheidung und Entgiftung fördern
- Therapieblockaden lösen
- Defizite ausgleichen
- regulierend im Sinne der Gesundung eingreifen
- emotional-psychische Probleme und Blockaden bessern.

Entgiftungsfördernde Maßnahmen

Wie bereits dargestellt, erfolgen Entgiftung und Entschlackung über verschiedene Organsysteme. Beschwerden treten dann auf, wenn die Ausscheidung ins Stocken gerät oder einzelne Organe überfordert werden. In diesem Fall wird die Ausscheidung vermehrt auf andere Systeme verlagert. So lehrt ein chinesisches Sprichwort: „Was über Darm und Nieren nicht ausgeschieden wird, verlässt über Lunge und Haut den Körper."

Da es auf diesem Weg jedoch zu unerwünschten Reaktionen kommen kann, macht es zuweilen durchaus Sinn, die Ausscheidung über den Darm aktiv zu fördern.

• Die Colonhydrotherapie

Die so genannte Colonhydrotherapie kann auf ärztliche Anordnung im Verlauf einer Mayr-Therapie durchgeführt werden, kann aber wiederum eine Mayr-Therapie nicht ersetzen. Im Zuge dieser therapeutischen Maßnahme leitet man über ein Darmrohr Wasser in den Dickdarm ein, wobei Menge und Temperatur individuell geregelt werden können. Mittels dieser Anwendung, die stärker als ein Einlauf wirkt, lässt sich eine schonende, aber effektive Reinigung des Dickdarmes erzielen. Idealerweise wird während der Colonhydrotherapie auch der Bauch behandelt.

Häufig wiederholte Anwendungen führen jedoch – anders als im Fall des Einlaufs – zum gegenteiligen Effekt: Der Darm gewöhnt sich an die „Hilfestellung" und wird immer träger, sodass die Ausscheidungsfunktion nachlässt. Bei Entgiftungsreaktionen und eindeutiger Indikationen stellt die Colonhydrotherapie aber eine wertvolle Hilfe dar.

• Das geht unter die Haut

Auch die Haut kann – über den Schweiß – Giftstoffe abgeben: Daher wirken alle Maßnahmen, die das Schwitzen fördern, unterstützend bei der Entgiftung. Aktiv wird das Schwitzen durch Bewegung gefördert, passiv durch Sauna- oder Dampfbadgänge. Die körperliche Betätigung hat jedoch den Vorteil, dass gleichzeitig Kohlensäure und andere gasförmige Säuren über die Lunge abgeatmet werden; damit ist die Atmung auch der schnellste Weg, den Säure-Basen-Haushalt auszugleichen.

Dennoch: Auch bei all diesen Maßnahmen muss der Schoncharakter im Vordergrund stehen. Oft ist hier nämlich weniger mehr. So sollten Sie sich vor jeder Form der Überforderung hüten, etwa durch exzessive Bewegung oder zu viele Saunagänge. Das bewirkt nur das Gegenteil.

Patientenbericht

Sauna – Entgiftung und Genuss

Sauna fördert die Abgabe von verschiedensten Giftstoffen über die Haut. Selbst wenn Sie als regelmäßiger Saunagänger diese Entgiftungsform gewohnt sind, sollten Sie es während der Mayr-Therapie nicht übertreiben. Etwas geringere Temperaturen, mehr Ruhezeit und vielleicht ein Aufguss weniger gewährleisten, dass der Genuss ein voller Erfolg wird. Auch Frau Schönfeld genießt diese Möglichkeiten: „Ich war begeistert vom Schwimmen und von der Sauna. Beides war zur Entgiftung unabdingbar, herrlich angenehm."

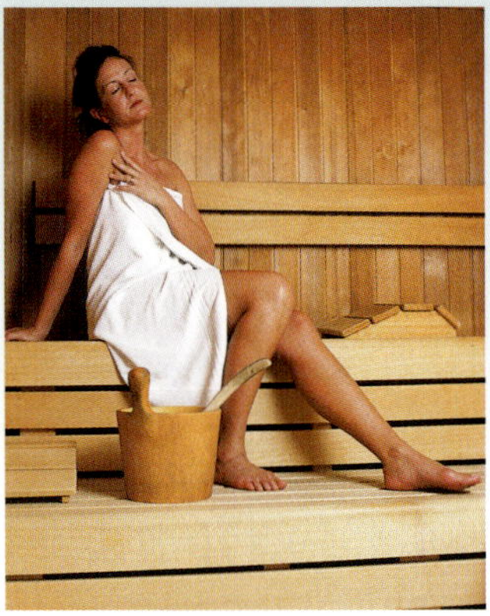

Physikalisch nachgeholfen Nicht jeder wird wissen, dass auch Massagen dem Körper helfen, über die Haut zu entgiften. Je nach Technik werden dabei Ablagerungen im Bindegewebe mobilisiert oder über diverse Reflexzonen (Fuß, Rücken) die Ausscheidungsorgane angeregt. Massagen fördern darüber hinaus auch die Sensibilität gegenüber dem Körper und seinen Signalen. Nützen Sie also diese Möglichkeit, wo immer Sie können.

Durch Bäder und Kneippanwendungen wird der Körper ebenfalls gezielt über Haut oder Schleimhäute entgiftet. Die Kneippgüsse, das Reibebad nach Kuhne oder „Auslaugebad“ können praktischerweise ganz leicht zu Hause durchgeführt werden. Ihr Mayr-Arzt wird Sie auch hier fachkundig anleiten.

Auslaugebad

Die Badewanne mit warmem Wasser füllen und eine Hand voll Basenpulver, Kalziumkarbonat oder Schichtseife hinzufügen. Beim Bad (20 bis 30 Minuten) wird stark über die Haut entgiftet oder ausgelaugt. Achtung: Bei niedrigem Blutdruck nicht zu heiß baden oder vor dem Heraussteigen kaltes Wasser auf Stirn und Armbeugen geben.

Aber auch die Aktivität der Leber, unseres Hauptstoffwechselorgans, lässt sich durch feuchte Wärme von außen unterstützen: Füllen Sie heißes Wasser in eine Wärmflasche, legen Sie ein feuchtes Tuch auf den rechten Rippenbogen (Lebergegend) und die Wärmflasche darüber und legen Sie sich damit beispielsweise vor dem Essen oder abends für 20 bis 30 Minuten zur Ruhe. Diese Maßnahme entspannt und bereitet mittags den Stoffwechsel auf das Essen vor.

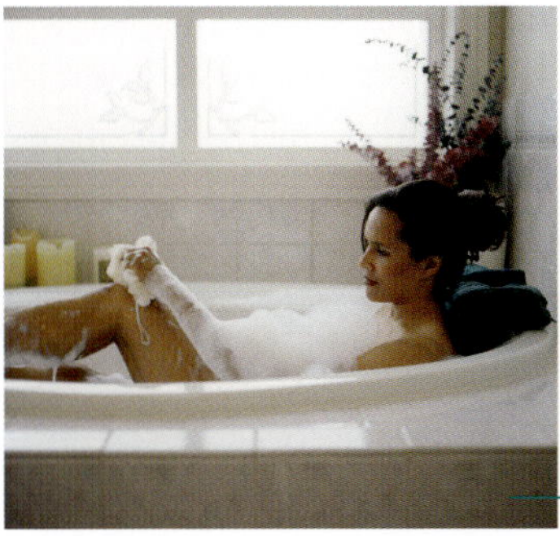

Das Auslagebad reinigt und entspannt gleichermaßen.

Ausgleich von Therapieblockaden

Manche Beschwerden klingen im Verlauf der Mayr-Therapie nicht ab, weil Störfelder die Genesung verhindern. Dabei kann es sich um Narben nach Operationen, chronische Entzündungen wie etwa Mandelentzündungen oder Nasennebenhöhlenentzündungen, die Zähne oder aber den Darm selbst handeln. Solche Störfelder lassen sich mittels der Applied Kinesiology (siehe Seite 77 f.) rasch und einfach auffinden. Ihre Behandlung erfolgt etwa durch Injektion an der Narbe oder am beherdeten Zahn. Die Beseitigung solcher Therapieblockaden führt oft als „Sekundenphänomen“ zur augenblicklichen Beschwerdefreiheit.

INFO

Die Neuraltherapie wurde von den Brüdern Huneke entwickelt. Sie konnten viele chronische Beschwerden durch Injektionen an Störfeldern erfolgreich behandeln. Tritt augenblicklich nach der Injektion Beschwerdefreiheit ein, so wird dies Sekundenphänomen genannt.

Ähnliches mit Ähnlichem behandeln: Homöopathische Regulation

Die Homöopathie gilt als klassische Regulationstherapie. Geeignete, homöopathisch zubereitete Arzneien können also den Stoffwechsel zur Regulation und damit zur Selbstheilung anregen.

Richtig eingesetzt, stellt die Homöopathie, falls benötigt, eine ideale Ergänzung zur Mayr-Therapie dar. Aufgrund der Verbesserungen infolge der Mayr-Therapie treten dann die für die homöopathische Arzneifindung wichtigen Symptome klarer zutage. Umgekehrt wirken die Arzneien bei einem durch die Mayr-Therapie gereinigten Organismus um vieles besser.

INFO

Der englische Arzt Dr. Edward Bach fand eine Reihe von „Blütenkonzentraten", die, wie er es formulierte, negative Seelenzustände auszugleichen helfen. Diese als Bach-Blüten bekannten Arzneien sind hervorragend geeignet, während der Mayr-Therapie wieder zur emotionalen Mitte zurückzuführen.

Emotional-psychische Beschwerden

Während der Mayr-Therapie ist man mit Situationen konfrontiert, die man im Alltag nicht wahrnimmt. Man hat plötzlich Zeit für sich und spürt, wie notwendig und wichtig die Regeneration und Entspannung ist. Was liegt also näher, als einzelne Entspannungstechniken einmal am eigenen Leibe auszuprobieren? Ob Autogenes Training, Tai-Chi, Qi Gong, Feldenkrais oder Yoga – der Techniken sind viele, und so wird sicher für jeden etwas dabei sein. Einmal erlernt, können sie auch später im Alltag helfen, richtig und wirkungsvoll zu entspannen. Auch Bach-Blüten helfen, das emotionale Gleichgewicht wiederzufinden.

Die seelische Reinigung ist eine Selbstverständlichkeit während der Mayr-Therapie. Seelische Krisen treten dabei dennoch oft unvermutet auf und erwischen uns „kalt". Hier kann das Gespräch mit dem Mayr-Arzt Sorgen und Ängste nehmen, denn meist ist es möglich, bereits durch geringe Intervention viel zu erreichen.

Loslassen entspannt

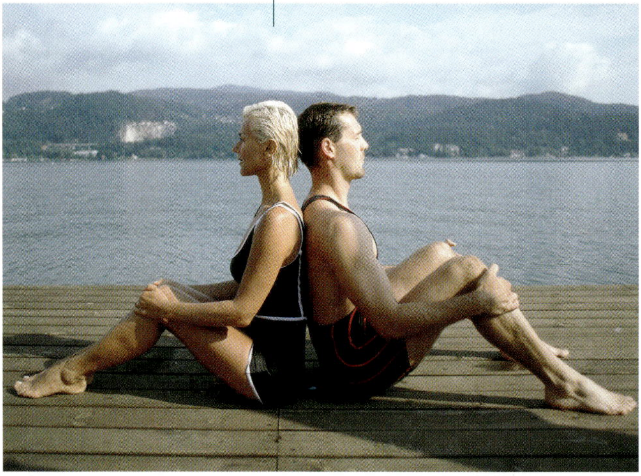

Ein Tag in der Mayr-Therapie

Die Mayr-Therapie „lebt" geradezu von einem klar strukturierten Tagesablauf, der genau angibt, wann welche Maßnahme stattfindet. Dieses auf den ersten Blick starre Gerüst lässt dem Patienten dennoch genug Frei- und Spielraum, um in die eigene Mitte zu finden.

1. Morgens 1 Teelöffel Bittersalz auf 1/4 Liter Wasser mit 1 Teelöffel Basenpulver trinken.
2. Anschließend Bewegung (leichte Gymnastik, Laufen etc.). Danach Wechselduschen und Trockenbürsten der Haut.
3. Frühestens 1/2 Stunde nach dem Bittersalz frühstücken, je nach Diätform und mit intensivem Kautraining.
4. Frühestens 4 bis 5 Stunden nach dem Frühstück Mittagessen, je nach Diätform und mit intensivem Kautraining.
5. Zwischen den Mahlzeiten über den Tag verteilt zwischen 3 und 5 Liter Wasser, Kräutertee und Gemüsebrühe trinken.
6. Nachmittags spazieren gehen, wandern, schwimmen oder andere leichte körperliche Betätigungen.
7. Abendessen, bestehend aus Kräutertee, 1 Teelöffel Honig, etwas Orangen- oder Zitronensaft. Den Honig im Tee auflösen und diesen löffelweise einnehmen.
8. Leberwickel vor dem Mittagessen auflegen (wenn möglich), auf jeden Fall abends.
9. Vor dem Schlafengehen nochmals 1/4 Liter Wasser mit 1 Teelöffel Basenpulver trinken.
10. Früher schlafen gehen als sonst, Ruhephasen einplanen und sich bewusst Zeit für sich selbst nehmen.

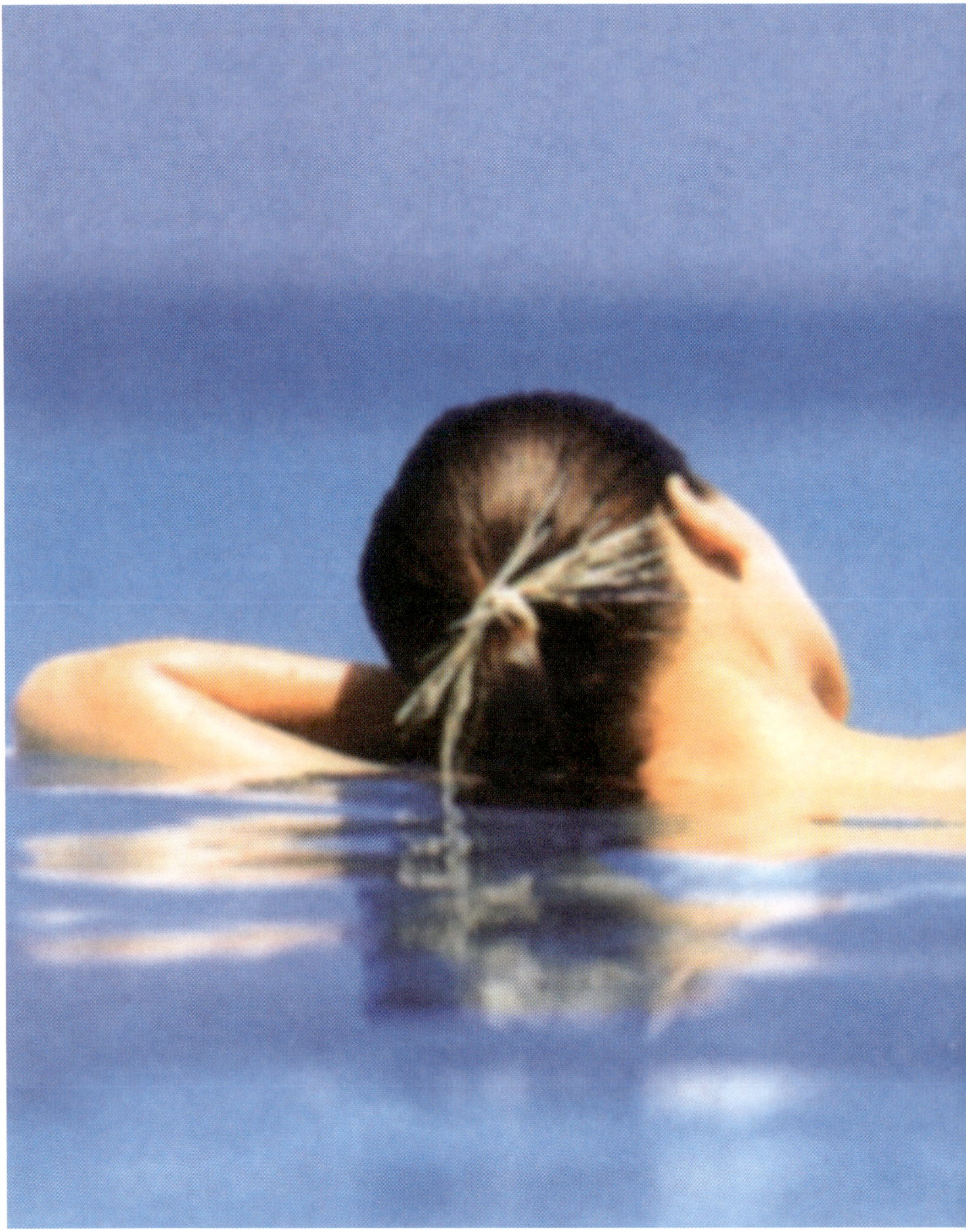

Einfluss auf Geist und Seele

Fasten greift intensiv in den Bereich von Geist und Seele ein. Auch deswegen empfehlen es alle Weltreligionen seit Jahrtausenden ihren Gläubigen. Fasten setzt die Bereitschaft voraus, sich diesem Erlebnis zu stellen. Wenn Sie dabei eine positive Grundhaltung einnehmen, werden Sie Erkenntnisse gewinnen, die es Ihnen erleichtern, eventuelle Problemlagen Ihres Lebens zu analysieren. Vielleicht gelangen Sie sogar zu neuen Lebensansätzen für den Alltag. Es ist Aufgabe Ihres ärztlichen Begleiters, Ihnen zu helfen, eventuell auftauchende seelische Krisen aufzufangen und eine übertriebene Fasten-Euphorie im Sinne einer Fasten-Sucht zu vermeiden.

Sich einlassen auf einen neuen Weg

Bevor Sie sich auf den Mayr-Weg begeben, sollten Sie sich darüber bewusst werden, dass diese Methode der Entgiftung nicht nur den Körper betrifft: Vielmehr wird sie auch reinigend und klärend auf Geist und Seele einwirken, so wie diese ja auch oft unsere körperliche Befindlichkeit beeinflussen. Es ist ein Charakteristikum ganzheitlicher Heilmethoden, dass sie Körper, Geist und Seele als Einheit einbeziehen und keinen der drei Teile isoliert betrachten oder behandeln. Analog wird der Mayr-Arzt in seine Diagnostik auch sein Bild von Ihrem seelischen Zustand einfließen lassen und seine therapeutischen Empfehlungen danach ausrichten.

Mens sana in corpore sano

Symptome, in denen die herkömmliche Medizin mit ihrer monokausalen Denkweise eine psychische Störung vermutet, können vielfach durch eineMayr-Therapie gut behandelt werden.

Vertrauen auf die Mayr-Lehre

Beginnen Sie also erst mit der Schonung, wenn Sie bereit sind, neben körperlichen Reaktionen auch intensive Änderungen Ihrer Gefühlslage zu durchleben. Diese unterliegen natürlich keiner starren Gesetz-

INFO

Stoffwechselgifte können auch seelische Dysharmonien wie Depressionen, Aggressionen, Schlafstörungen und Albträume auslösen. Deshalb können während einer Mayr-Therapie auch seelische Unpässlichkeiten auftreten. Beides lässt sich durch gesteigerte ausleitende Maßnahmen rasch überwinden.

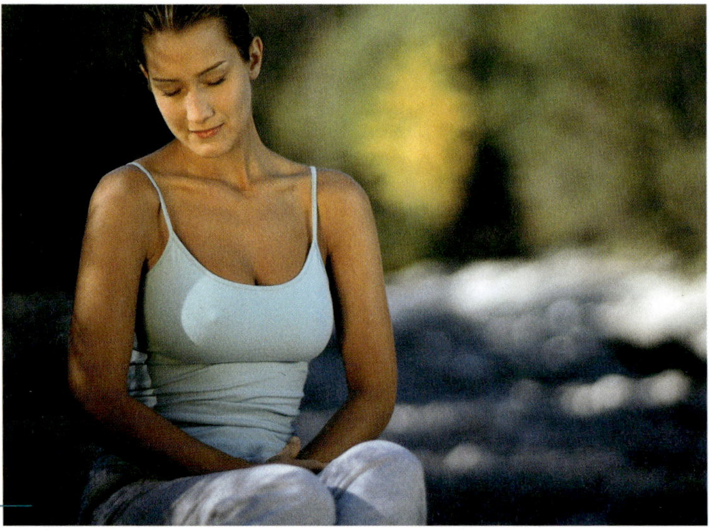

Wichtig ist die Bereitschaft, in sich hineinzuhören.

mäßigkeit. Zeitpunkt des Auftretens, Intensität und Häufigkeit sind individuell sehr verschieden, sodass sich nicht vorhersagen lässt, in welcher Phase Sie mit ihnen rechnen müssen.

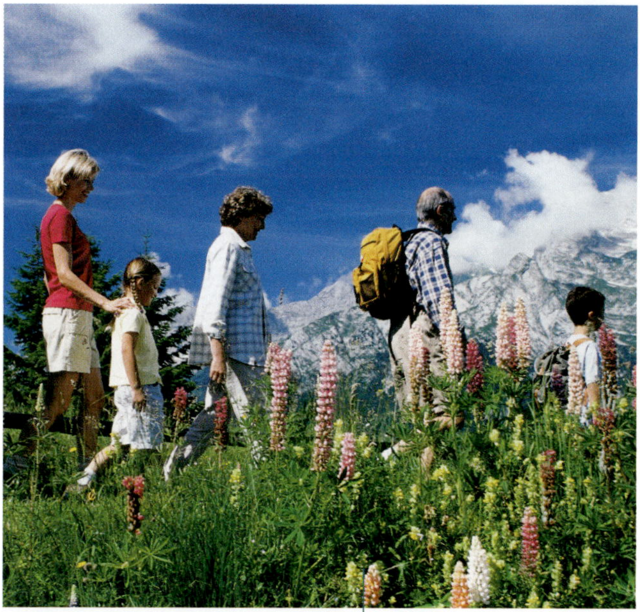

Das Ziel vor Augen motiviert.

Informieren Sie sich so genau wie möglich über die Gedanken Mayrs, über die Funktion des Verdauungsapparates und der inneren Organe und über den Weg zur Gesundheit. Nur wenn Sie meinen, dass es für Sie der richtige Weg sein kann, vertrauen Sie sich einem in dieser Medizin ausgebildeten Mayr-Arzt an. Er wird Sie als verantwortungsbewusster „Bergführer“ auf den Gipfel des Wohlbefindens und der Gesundheit begleiten. Gehen müssen Sie den Weg allerdings schon selbst, Schritt für Schritt – auch wenn er manchmal steil und steinig sein und Ihnen viel Disziplin abverlangen wird. Deshalb ist es so wichtig, dass Sie an das Ziel glauben – damit Sie nicht auf halbem Wege aufgeben, wenn sich plötzlich Hindernisse auftun oder die Kraft Sie verlässt. Mit dieser Einstellung werden Sie am Ende den Gipfel stürmen. Mit jeder Wiederholung wird Ihnen die Mayr-Therapie wesentlich leichter fallen. Viele Menschen sehnen sich geradezu danach, eine solche Therapie jährlich einmal zu wiederholen.

INFO

Medizinische Forschungen haben auch ergeben, dass sich die hormonelle Umstellung beim Fasten grundlegend von der beim Hungern unterscheidet.

Freiwilliger Verzicht

Hunger ist gemeinhin kein freiwillig gewählter Zustand – vielmehr bedroht er den Körper in seiner gesamten Existenz, da die Gefahr des Hungertodes besteht. Der Organismus gerät dabei rasch in „Panik“ und verbrennt – um die lebensnotwendigen Funktionen aufrechterhalten zu können – relativ rasch wichtige Stoffe, etwa Struktureiweiße. Viele Fastengegner weisen dementsprechend auf gefährliche

Stoffwechsel

Darunter versteht man die Gesamtheit der chemischen Reaktionen im Organismus, die an Aufbau und Umwandlung von aufgenommenen Stoffen (Nahrungsmittel, Sauerstoff) sowie Auf-, Um- und Abbau körpereigener Substanzen beteiligt sind.

Stoffwechselentgleisungen hin, die bei stationär behandelten Patienten mit Nulldiät beobachtet wurden. Diese Patienten waren jedoch nur unzureichend, oft auch gar nicht über die bevorstehenden Vorgänge in ihrem Körper aufgeklärt worden und hatten demnach gar nicht die Möglichkeit, sich seelisch und geistig darauf einzustellen. Für sie und ihren Körper gab es keinen signifikanten Unterschied zwischen Fasten und Hungern.

• Ein neues Körpergefühl

Fasten ist immer eine freiwillige Maßnahme. Der Fastende verzichtet auf etwas zeitweilig Entbehrliches, die gewohnte Nahrung, um quasi im Tausch dagegen sich als Einheit von Körper, Geist und Seele zu erfahren und sich neu kennen zu lernen. Diese positive Erwartungshaltung ist eine wesentliche Voraussetzung dafür, dass sich der Körper die „Mühe" macht, wichtige Körperbausteine zu schonen und Schlacken aus weit entfernten Deponien – etwa aus den kleinen Fingergelenken oder dem Großzehengrundgelenk – in die Leber zu transportieren, um sie für den täglichen Energiebedarf bereitzustellen. Es ist gerade so, als ob man im Gehirn den Schalter „Fasten" umlegen würde: Sofort beginnt der Körper zu entgiften, zu entsäuern und sich zu reinigen.

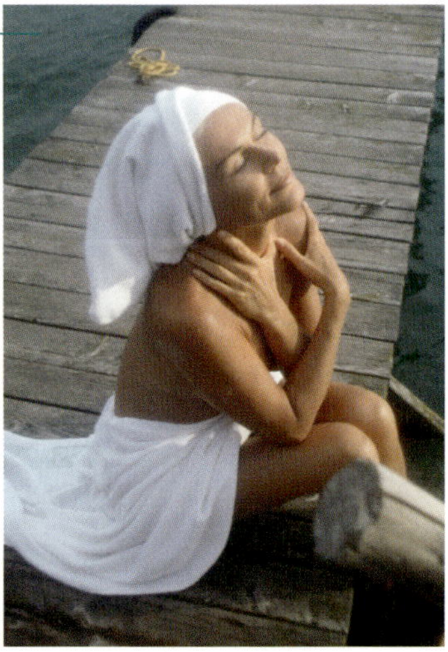

Auch Entspannung ist ein wichtiger Teil der Mayr-Therapie.

Ist die entsprechende Fastenbereitschaft vorhanden, so stellt sich häufig rasch ein leichtes, frohes Körpergefühl ein. Die Schonung des Magen-Darm-Trakts wirkt, trotz anfangs eventuell verstärkt auftretender Müdigkeit oder vorübergehender Rückvergiftungserscheinungen wie Kopfschmerzen und Übelkeit, meist gegen Ende der ersten Woche geradezu erquickend. Viel Bewegung in frischer Luft, Entspannung, ein gutes Buch, schöne Musik, Meditation oder Gebet fördern ebenfalls den Schlackenabbau im Körper.

Positive Erwartungshaltung

Je stärker das Bild von dem, was Sie durch Fasten erreichen wollen, in Ihnen ausgeprägt ist, desto leichter fällt Ihnen der Nahrungsverzicht. Ihre Fastenbereitschaft ist damit größer, und Missempfindungen werden nicht so wichtig genommen.

Die geistige Herausforderung

Zunächst bedarf es schon, wie etwa beim Sprung vom Dreimeterbrett, der Überwindung einer kleinen „Angstschwelle", wenn man für eine bestimmte Zeit mehr oder weniger ganz auf Nahrung verzichten möchte. Denn was für unsere Vorfahren noch völlig selbstverständlich war – nämlich in Abhängigkeit von den Jahreszeiten auch wesentliche Lebensmittel entbehren zu müssen –, ist uns längst fremd geworden: Uns Mitteleuropäern steht zu jedem Zeitpunkt des Jahres jedes Nahrungsmittel zur Verfügung. Dies ist jedoch nicht unbedingt zu unserem Besten, weil der Körper hinsichtlich bestimmter Nahrungsmittel Schonzeiten benötigt. Es gilt, sich dessen wieder bewusst zu werden und danach zu handeln – und eben einmal freiwillig die Nahrungsaufnahme zu drosseln.

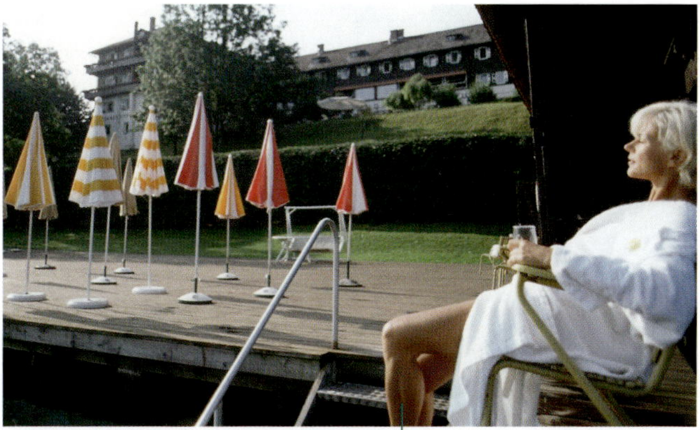

Schonzeiten sind auch für den Verdauungsapparat wichtig.

Sich dem Kommenden stellen

Mit der Umstellung des Körpers auf eine Art Selbstversorgung durch den Abbau entbehrlicher, teilweise sogar schädlicher Körpersubstanzen mag sich zuweilen eine bedrückende Niedergeschlagenheit beim Fastenden breit machen. Persönliche Fragen und Sorgen gewinnen eine starke und manschmal belastende Präsenz. Weit zurückliegende, verdrängte Erlebnisse werden aus dem Unterbewusstsein in die Gegenwart unserer Gefühle gespült und schreien nach Aufmerksamkeit. Sie erneut wegschieben zu wollen wäre jetzt ein großer Fehler.

Im Fasten werden uns tiefere Bewusstseinsschichten zugänglich als im Alltagsleben. Jetzt können Sie einerseits Ihr wirkliches Wollen und Ihre Bedürfnisse konkreter wahrnehmen und andererseits Konflikte

Der Körper als Selbstversorger

Werden dem Körper weniger Kalorien zugeführt, als er zur Aufrechterhaltung der lebensnotwendigen Stoffwechselvorgänge benötigt, so muss er auf seine Reserven zurückgreifen und körpereigene Substanzen zum Energiegewinn verbrauchen. Beim Fasten werden überflüssige, ja sogar schädliche Stoffe dafür verwendet.

INFO

Nur etwa 10 bis 20 Prozent unserer Lebenserfahrung sind uns bewusst und damit direkt zugänglich; der Rest ruht im Unterbewusstsein. Bewusstseinserweiternde Übungen versuchen, Teile des Unbewussten zu erschließen. Eine Möglichkeit ist die Meditation, die besonders leicht im Fasten zu erlernen ist.

viel objektiver beurteilen, aber auch praktikablere Lösungswege erkennen. Dies ist die vielleicht einmalige Gelegenheit: Entsorgen Sie Ihren „seelischen Müll“ rückstandsfrei und dauerhaft.

Aufbruch zu neuen Ufern

Nach Abschluss der ersten Reinigungsphase des Körpers erwacht mit zunehmendem körperlichem Wohlbefinden eine große Seelenruhe. Die Vergangenheit tritt nun stärker in den Hintergrund. Aus diesem neu gewonnenen Abstand erwächst die Bereitschaft und Fähigkeit zu Korrekturen – am Verhalten und am Lebensweg. Zudem verliert die Zukunft ihre unberechenbare Bedrohlichkeit. Die wohltuende Abgerücktheit von Vergangenheit und Zukunft gibt Raum, sich den Sinnfragen des Lebens zu stellen.

Möglicherweise werden Sie während einer Mayr-Therapie einschneidende Veränderungen für Ihr weiteres Leben beschließen. Sei

Neue Klarheiten gewinnen.

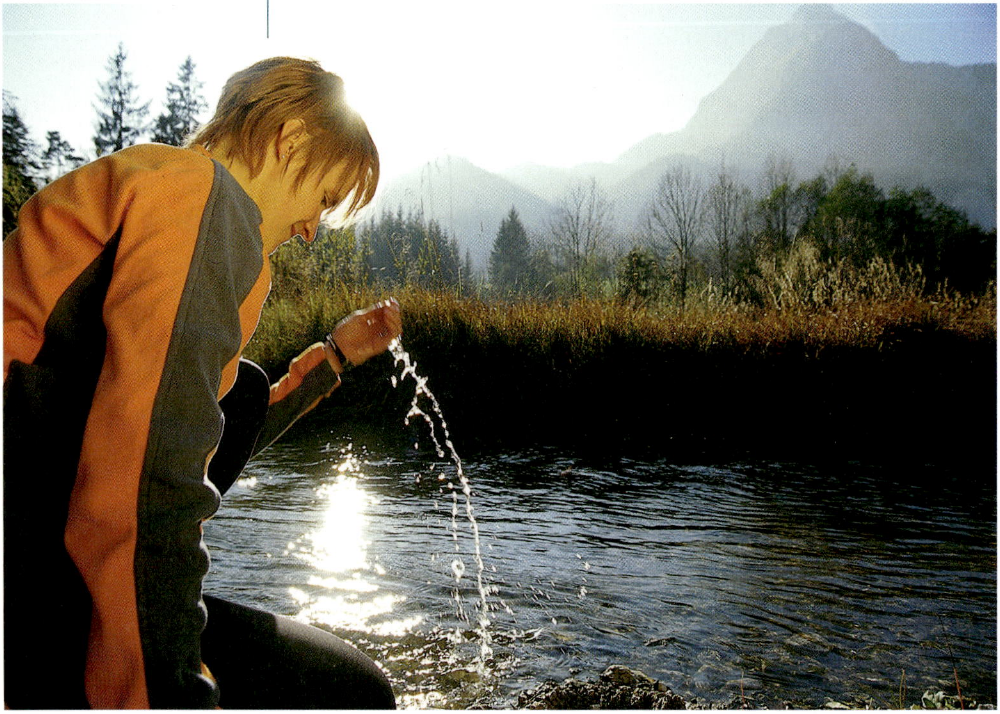

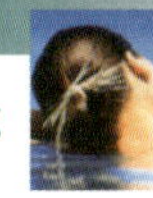

es, dass Sie berufliche Tätigkeiten, die vorwiegend auf den Gelderwerb ausgelegt sind, als innerlich unbefriedigend und krank machend erkennen und verändern, sei es, dass Sie bisher scheinbar unlösbare Probleme im privaten Leben bewältigen. Zugleich mögen zuweilen tief verschüttete, schöpferische Kräfte geweckt werden. Sobald Ihr Körper gereinigt ist, wird auch Ihre Seele offen und bereit sein, sich selbst zu finden und zu neuen Ufern aufzubrechen.

Das Glück des Fastens

In vielen Fällen kommt es auch, wenn die körperliche und seelische Reinigung weit genug gediehen ist, zur so genannten Fasteneuphorie: Die Leichtigkeit des Körpers, die Mühelosigkeit jeder Bewegung und die Klarheit im Denken wirken einfach beflügelnd. Manch Fastender fühlt sich so wohl wie noch nie zuvor und muss regelrecht „gezwungen" werden, wieder mehr zu essen. Bei vernünftigem Kostaufbau und unter Beibehaltung gesunder Ernährungs- und Lebensgewohnheiten im Alltag werden das gute Körpergefühl, die innere Ruhe und die gesteigerte Lebensfreude lange Zeit fortdauern. In dem Augenblick, in dem Sie diese Lebensqualität zu verlieren drohen, sollten Sie die Therapie wiederholen.

TIPP

Bei leichten Depressionen erweist sich eine Darmreinigung oft als ideale Therapie. Nach kurzer Zeit kommt es meistens zu einer bemerkenswerten Stimmungsaufhellung, die sowohl die Einnahme von Antidepressiva als auch häufig langwierige Gespächstherapien überflüssig macht.

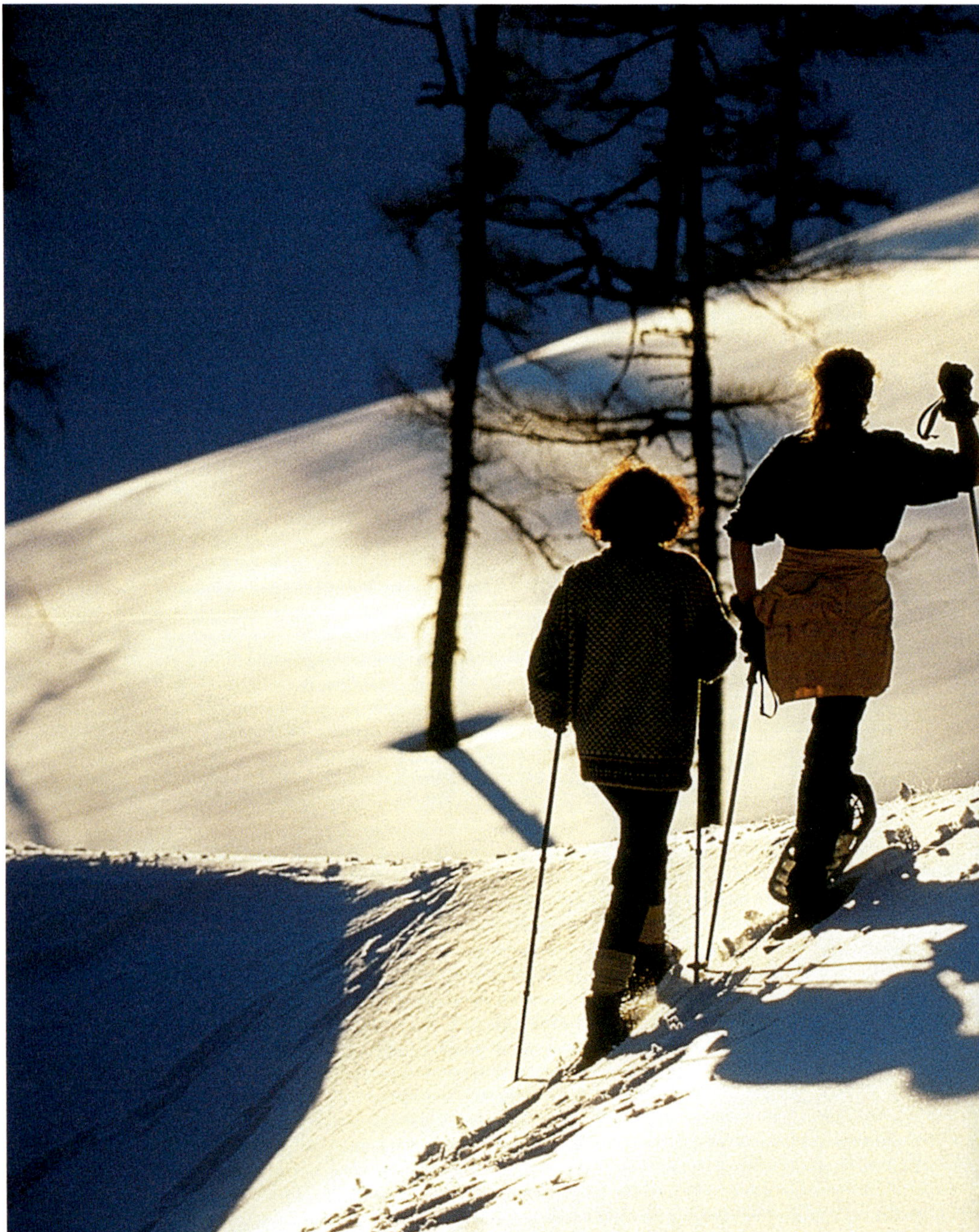

Die sanfte Ausleitung

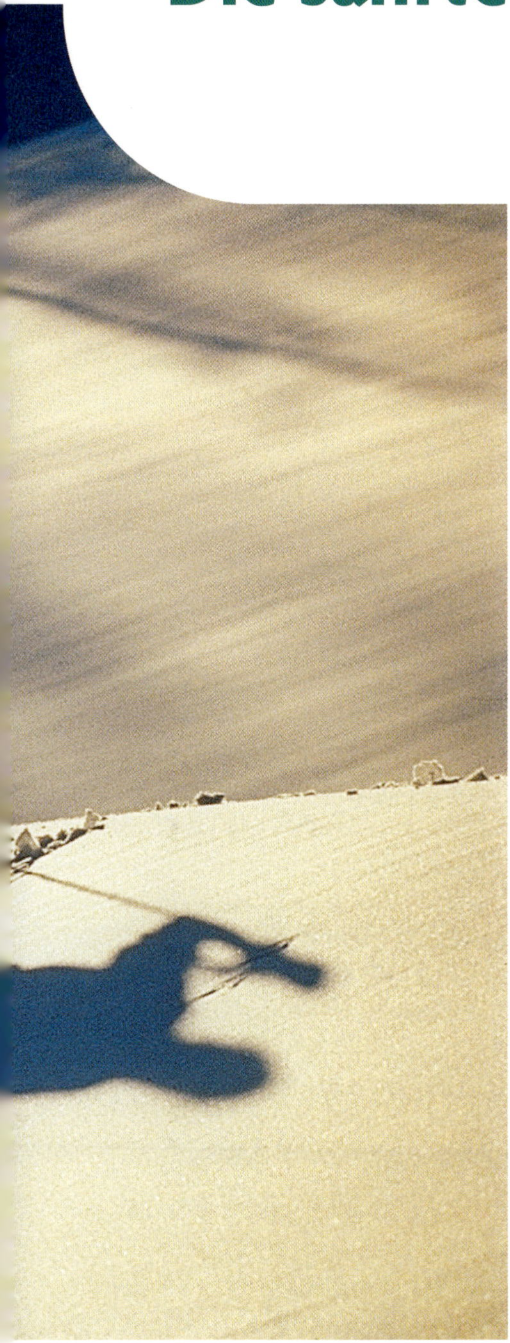

Unterschätzen Sie nicht die Wichtigkeit der Übergangsphase von der strengen Therapieform zur Alltagskost. Der Erfolg der Behandlung hängt wesentlich von der richtigen Gestaltung dieses Übergangs ab. Die schrittweise und vorsichtige Rückkehr zur Ernährung im Alltag ist dabei von entscheidender Bedeutung. Fehler im vorsichtigen Ausgleiten aus der Therapie können leicht zu Unwohlsein führen und das Ziel der Behandlung gefährden.

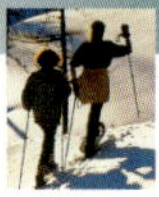

Kein Fastenbrechen

Es ist vergleichsweise leicht, rasch in eine strenge Diät oder ins Fasten einzusteigen. Schon mehr Disziplin muss der Patient mitbringen, um die neue Ernährungsweise über mehrere Wochen hinweg auch konsequent durchzuhalten. Die schwierigste und heikelste Phase aber ist sicherlich der vernünftige, richtig „dosierte" Übergang zur Normalkost, denn hier liegen die größten Gefahren und Fehlerquellen. Gerade für diesen Teil der Therapie ist daher die Anleitung durch einen Mayr-Arzt besonders wichtig. Die diagnostischen Kriterien nach Mayr geben ihm die Richtlinien an die Hand, nach denen er den richtigen Zeitpunkt für den Wechsel in die nächste Diätstufe der Kost bestimmt. Wir sprechen daher nicht vom Fastenbrechen, sondern vom sanften Ausleiten.

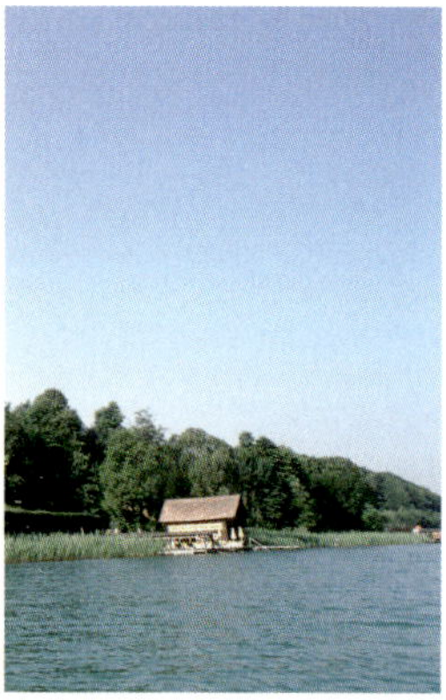

Ein guter Steuermann ist wichtig

Untergewichtige, verdauungsschwache Menschen fühlen sich beim Fasten oder der Milchdiät häufig so wohl, dass sie gern bei dieser Kostform bleiben würden. Da dies jedoch zu einer Überempfindlichkeit gegen weniger schonende Nahrungsmittel führen würde, muss der Mayr-Arzt frühzeitig zum Kostaufbau drängen.

Die Entdeckung der Langsamkeit

Ebenso wie die gesamte Mayr-Therapie erfolgt auch ihre Ausleitung immer mit Rücksicht auf den Körper. Der Übergang zur Alltagskost darf nicht zu schnell, bei manchen Menschen aber auch nicht zu langsam durchgeführt werden: Während eines vernünftigen Kostaufbaus unter weiterer Einbeziehung der Mayr-Heilprinzipien regeneriert und gesundet der Körper nämlich permanent weiter – eine zu rasche Therapieausleitung könnte hingegen den endgültigen Erfolg empfindlich schmälern, weil man dem optimalen Gesundheitszustand nicht nahe genug kommt. Eine langsame Ausleitung hat außerdem den Vorteil, dass man diese Zeit dazu nutzen kann, seine Ernährungsgewohnheiten nachhaltig auf etwas weniger und etwas leichtere Nahrung umzustellen.

• Risiken der Ausleitung

Und damit nicht genug: Da der sensibler gewordene Darm einer vorsichtig gesteigerten Belastung – und nicht der „Holzhammermethode" – bedarf, gerät er leicht durch (noch) zu Deftiges in Aufruhr und wehrt sich dagegen oder gleitet sogar wieder in krankhaftes Verhalten ab. Eine gerade erst gesundete, zarte Schleimhaut verträgt eben noch keine scharfkantige Kleie, wie sie etwa für Vollwertnahrung charakteristisch ist. Die groben Spelzen verletzen den Darm, es entstehen Reizungen und lokale Entzündungen, und der Krankheitsprozess beginnt von vorn.

Selbst nach einer mehrwöchigen, stationären Behandlung kann es bei lange bestehenden, aber auch nach lange zurückliegenden Erkrankungen zu Hause zu heftigen Reaktionen kommen. In solchen Fällen wäre es fatal, die Diätvorschriften zu entschärfen oder, in der Annahme, dass gerade die Diät die Symptome hervorgerufen hätte, sie sogar aufzugeben. Damit würde man dem Körper die Möglichkeit der Heilreaktion entziehen, und das alte Leiden bliebe bestehen.

Gerade das Gegenteil ist hier sinnvoll, nämlich die Rückkehr zu einer stärkeren Form der Schonkost. Durch diese Art der Entlastung kann das gesamte Energiereservoir des Körpers auf die rasche Heilung konzentriert werden.

Schleimhaut

Die Schleimhaut kleidet das Innere von Hohlorganen aus und wird durch Drüsensekretion feucht gehalten. Im Magen-Darm-Trakt dient der von den Drüsen produzierte Schleim als Selbstverdauungsschutz und als Barriere gegen Darmbakterien und Nährsubstrat.

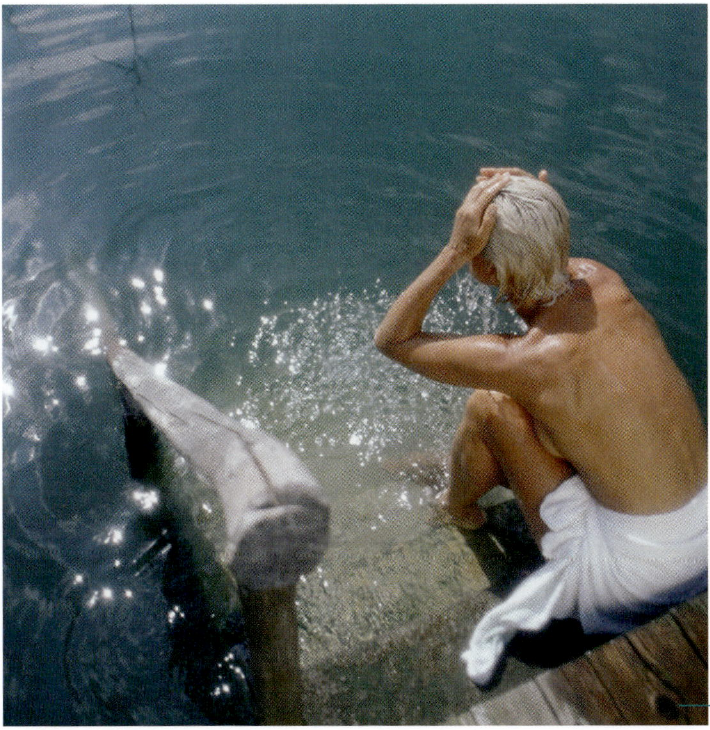

Auch die Ausleitungsphase zur Besinnlichkeit nutzen.

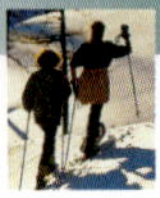

Süchtig nach Fasten?

Verdauungsschwache oder verdauungsgeschädigte Menschen fühlen sich unter monotoner Schonkost so wohl wie noch nie zuvor. Sie neigen dazu, viel zu lange auf strengeren Diätstufen zu verweilen, und müssen geradezu gedrängt werden, ihren Magen-Darm-Trakt allmählich wieder zu belasten. Ein zu langsamer Aufbau lässt sie nämlich zunächst energetisch, dann auch substanziell verarmen: Der Organismus beginnt, wichtige Körperbausteine abzubauen, um Energie zu produzieren.

Bedeutungsvoll ist für den Mayr-Arzt auch der Gehirnstoffwechsel. Während des Fastens und auch bei strenger Diät kommt es im Gehirn zu einer erhöhten Endorphinausschüttung. Endorphine werden von unserem Körper gebildet und haben eine starke schmerzstillende Wirkung (ähnlich der des Morphiums). Sie beteiligen sich an der Steuerung vegetativer Funktionen. Im Magen-Darm-Bereich beeinflussen sie Antrieb, Verhalten und Hemmung der Darmbewegungen. Endorphine sind die so genannten „Glückshormone“, die uns in einen euphorischen, leicht manischen Zustand versetzen – deshalb kann Fasten auch als Droge bezeichnet werden: Besteht nämlich eine entsprechende Disposition, so kann Fasten süchtig machen (was schon der Begriff „Magersucht“ suggeriert). Auch unter diesem Gesichtspunkt ist es besser, Fasten oder strenge Diäten nur unter Anleitung eines erfahrenen Arztes durchzuführen.

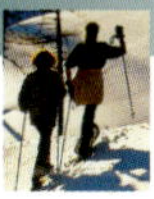

Ausleiten – aber richtig

In unserer schnelllebigen, hektischen Welt werden stationäre Fastentherapien aus Zeitmangel zumeist nicht lange genug durchgeführt. Dies steht im Gegensatz zu der Tatsache, dass unsere Regenerationsfähigkeit im Vergleich zu früheren Generationen stark abgenommen hat: Da die Umweltbelastungen gestiegen sind, verschlacken auch wir mehr und sollten mehr Zeit und Mühe darauf verwenden, uns zu entgiften. Dem wäre eigentlich durch längere, nicht durch kürzere Therapieaufenthalte im Vergleich zu früher Rechnung zu tragen.

INFO

Die Vergiftung unserer Umwelt betrifft Trinkwasser, Luft, Böden und Nahrungsmittel. Das führt zu zunehmender Übersäuerung aller Gewebe und Organe des Körpers. Die anfallenden Säuren werden mit Hilfe von Mineralien aus den körpereigenen Depots neutralisiert und als so genannte „Schlacken" im Körper gelagert.

Von der Schonkost zur Dauerkost

Die Lösung liegt in der Verlängerung der Ausleitungsphase. Hier verspricht wiederum die Kombination einer strengen stationären Therapieform mit einer ambulanten Anschlusstherapie zu Hause den größten Erfolg.

Im Bedarfsfall kann die Milde Ableitungsdiät (siehe Seite 109 ff.) über mehrere Monate hinweg eingehalten werden. F.X. Mayr etwa behandelte seine Patienten in Karlsbad vom Frühling bis zum Herbst; damit konnte er so tief greifende Stoffwechselumstellungen erzielen, dass der Erfolg über Jahre anhielt.

• Schritt für Schritt zur Normalität

In den meisten Fällen beginnt der Kostaufbau mit einer kleinen Eiweißzulage jeweils zum Frühstück und zum Mittagessen (siehe die Erweiterte Milchdiät, Seite 109). Manchmal allerdings erscheint es zweckmäßiger – etwa bei starker Gefäßverschlackung durch Eiweißmast –, die Eiweißzulage durch Gemüseaufstriche zu ersetzen oder diese Stufe sogar zu überspringen und sofort Basensuppen zu verabreichen.

Anschließend folgt die Milde Ableitungsdiät, die ja in drei Stufen verläuft; die erste Stufe sollte mindestens eine Woche dauern. Manchmal eignet sich die dritte Stufe der Ableitungsdiät übrigens problemlos für lange Zeit als Normalkost. In jedem Fall dürfen Rohkostprodukte

Proteine

Die Gabe von isoliertem Tierprotein führt zu einer Erhöhung des Cholesterinspiegels im Blut, während pflanzliches Protein den Cholesterinspiegel nicht beeinflusst. Zufuhr von tierischem Eiweiß ist daher die Ursache für Arteriosklerose und deren Folgekrankheiten.

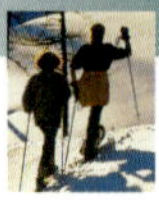

Patientenbericht

Die Rückbildung des entzündlichen Kotbauches und der Entenhaltung

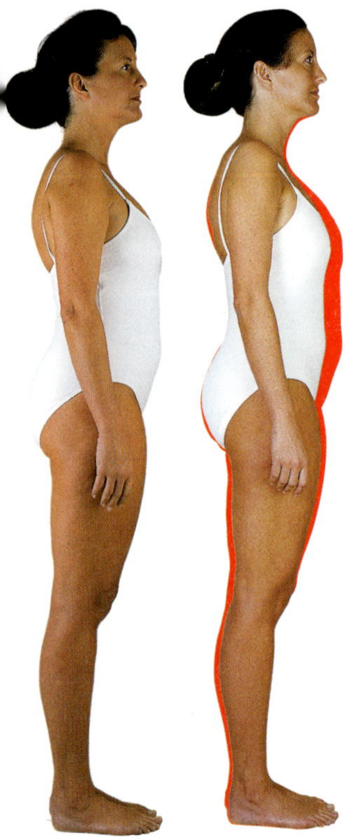

Zu Beginn *Zum Ende der Behandlung*

Gegen Ende der stationären Therapie

Das wurde auch mit Frau Schönfeld verabredet: Unsere Patientin fühlt sich nach der dreiwöchigen stationären Therapie körperlich und geistig wie neugeboren und unglaublich fit. Die zu Beginn der

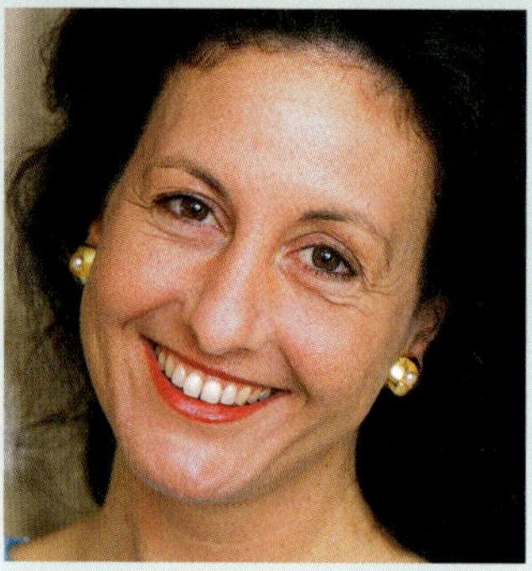

Therapie beklagten Blähungen und zeitweiligen Schmerzen im Lendenwirbelsäulenbereich sind verschwunden.

Nach ambulanter Vorbehandlung und stationärer Therapie zeigen sich deutliche Veränderungen im Gesicht: Die Müdigkeit in den Augen und der Haut ist verschwunden. Die Haut wirkt wesentlich straffer und lässt deshalb die Konturen des Gesichts wieder besser erkennen. Das dritte Weiß im Augapfel ist nicht mehr zu sehen, der Augenschließmuskel hat also wieder eine gesunde Spannung. Die Zunge weist nur noch einen Hauch von Belag auf. Frau Schönfeld hat bis zum Beginn der Ausleitung 8,2 Kilo abgenommen. Ihr Ziel ist es, weitere fünf Kilo zu verlieren.

Der Umfang des Brustkorbes ist unter den Achseln gemessen 8 Zentimeter, am unteren Ende des Brustkorbes 5 Zentimeter, der Taillenumfang 7 Zentimeter schmaler geworden. Der Zwischenrippenwinkel beträgt nur noch 45 Grad . Die Leber ist selbst bei maximaler Einatmung nicht mehr tastbar und somit auch nach Mayr'schen Kriterien klein genug.

Der entzündliche Kotbauch hat sich weitgehend zurückgebildet und ist nur noch wenig erkennbar. Auch die Entenhaltung hat sich fast normalisiert. Die Cellulite an beiden Oberschenkeln kann man mit bloßem Auge nicht mehr erkennen.

Frau Schönfeld möchte unbedingt ihr Ziel erreichen: wieder so auszusehen und sich auch so zu fühlen wie vor den Schwangerschaften. Im Einvernehmen mit der Patientin wird deshalb ein sehr langsamer Kostaufbau festgelegt. Da sie, wie die ersten drei Tage zu Hause gezeigt haben, die täglichen Arbeiten problemlos bewältigt, wird die erste Aufbaustufe mit morgendlicher Eiweißzulage zu Hafermilch und Dinkelsemmel auf zwei Wochen verlängert. Mittags gibt es Basensuppe mit Dinkelsemmel und etwas Putenaufstrich. Abends wird nach wie vor nur Tee mit ein paar Tropfen Orangensaft und wenig Honig gelöffelt.

Das Bitterwasser wird, da unsere Patientin sehr gut damit zurecht kommt und einen ausgezeichneten Tonus hat, in diesen ersten zwei Aufbauwochen noch täglich getrunken. Das ist jedoch keineswegs allgemein empfehlenswert.

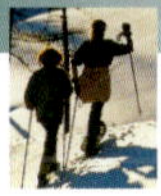

wie Salate und Obst erst zuletzt auf Ihrem Speisezettel erscheinen, denn sie sind am schwersten verdaulich und stellen deshalb die größte Herausforderung an den gesundeten Darm dar.

Das „Ausschleichen“ des Bitterwassers

Parallel zum Kostaufbau wird Ihnen der Mayr-Arzt die Reduktion – das „Ausschleichen“ – des Bitterwassers empfehlen. Es darf jedoch niemals von einem Tag auf den anderen abgesetzt werden, sonst könnte es – gleichsam als Pendelschlag ins andere Extrem – zu Verstopfung kommen.

Das erste von zwei Verfahren, das salinische Getränk auszuschleichen, läuft folgendermaßen ab: Sie nehmen weiterhin täglich das Bitterwasser zu sich, trinken jedoch Tag für Tag einen Schluck weniger davon. Wie rasch Sie reduzieren können, hängt von Ihrer Darmtätigkeit ab. Kriterium ist der tägliche Stuhlgang: „Klappt“ es problemlos, so können Sie die Bitterwassermenge rascher verringern.

Die zweite Möglichkeit der Entwöhnung ist, zunächst nur jeden zweiten Tag ein volles Glas Bitterwasser zu trinken, dann nur noch jeden dritten Tag, jeden vierten Tag und so weiter, bis sich Ihr Körper wieder an die Eigenleistung ohne „fremde“ Hilfe von außen gewöhnt hat.

Patientenbericht

Ende der Ausleitung

Mit Frau Schönfeld wurde vereinbart

Unsere Patientin trinkt in der dritten Ausleitungswoche täglich etwas weniger Bitterwasser. Die Entwöhnung geht problemlos innerhalb von 14 Tagen vonstatten.

Das Bitterwasser unbegrenzt und unüberlegt für lange Zeit weiter einzunehmen, wäre hingegen ein Fehler, weil es den Verdauungsapparat nicht dazu erziehen würde, selbst tätig zu werden. Führt man allerdings einen wöchentlichen Entschlackungstag im Sinne F.X. Mayrs ein, so darf dann morgens, wie aus der Therapie gewohnt, Bitterwasser (ein gestrichener Teelöffel auf 1/4 Liter sehr warmen Wassers) eingenommen werden.

Gut zu wissen

Was tun, wenn sich nichts tut?

Sollten Sie nach einer Mayr-Therapie im Alltag Stuhlgangschwierigkeiten haben, so sollten Sie nicht eigenmächtig zu Bitterwasser greifen, auch wenn es nahe zu liegen scheint. Erhöhen Sie einfach zunächst Ihre tägliche Trinkmenge und beginnen Sie schon am Morgen nüchtern mit einem Glas lauwarmem Wasser. Achten Sie zudem auf ausreichende Bewegung und gute Bauchatmung. Bei ungenügendem Erfolg wird Ihnen Ihr Mayr-Arzt Bitterstoffe verordnen und eventuell weitere manuelle Bauchbehandlungen anschließen.

INFO

Bitterstoffe können in Form von Bittertees (Schafgarbe, Beifuß, Kalmus, Wermut, Tausendgüldenkraut), durch Kauen von Kalmuswurzelstückchen oder in Form von Schwedenbitterelixier zugeführt werden.

Ersetzen oder absetzen?

Die Substitution durch Zusatzpräparate sollte nicht abrupt mit dem Therapieende und der Rückkehr in den Alltag aufhören. Verschiedene Mineralstoffe müssen eventuell – immer streng nach Anleitung durch den Arzt – noch einige Zeit substituiert werden. Für Vitamine gilt das Gleiche; manchmal ist sogar ihre langfristige Einnahme zu empfehlen.

Grundsätzlich ist anzuraten, das Basenpulver noch über einen längeren Zeitraum hinweg einzunehmen; die Menge richtet sich nach Ihrem Übersäuerungszustand und dem Basenanteil in Ihrer Nahrung. Häufig empfiehlt es sich, zumindest einmal täglich einen Teelöffel Basenpulver parallel zur Normalkost einzunehmen.

Patientenbericht

Zusatzpräparate

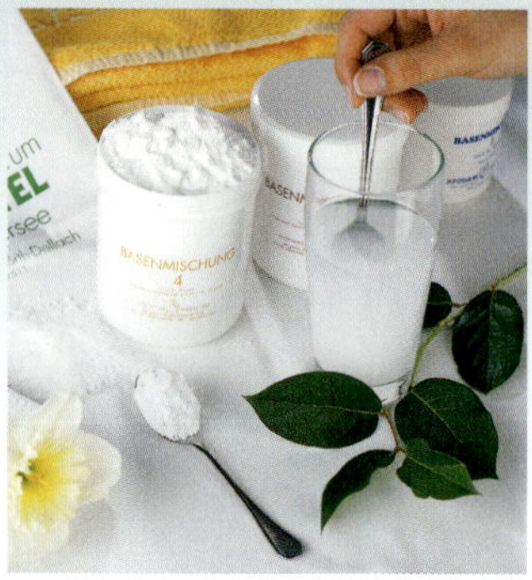

Frau Schönfeld nimmt während der gesamten Ausleitung noch regelmäßig Basenpulver, Kalium/Magnesium, Zink, Vitamin B_6, Kupfer und Kalzium – vorerst in gleicher Menge – zu sich. Gerade für die Unterstützung ihres Stoffwechsels wird dies auch über einen längeren Zeitraum empfohlen – dann jedoch in geringerer Dosierung, ihrem Lebensstil angepasst.

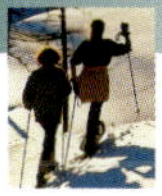

Vor allem für Berufstätige gestaltet es sich oftmals extrem schwierig, den Basenbedarf nur mit Hilfe der täglichen Nahrung zu decken – selbst wenn gewissenhaft versucht wird, sie mit Rücksicht auf ein ausgeglichenes Säure-Basen-Gleichgewicht zusammenzustellen. Mit einer geringen Menge Basenzufuhr befindet man sich stets auf der sicheren Seite; ja, selbst ein Zuviel ließe sich problemlos über die Niere ausscheiden. Meistens kann die Einnahme ganz allmählich reduziert werden.

Neue Vorsätze für den Alltag

Auch während der Ausleitungszeit und danach sollten Sie sorgfältig auf das Einhalten der erlernten neuen Essgewohnheiten achten:

- Kontrollieren Sie, ob jeder Bissen bis zur notwendigen Zerkleinerung gekaut und ausreichend mit Speichel versetzt ist, bevor Sie ihn schlucken.
- Achten Sie genau darauf, wann sich ein Sättigungsgefühl einstellt, und essen Sie keinen Bissen darüber hinaus.
- Überprüfen Sie Ihre tägliche Trinkmenge (mindestens zwei Liter).
- Halten Sie die Abstände zwischen den Mahlzeiten genauso wie während der strengen Therapie ein.
- Genießen Sie den Eigengeschmack der einzelnen Lebensmittel. Würzen Sie sie nicht zu stark, sondern essen Sie weitgehend naturbelassen.
- Denken Sie an Ihr wöchentliches Bewegungsprogramm.
- Gehen Sie nicht zu spät zu Bett.
- Planen Sie für jeden Tag eine kleine Freude ein, und es wird Ihnen immer besser gehen.

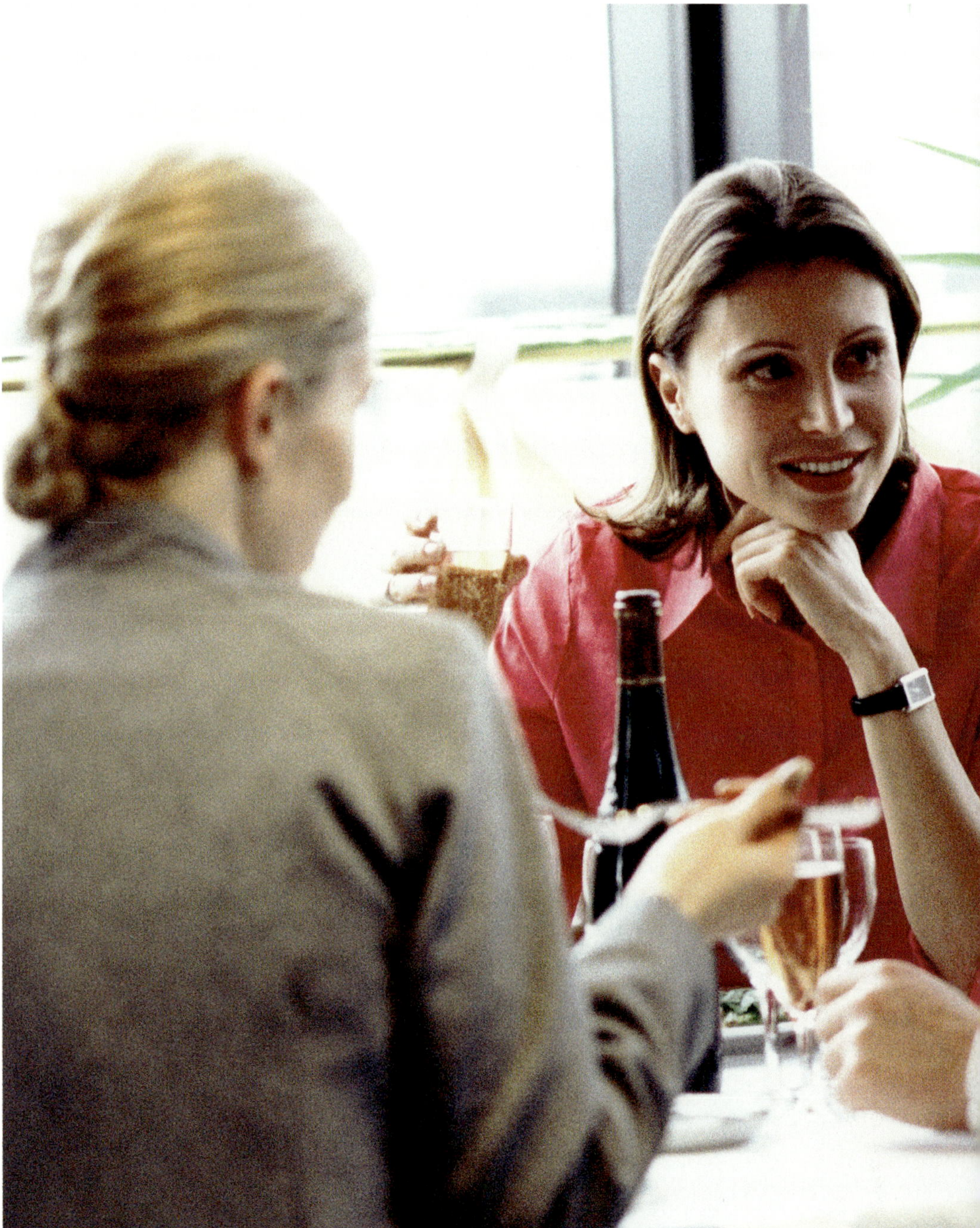

Konsequenzen für den Alltag

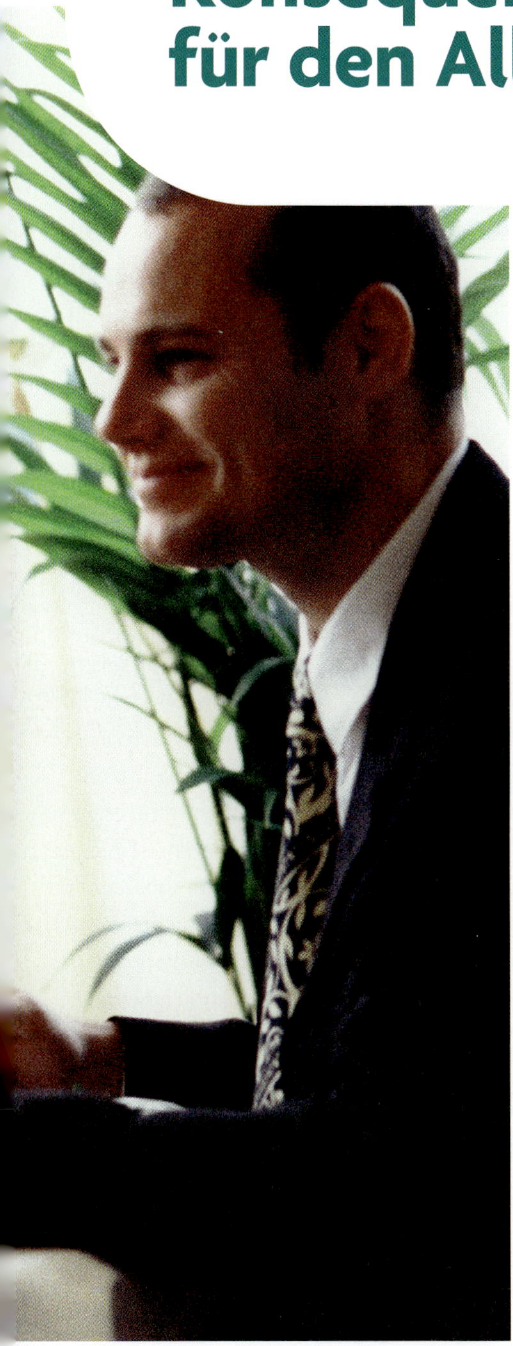

Dank der konsequent durchgeführten Mayr-Therapie haben Sie all Ihre Sinne gestärkt und verloren geglaubte Reflexe (wie Kau-, Schluck-, Sättigungs- und Durstreflex) wiedergewonnen. Die Selbstreinigungskräfte Ihres Körpers wurden aktiviert, Alterungsprozesse stark gebremst. Sie sind gesünder, körperbewusster, aber auch sensibler. Nutzen Sie diese wiedererlangte, kostbare Sensibilität, um auch in Zukunft in Ihren Körper hinein zu horchen: Denn das eigene Körpergefühl ist nun einmal der zuverlässigste Maßstab für Ihre Gesundheit. Was Sie als wohltuend empfinden, wird höchstwahrscheinlich auch gut und gesund für Sie sein; was Ihnen nicht bekommt, schadet auch Ihrer Gesundheit. Richten Sie Ihre Ernährung und Ihr Leben danach aus.

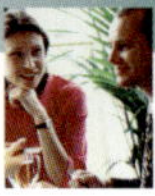

Auf Körpergefühl und innere Stimme hören

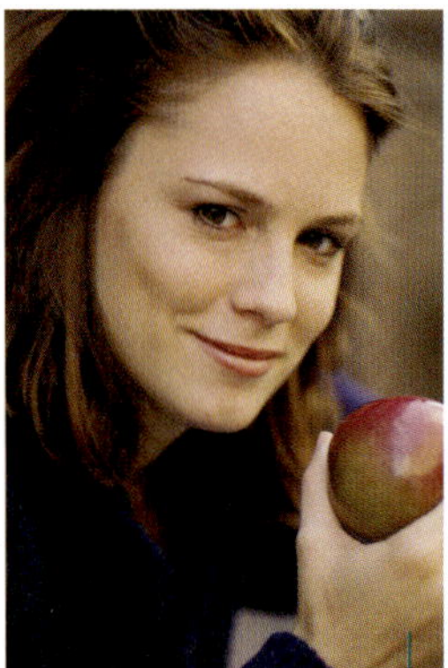

Genießen ist angesagt.

Ein Ziel der Mayr-Therapie ist es, Ihre Sinnesorgane wieder so zu schärfen, dass Ihre innere Stimme Ihnen ganz selbstverständlich die richtigen Nahrungsmittel „einflüstert“. Ihr Mayr-Arzt wird Ihnen zwar Empfehlungen für die richtige Ernährung im Alltag geben, doch diese sind nur Ihrem augenblicklichen körperlichen und geistigen Zustand angepasst. Im Alltag werden sich Körper und Geist dagegen den unterschiedlichsten Anforderungen ausgesetzt sehen, was sich sofort auch auf Ihre Verdauungsleistung auswirkt. Deshalb sollten Sie den Magen-Darm-Trakt entsprechend angepasst be- oder entlasten.

Flexible Speisenwahl je nach Tagesform

Es ist beispielsweise vernünftig, während eines Ski- oder Wanderurlaubs, bei dem Sie sich viel bewegen, bewusst zu prüfen, ob Sie auch einmal wieder Braten mit Kraut und Kartoffelklößen vertragen. Falsch wäre es dagegen, diese schweren Gerichte für einen anstrengenden Bürotag mit wichtigen Konferenzen zu wählen. Eine angemessene Belastung Ihrer Bauchorgane im richtigen Moment ist andererseits absolut notwendig, damit Sie nicht durch anhaltende Schonung zum „Verdauungskrüppel“ werden und gar nichts mehr vertragen. Generell ist zu sagen, dass Sie mit zunehmender körperlicher Aktivität auch deftigere und schwerere Speisen zu sich nehmen können.

Gut zu wissen

Vor dem Essen sollst du ruhn

Wenn Sie selbst übermüdet sind, ist auch Ihr Verdauungstrakt müde. Die Speisen werden dann nur unvollständig verarbeitet und fügen Ihnen durch Gärung und Fäulnis Schaden zu. Gönnen Sie sich also eine Viertelstunde Pause – und zwar bevor Sie sich zum Essen setzen. Gewinnen Sie Abstand von den Problemen des Alltags und lenken Sie Ihre Aufmerksamkeit auf den Genuss der Speisen, auf Ihren Geschmackssinn und in Ihren Bauch.

Die richtige Wahl der Nahrungsmittel

Wenn Sie selbst kochen, sollten Sie ausschließlich biologisch hochwertige Nahrungsmittel verwenden. Machen Sie sich schon beim Einkauf die neue Sensibilität von Augen und Nase zunutze: Erwerben Sie nur Gemüse und Obst, das frisch, reif und naturbelassen ist, gut riecht und in die Jahreszeit passt. Wenn Ihnen schon beim bloßen Anblick das Wasser im Munde zusammenläuft, dann können Sie auch der Kooperation Ihres Verdauungsapparates versichert sein. Wichtig ist, dass Sie hochwertige Nahrungsmittel auch schonend zubereiten. Nur dann bleiben die Nährwerte in den Lebensmitteln erhalten. Den dank der kurzen Zubereitungszeit heiß geliebten Dampfdrucktopf sollten Sie aus Ihrer Küche verbannen: Durch Garen unter Druck kommt es nämlich zu hohen Nährwertverlusten. Empfehlenswert dagegen sind die neuen Dampfgarer. Anleitungen zum schonenden Kochen finden Sie vornehmlich in der Milden Ableitungsdiät von Rauch/Mayr oder in der leicht bekömmlichen Bioküche von Mayr.

Peter Mayrs Küchengeheimnisse

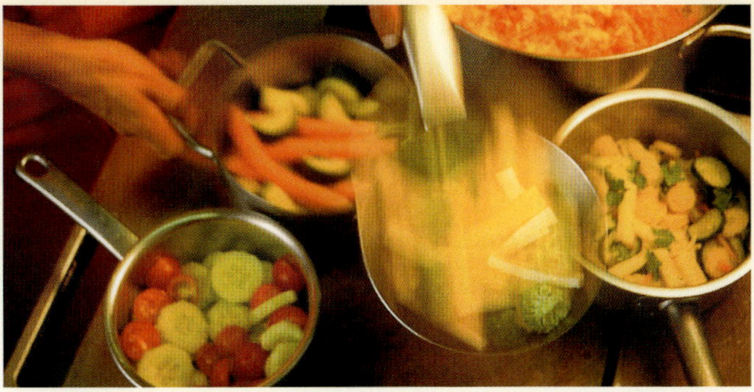

- Kombinieren Sie basische Gemüsesorten mit vollwertigem Getreide.
- Tierische Produkte wie Fleisch und Fisch sollten nur ein- bis dreimal in der Woche auf Ihrem Speiseplan stehen und immer zusammen mit basischen Beilagen verzehrt werden.
- Bedienen Sie sich schonender Garverfahren bei der Zubereitung der Speisen, damit möglichst viele Nähr- und Inhaltsstoffe erhalten bleiben.
- Würzen Sie mit frischen Kräutern und verfeinern Sie mit hochwertigen pflanzlichen Ölen.

Gut zu wissen

Schonende Garverfahren

- *Dämpfen*
- *Dünsten mit wenig Wasser*
- *Schmoren im eigenen Saft (z.B. Kochen im Römertopf)*
- *Garen in der Folie*

Das ideale Frühstück

Sie werden sich sicherlich an den Satz erinnern: „Iss zum Frühstück wie ein Kaiser ..." Als bedeutendste Mahlzeit des Tages sollte laut F.X. Mayr das Frühstück möglichst üppig ausfallen. Nach der Organuhr aus der traditionellen chinesischen Medizin (siehe Seite 38 f.) erreichen die Verdauungsorgane ihren energetischen Höhepunkt nämlich in den frühen Morgenstunden. Zu diesem Zeitpunkt sind sie natürlich auch am leistungsfähigsten und am stärksten belastbar.

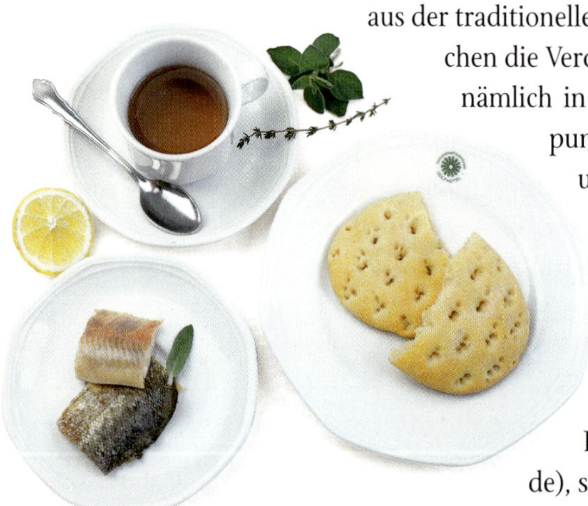

Frühstück aus der Milden Ableitungsdiät

Die Nährstoffe für den Start in den Tag

Wenn Sie nur raffinierte Kohlenhydrate zum Frühstück essen (etwa Weißbrot und Marmelade), so sind Sie bald satt. Die Freude wird jedoch nur von kurzer Dauer sein, denn ebenso rasch wie Kohlenhydrate zu einem Anstieg des Blutzuckers führen, lassen sie ihn auch wieder abfallen. Sie werden müde und entwickeln einen Heißhunger – und vor allem: Sie können die notwendigen fünf Stunden Pause zwischen Frühstück und Mittagessen nicht einhalten.

Essen Sie zum Frühstück jedoch neben vollwertigen Kohlenhydraten wie beispielsweise Müsli auch Eiweiß, so steigt der Blutzucker nur langsam an und hält sich auf dem erreichten Niveau bis zum Mittagessen. Eiweiße werden nur allmählich im Stoffwechsel verarbeitet, bewirken deshalb ein lang anhaltendes Sättigungsgefühl und bremsen zusätzlich die Verdauung der Kohlenhydrate. Sie werden nicht müde und bleiben die fünf Stunden Pause bis zur nächsten Mahlzeit frisch und ohne Hungergefühle.

Morgens sollten Sie auch die am schwersten verdaulichen Nahrungsmittel, etwa Rohkost, zu sich nehmen. Beginnen Sie also Ihr Frühstück mit einer schönen reifen Frucht oder frischem Gemüse wie Tomaten, Gurken, Radieschen und viel frischen Kräutern oder etwas Obstsalat.

INFO

Insulin ist ein in der Bauchspeicheldrüse gebildetes Hormon, das vor allem für die Aufrechterhaltung des normalen Blutzuckerspiegels verantwortlich ist. Ein Blutzuckeranstieg führt zu einer Steigerung der Insulinausschüttung, ein Blutzuckerabfall zu ihrer Drosselung.

Körner und Co.

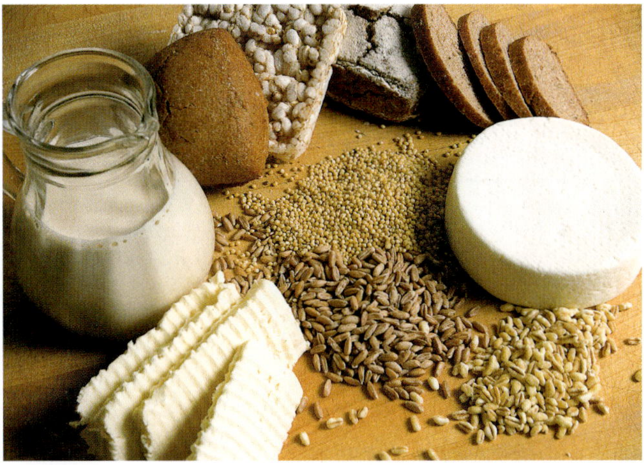

In Müsli finden die drei Ingredienzien des idealen Frühstücks – Rohkost, Kohlenhydrate und Eiweiß – zu einer bekömmlichen Symbiose zusammen. Doch hüten Sie sich vor Fertigmüslis, von deren Inhaltsstoffen Sie nicht wissen, ob Sie sie vertragen: Stellen Sie sich lieber Ihr Müsli aus frischen Zutaten selbst zusammen. Geben Sie beispielsweise Weizenkeime (frei von belastender Weizenkleie) und Vollkornhaferflocken (Haferkleie belastet weniger und senkt den Cholesterinspiegel) über Ihr Obst. Je nach Verträglichkeit können Sie auch alle anderen Getreideflocken, diverse Kerne und Trockenfrüchte beimischen.

Jetzt fehlt nur noch das Eiweiß eines Milchprodukts, also von Milch, Joghurt, Quark oder Kefir. Sie sollten es jedoch erst unmittelbar vor dem Genuss über das Müsli hinzufügen: So bleibt das Müsli trocken, sodass Sie es gut kauen und einspeicheln können. Ein zu feuchtes Müsli stimuliert die Speichelbildung kaum; Sie kauen es zu wenig, und die Speisen gelangen ohne Vorverdauung im Mund in den Magen. Das aber widerspricht dem Prinzip der Schonung, das Sie auch im alltäglichen Leben möglichst konsequent einhalten sollten.

Cholesterin

Cholesterin wird einerseits mit der Nahrung aufgenommen, andererseits vom Körper selbst produziert. Es ist wichtiger Bestandteil der Zellwände und Vorläufer für den Aufbau von Hormonen und Gallensäuren. Krank machende Bedeutung hat Cholesterin vor allem bei Arteriosklerose, bei der es in die Arterienwand eingelagert wird.

Es muss nicht immer Müsli sein

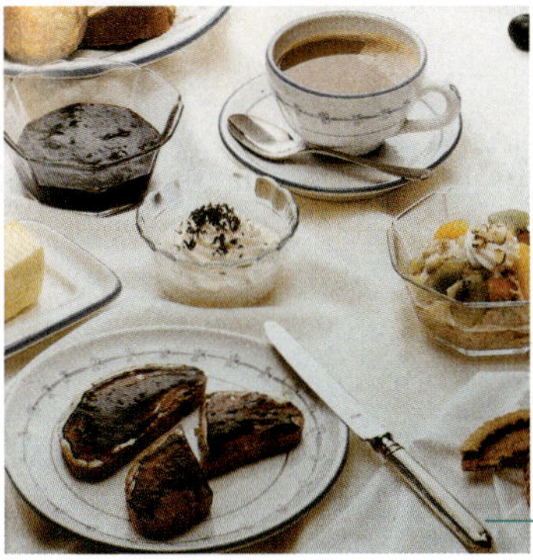

Zum Frühstück ist vieles erlaubt.

Auch anders lässt sich das Frühstück optimal gestalten: Ersetzen Sie Obst durch frisches Gemüse wie Radieschen, Gurken, Paprika oder einen kleinen Salat und frische Kräuter. Die Kohlenhydrate lassen sich durch verschiedene

Brotsorten (die stets trocken sein sollten, da sie sonst schlecht zu kauen sind und Blähungen hervorrufen) oder Getreidebrei abdecken und der Eiweißbedarf durch Joghurt, Käse, Eier, Schinken oder Wurst.

Gut zu wissen

Empfehlenswerte Brotsorten

Im Gegensatz zur Schonkost während der Mayr-Therapie empfiehlt sich im Alltagsleben Brot und Gebäck aus fein gemahlenem, vollwertigem Getreide, je nach Vorliebe und individueller Verträglichkeit:

Dinkel gibt es als Brot, Brötchen oder hefefreies Fladengebäck. Letzteres ist äußerst rasch und leicht auch selbst zu backen (Rezept in der Literatur zur Candida-Diät nach Stossier/Mayr). Roggenbrot ist besonders als hefefreies Sauerteigbrot bekömmlich und lange haltbar.

Am wenigsten zu empfehlen sind die zahlreichen Backwaren aus Weizenmehl. Wechseln Sie doch Ihre Brotsorten nach Belieben und essen Sie ruhig auch Mischbrote; allerdings sollten diese dann nicht mehr als zwei verschiedene Getreidesorten enthalten.

Frühstücksgetränke

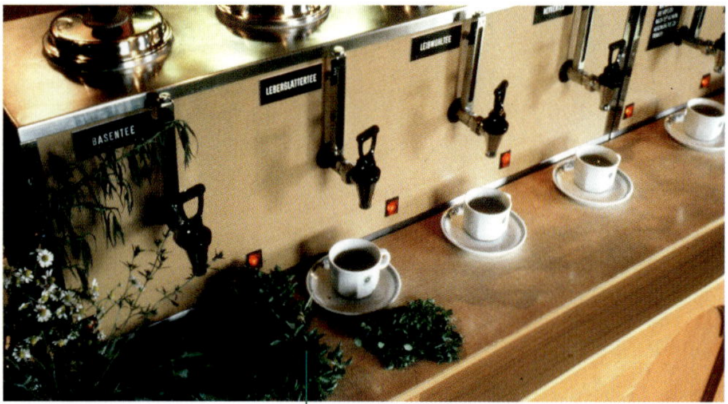

Die Qualitat der Krautertees ist entscheidend.

Als Frühstücksgetränk seien Ihnen Kräutertees ans Herz gelegt: Es gibt eine Reihe von aufmunternden Kräutern, die sich besonders für den Morgen eignen. In gut sortierten Teeläden finden Sie wohlschmeckende Mischungen, die Sie bedenkenlos über längere Zeiträume hinweg trinken können.

Hingegen sollten Sie – besonders im Anschluss an eine Mayr-Therapie – so lange wie möglich auf Ihre morgendlichen „Aufputscher", Kaffee und schwarzen Tee, verzichten. Viele, die kurmäßig eine Weile Kräutertee zum Frühstück getrunken haben, gewöhnen sich dabei den Koffeingenuss „klammheimlich" ab und haben gar kein Verlangen mehr nach diesem Stimulans.

• Kaffee als „Medizin"

Bitte bedenken Sie: Koffein ist ein Arzneimittel mit einer pharmakologischen Wirkung auf Gehirn, Nieren und Kreislauf. Setzen Sie deshalb Kaffee gezielt als Medikament ein oder nehmen Sie ihn ganz bewusst und nur gelegentlich als Genussmittel zu sich – etwa als Verdauungshilfe nach einem schönen Essen.

Koffein ist zudem ein Lebergift und wird bei vorbelasteter Leber häufig schlecht vertragen. Symptome dafür sind Sodbrennen, Blähungen oder Durchfall nach Kaffeegenuss. Wegen der nierenanregenden Wirkung und dem damit verbundenen Flüssigkeitsverlust sollten Sie Kaffee immer zusammen mit einem Glas Wasser trinken (eine Gepflogenheit übrigens, die in Österreich längst gang und gäbe ist).

Koffein

Koffein ist im Kaffee- wie im Teestrauch – es wurde früher auch als Teein bezeichnet – enthalten und hat einen leicht bitteren Geschmack. Es wirkt stimulierend auf das zentrale Nervensystem, regt die Wasserausscheidung über die Nieren an und wirkt entspannend auf die Muskulatur von Bronchien und Gefäßen.

Das einzig wirklich Positive am Kaffee ist sein bitterer Geschmack – er kurbelt nämlich die Verdauung an; trinken Sie, wenn überhaupt, daher Ihren Kaffee ohne Zucker. Grüner und schwarzer Tee enthalten ebenfalls Koffein, jedoch wesentlich weniger; dieser Umstand wird wieder durch die Tatsache ausgeglichen, dass die meisten Menschen – in der irrigen Annahme, es schade ihnen ja nicht – größere Mengen davon trinken.

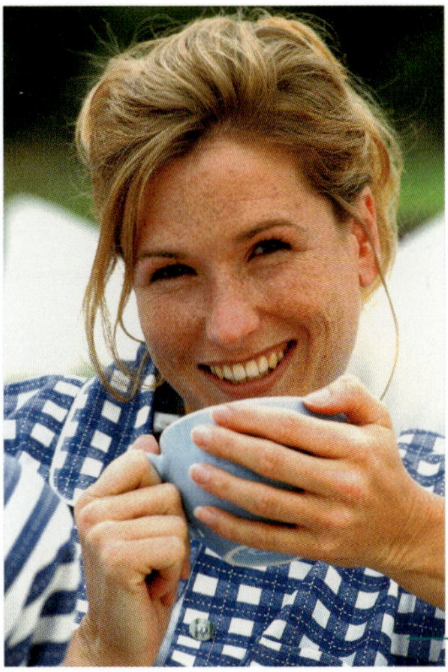

Kaffee als Genuss – nicht als Sucht.

Das ideale Mittagessen

INFO

„Plenus venter non studet libenter", erkannten schon die alten Römer, und so lernen es noch heute – nicht nur – die Lateinschüler: Ein voller Bauch studiert nun einmal nicht gern.

Um die Mittagszeit sind Ihre Verdauungsorgane nicht mehr so taufrisch wie am Morgen. Sie arbeiten aber (im Gegensatz zum Abend) noch gut genug, um eine Mahlzeit zügig „wegstecken" zu können. Wenn es Ihnen möglich ist, sollten Sie daher zu Mittag eine warme Mahlzeit zu sich nehmen. Beginnen Sie immer mit etwas Basischem: einem kleinen Salat, etwas rohem Gemüse oder einer kleinen Basensuppe. Gehen Sie einer sitzenden und geistigen Tätigkeit nach, dann wählen Sie am besten leicht verdauliche Speisen und essen nur kleine Mengen. Ihr Befinden und Ihr Gewicht werden es Ihnen danken.

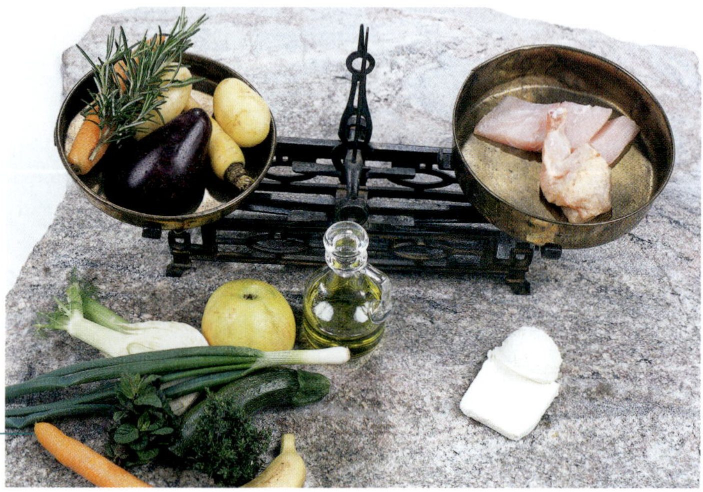

Das Säure-Basen-Gleichgewicht als wichtiger Regulator des Stoffwechsels.

Welche Speisen sich leicht verdauen lassen, erläutert vorzüglich die Milde Ableitungsdiät. Denken Sie dabei aber immer auch an ein ausgewogenes Säure-Basen-Gleichgewicht und kombinieren Sie Getreideprodukte und tierisches Eiweiß mit viel Gemüse und Salat.

Vorfreude ist die halbe Verdauung

Sie unterstützen Ihre Verdauung übrigens auch, wenn Sie morgens schon wissen, was Sie mittags essen wollen. Dann stellen sich Ihre

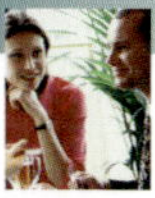

Verdauungsorgane nämlich auf diese bestimmte Zusammensetzung von Lebensmitteln ein und produzieren die dafür notwendigen Verdauungssäfte.

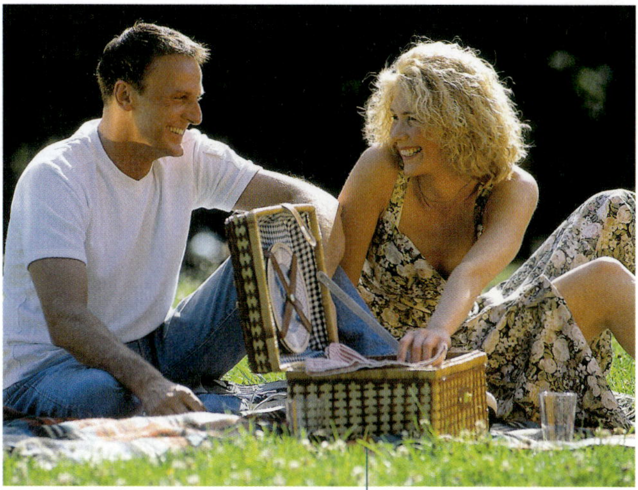

Essen als freudiger Genuss.

Wenn Ihre Kinder also mittags murren, weil es das am Morgen versprochene Gericht nicht gibt, sollten Sie Verständnis haben: Ihre Verdauungsdrüsen haben sich schließlich den gesamten Vormittag auf etwas anderes eingestellt und demnach die falschen Säfte produziert. Das wird vom Körper nun als negativ und unangenehm wahrgenommen. Sicher werden auch Sie sich daran erinnern, dass Sie das eine oder andere Mal im Restaurant mit Missmut reagierten, weil Ihr gewähltes Gericht nicht mehr zu haben war: zu Recht, denn Ihre Verdauungsorgane hatten ins Leere produziert.

Gut zu wissen

Die Zusammensetzung der Verdauungssäfte

Etwa 10 Liter Flüssigkeit gelangen täglich in unseren Magen-Darm-Trakt. Es sind dies, neben etwa 2 Liter Flüssigkeitszufuhr durch Trinken:

- 1,5 Liter Speichel
- 2 Liter Magensaft
- 0,5 Liter Galle
- 2 Liter Bauchspeicheldrüsensekret
- 2 Liter Dünndarmsekret

Davon erreichen allerdings nur 0,5 Liter den Dickdarm. Der Rest wird in den oberen Darmabschnitten rückresorbiert.

Das ideale Abendbrot

Wo steht geschrieben, dass wir abends unbedingt noch etwas zu uns nehmen müssen? Probieren Sie doch einmal, das Abendbrot ausfallen zu lassen: Neuerdings ist nämlich „Dinner cancelling“ angesagt. Schon Mayr empfahl ein Abendessen wie ein Bettler, weil der Verdauungsapparat gegen Abend seine Tätigkeit weitgehend einstellt. Aus der Mayr-Therapie wissen Sie, dass selbst ein spartanisch anmutender Kräutertee mit ein paar Tropfen Zitrone oder Orange und etwas Honig, in Ruhe gelöffelt, durchaus sättigen kann. Sofern Sie doch der Hunger übermannt, essen Sie ein wenig trockenes Brot dazu. Ist mittags nichts Warmes auf den Tisch gekommen, so können Sie abends getrost eine Basensuppe zu sich nehmen.

Kräutertees für den Abend

- *Johanniskraut* *entspannend, schlaffördernd und antidepressiv*
- *Melisse* *beruhigend, entspannend*
- *Anserine* *entspannend, krampflösend*
- *Hopfenblüte* *beruhigend, schlaffördernd*
- *Baldrianwurzel* *schlaffördernd, angstlösend*

Wenn Sie Ihre Hauptmahlzeit immer nur abends einnehmen können, verzichten Sie wegen der schädlichen Gärprozesse in der Nacht unbedingt auf Rohkost und essen Sie möglichst früh. Allerdings sollten die Speisen dann nach den Richtlinien der Milden Ableitungsdiät schonend und leicht bekömmlich zubereitet werden.

In vielen Familien ist das gemeinsame Abendessen die einzige Gelegenheit des Tages zum „gemütlichen Beisammensein“ und sollte daher auf keinen Fall ausfallen. Sie werden sich wundern, wie kreativ gerade bei einem leichten, bekömmlichen Nachtmahl Gedanken ausgetauscht und Pläne geschmiedet werden können. Auch ein Glas Wein passt durchaus dazu.

Gut zu wissen

Genießen erlaubt

Keine Angst: Bewusste Ausnahmen von der kargen Regel sind gestattet. Genießen Sie abendliche Einladungen in festlichem Rahmen und geben Sie einer Hausfrau, die sich alle Mühe gegeben hat, Sie mit einem lukullischen Mahl zu verwöhnen, keinen Korb. Essen Sie auch keinesfalls mit schlechtem Gewissen. Sie können ja tags darauf wieder kürzer treten oder sogar einen Fastentag einschieben, wenn Sie wollen.

Wenn Sie besonders intensiv kauen, werden Sie übrigens auch nicht Gefahr laufen, zu viel zu essen. Sie ermüden weniger, bleiben geistig frisch und leisten besonders kreative Beiträge zum Tischgespräch – Sie werden sehen.

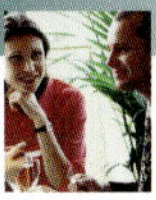

Abendessen im Restaurant

Im Restaurant haben Sie die Möglichkeit, Ihr Menü selbst zusammenzustellen. Wählen Sie, wenn angeboten, am besten Fisch blau – Fisch im Wurzelsud gesotten – und dazu Gemüse oder Pellkartoffeln. Wenn Sie Fisch nicht mögen oder vertragen, empfiehlt sich mageres Geflügel ohne Haut in Kombination mit reichlich Gemüse.

Falls Sie mehr als einen Gang wählen, nehmen Sie lieber eine kleine Vorspeise oder Suppe anstelle von Nachtisch. Süßes sowie Salat und Obst sollten Sie am Abend unbedingt meiden.

Ein Gläschen in Ehren

Kaum zu glauben, aber wahr: Alkohol in Maßen wirkt verdauungsanregend. Vor allem abends ist es besser, zu einer guten Mahlzeit auch einen guten Wein zu genießen, statt Salat zu essen oder Obstsäfte zu trinken. Diese werden nämlich erst im Verdauungsapparat vergoren und beeinträchtigen durch toxische Alkohole nicht unerheblich die Leistung des Verdauungsapparates.

Wasser hingegen sollte zum Essen nicht getrunken werden, sondern möglichst viel davon zwischen den Mahlzeiten: Es verdünnt, wie wir uns erinnern, beim Essen die Verdauungssäfte und schadet damit der Verdauung.

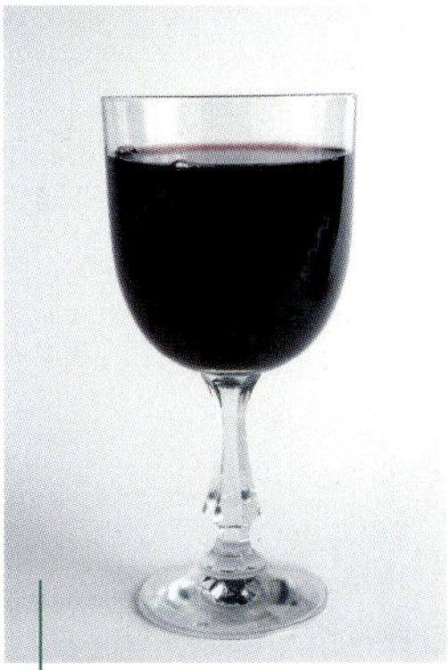

Trinken Sie nur beste Weine.

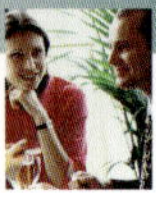

Die Verwendung von Zucker, Fett und Eiweiß

INFO

Mineralstoffe kommen in den Körperflüssigkeiten als Ionen (elektrisch geladene Teilchen) vor; man spricht daher auch vom Elektrolythaushalt. Elektrolyte beeinflussen den gesamten Stoffwechsel. Werden sie vermehrt zur Pufferung von im Übermaß anfallenden Säuren verwendet, so führt dieser Verlust zu vorzeitigem Altern.

Wie schon an anderer Stelle erwähnt, ist die Auswahl der richtigen Nahrungsmittel nur von untergeordneter Bedeutung. Trotzdem muss die Verwendung einiger weniger Nahrungsmittel nachfolgend kurz erläutert werden, weil ein Zuviel für jeden Menschen schädlich beziehungsweise ein Zuwenig für den Stoffwechsel besonders problematisch ist.

Zucker

Wir haben es immer schon geahnt: Zucker und alle Nahrungsmittel, die viel Zucker enthalten, schaden nicht nur unseren Zähnen, sondern auch dem gesamten Körper, denn sie tragen zu seiner Übersäuerung bei. Die anfallenden Säureüberschüsse müssen dann aufwändig durch Mineralstoffe, die sich der Organismus aus Knochen und Zähnen holt, neutralisiert werden. Wer eins und eins zusammenzählt, wird schnell feststellen, dass dies nur in eine zunehmende Entmineralisierung münden kann, die in den Zähnen Karies und in den Knochen Osteoporose bewirkt.

- **Raffinierter Räuber**

Weißer Zucker enthält wie alle anderen raffinierten Kohlenhydrate (etwa weißes Mehl oder weißer Reis) kaum noch Vitamin B. Da dieses Vitamin B sowie Mineralstoffe jedoch in entsprechenden Mengen für die Verarbeitung des Zuckers im Stoffwechsel notwendig sind, sieht sich der Organismus dazu gezwungen, diese aus den körpereigenen Reserven zu mobilisieren. Durchaus zu Recht hat dieser Umstand dem Zucker seinen Ruf als „Mineral und Vitamin-B-Räuber" eingetragen.

Der daraus resultierende Mangel an diesem Vitalstoffen führt zu allgemeiner Schwäche, Müdigkeit, Konzentrationsschwierigkeiten, Gedächtnis- und Wahrnehmungsstörungen und oft auch zu Depressionen.

Vitamin-B-Komplex

Wenn wir von Vitamin B sprechen, so ist damit nicht nur eine einzelne Substanz gemeint, sondern ein ganzer Komplex von unterschiedlichen Verbindungen mit genau festgelegten regulatorischen Funktionen im Stoffwechsel.

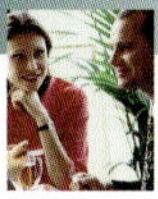

Vor allem bei Schulkindern sollte man, wenn Lernschwierigkeiten auftreten, auch an vermehrten Zuckerkonsum als mögliche Ursache denken. Dass das zentrale Nervensystem durch Zucker negativ beeinflusst wird, ist unumstritten, während ein direkter Zusammenhang zwischen kindlicher Zuckersucht und späterer Alkohol-, Nikotin- und Drogensucht noch diskutiert wird. Vergleichende Studien an afrikanischen Stämmen weisen Zucker gar als hauptverantwortlich für Herz- und Gefäßkrankheiten aus.

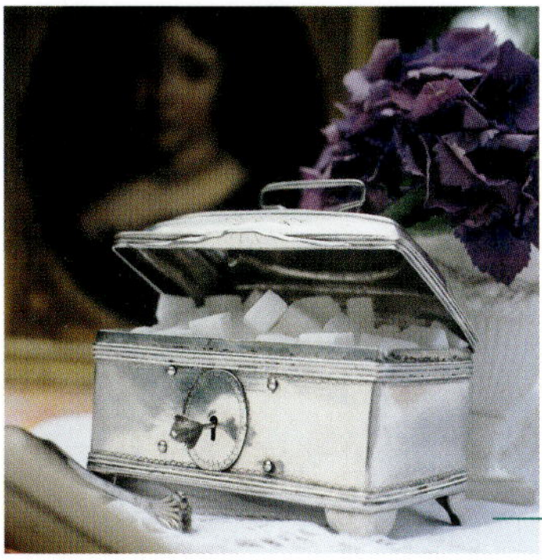

Zuckerdose aus dem Biedermeier.

TIPP

Zucker war früher ein sehr kostbares Gewürz, das man nur sehr sparsam dosierte (denken Sie nur an die mit einem Schloss versehenen Zuckerdosen aus der Biedermeierzeit). Kehren Sie doch zum prisenweisen Gebrauch zurück – dann bleibt der Zuckerkonsum auch mit Sicherheit ohne schädliche Folgen.

Süßer Ersatz

Sie sollten schon allein deshalb dazu übergehen, Ihre Speisen generell weniger zu süßen, weil Sie dann wieder in der Lage sein werden, den ursprünglichen Geschmack der verschiedenen Bestandteile besser wahrnehmen und genießen zu können.

Sollten Sie dennoch süßen wollen oder müssen, dann verwenden Sie für kalte Speisen Obst, beispielsweise Banane, die große Süßkraft besitzt, oder auch Trockenfrüchte. Für Getränke und Mehlspeisen nehmen Sie am besten Honig, Birnendicksaft oder echten Ahornsirup, Vollzucker oder Rohrohrzucker zu Hilfe. Achten Sie dabei stets darauf, nur reine Naturprodukte zu verwenden.

Fette

Die Anwesenheit von Fetten ist für viele Stoffwechselvorgänge eine absolut unerlässliche Voraussetzung – ansonsten könnten zahlreiche Reaktionen und Prozesse nicht ablaufen. Es entspricht also einer absoluten Notwendigkeit, dem Organismus Fett zuzuführen; ein Leben ganz ohne Fett ist definitiv nicht möglich. Zu den lebensnotwendigen Fetten zählen vor allem diejenigen, die ungesättigte Fettsäuren enthalten. Sie finden sich als integrale Bestandteile sowohl in tierischen als auch in pflanzlichen Lebensmitteln.

- **Butter**

Naturbelassene Butter ist ein wertvolles Nahrungsmittel, das eine Zeit lang zu Unrecht für einen Anstieg des Cholesterinspiegels verantwortlich gemacht wurde. Doch eine Rehabilitation ist im Gange, Butter enthält nämlich eine hohe Konzentration von ungesättigten Fettsäuren. Sie brauchen sich also buchstäblich nicht die Butter vom Brot nehmen zu lassen, im Gegenteil: Wenn Sie nicht zu dick auftragen, gibt es nichts gegen eine Butterstulle einzuwenden. Sie können auch ruhig Ihr frisch gedünstetes Gemüse mit Butter abschwenken. Zu stark erhitzte (braune) Butter ist aber zu vermeiden.

INFO

Durch zu starkes Erhitzen von kaltgepresstem Lein-, Hanf-, Traubenkern-, Nuss-, Distel-, Sonnenblumen-, Oliven-, Maiskeim- und Sojaöl bilden sich krebsfördernde Peroxide. Deshalb dürfen diese kaltgepressten Öle nicht zum Braten oder Backen verwendet werden.

- **Öle**

Zu den besten pflanzlichen Ölen zählen Lein-, Hanf-, Traubenkern-, Nuss-, Distel-, Sonnenblumen-, Oliven-, Maiskeim- und Sojaöl. Verwenden Sie darüber hinaus stets kaltgepresste Öle und kaufen Sie nur die kleinsten Handelsgrößen, weil gute Öle schnell ranzig werden.

Nehmen Sie täglich eine ausreichende Menge dieser Öle zu sich, möglichst schon zum Frühstück. Ein wohlschmeckender Aufstrich lässt sich aus Leinöl, Mandelmus und Quark zubereiten. Sehr gut eignen sich die erwähnten Öle auch zum Verfeinern von Basensuppen oder zum Genuss mit Pellkartoffeln oder Gemüse.

TIPP

Licht, Luft und Wärme zerstören die wertvollen kaltgepressten Pflanzenöle. Daher sollten Sie kleine, dunkle Flaschen kaufen, nach dem Öffnen im Kühlschrank aufbewahren und bald aufbrauchen.

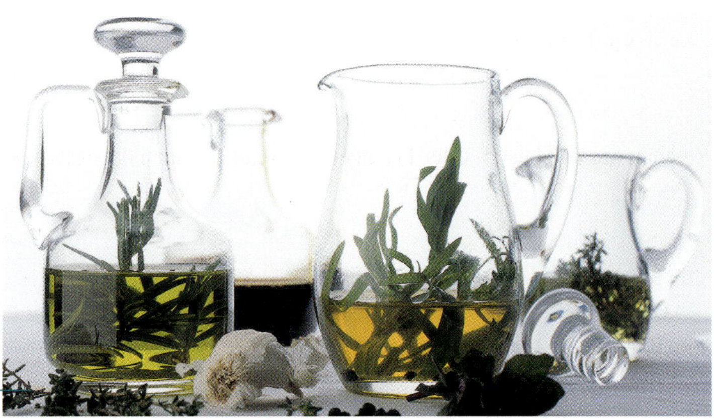

Verschiedene Öle

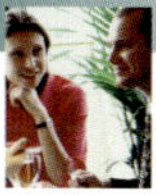

Für die gesunde Küche benötigen Sie drei verschiedene Fette:

- Butter als Streichfett, zum Zerlassen und um Gemüse darin zu schwenken
- Kaltgepresstes Pflanzenöl für Kaltspeisen wie Salate, Aufstriche oder zum Verfeinern warmer Gerichte; dazu wird es nach dem Anrichten über Pasta, Gemüse und Kartoffeln gegeben
- Warmgepresstes Pflanzenöl in geringen Mengen zum Braten, Kochen und Frittieren.

Gut zu wissen

Eiweiß

Unser Körper benötigt Eiweiß lebensnotwendig für viele verschiedene Funktionen: als Struktureiweiß für Muskulatur, Stütz- und Halteapparat und als Funktionseiweiß für Enzyme, Hormone und die Reproduktion. Trotz der vielfältigen biologischen Funktionen führt ein Zuviel an Eiweiß zu gesundheitlichen Belastungen.

Der tägliche Bedarf an Eiweiß beträgt etwa ein halbes Gramm pro Kilo Körpergewicht; meist nehmen wir durch unsere fleisch- und fischbetonte Ernährung das Doppelte bis Dreifache an Eiweiß zu uns. Fleisch, Fisch und vor allem Käse sind von tierischer Seite, Hülsenfrüchte und Soja von pflanzlicher Seite die konzentriertesten eiweißhaltigen Lebensmitteln. Eiweiß aber führt dem Körper Säure zu und fördert damit die chronische Übersäuerung. Wieder haben Fleisch, Fisch, Käse, Hülsenfrüchte sowie Soja die stärkste säuernde Wirkung, Getreide etwa die Hälfte.

Daher ist es vollkommen ausreichend, jeden zweiten oder dritten Eiweiß zu essen, um unseren Eiweißbedarf zu decken und gleichzeitig den Säure-Basenhaushalt ausgeglichen zu halten. Außerdem ist es empfehlenswert, saure und basische Lebensmittel zu kombinieren. Reichen Sie zu Fleisch- oder Fischgerichten als Ausgleich immer Gemüse und Kartoffeln.

Weil Fleisch und Fisch immer konzentrierter ist als Gemüse, empfehlen wir ein das Mengenverhältnis von etwa 2/3 Gemüse und 1/3 Fleisch oder Fisch. So bleibt der Säure-Basenhaushalt ausgeglichen. Noch ein Tipp: Anstelle von Einbrenn- oder Einmachsaucen, die zudem noch schwer verdaulichen sind, empfehlen wir die leicht bekömmlichen Basensaucen. Sie passen zu allen Gerichten, und je

INFO

Die Arteriosklerose ist einer der wichtigsten Risikofaktoren für Herz-Kreislauf-Erkrankungen. Wir wissen, dass auch Eiweiß eine entscheidende Rolle dabei spielt. Homocystein, ein Eiweißabbauprodukt, führt bei erhöhter Konzentration zu Arteriosklerose.

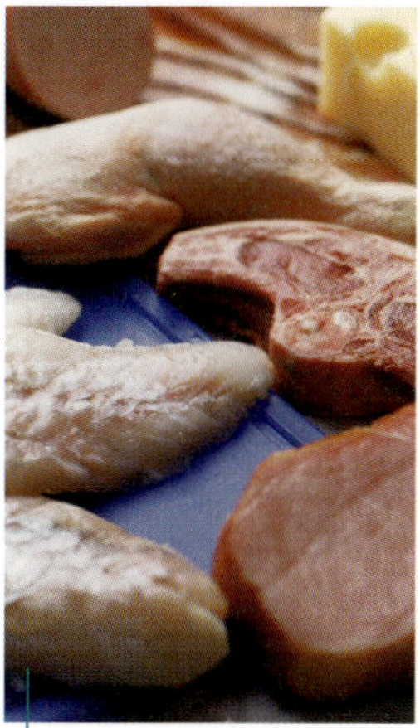

Verschiedene tierische Eiweiße.

nachdem, welche Kräuter Sie hinzufügen, verfeinern sie jede Mahlzeit aufs Beste. Sie lassen sich zu allen Gerichten hervorragend kombinieren und verfeinern mit verschiedenen Kräutern jede Mahlzeit.

Gut zu wissen

Sinnvolle Lebensmittelkombinationen im Säure-Basengleichgewicht

Fleisch		Gemüse als Beilage
Fisch		Basensuppe/-sauce
Käse, Topfen	SAUER + BASISCH	reifes heimisches Obst
Getreidespeisen		kaltgepresste
Teigwaren		Pflanzenöle

Lange Zeit hatte man geglaubt, dass der Mensch Eiweiß nicht im Körper speichern kann. Heute jedoch wissen wir, dass Eiweiß tatsächlich im Körper deponiert wird und so zu einem der wichtigsten Risikofaktoren für Zivilisationskrankheiten geworden ist. Eines dieser deponierten Eiweißprodukte heißt Homocystein. Dieses wird in bestimmten Abschnitten des Gefäßsystems eingelagert. Hohe Werte an Homocystein gehen mit einem erhöhten Arterioskleroserisiko einher. In diesem Zusammenhang ist auch die Tatsache von besonderer Bedeutung, dass der Verzehr von tierischem Eiweiß in den letzten 50 Jahren um mehrere hundert Prozent zugenommen hat, während der von Gemüse und Kartoffeln nur wenig angestiegen ist.

In der Folge bedingt der hohe Eiweißkonsum eine Reihe von ernährungsbedingten gesundheitlichen Belastungen. Ein Ergebnis ist, dass durch den hohen Verzehr an Eiweiß die für den Eiweißstoffwechsel wichtigen Vitamine fehlen, sodass gerade bei erhöhtem Homocystein die Vitamin B_6, B_{12} sowie Folsäure therapeutisch eingesetzt werden müssen, damit der Stoffwechsel wieder normalisiert werden kann.

Aus diesem Grund ist auch die zusätzliche Einnahme von Eiweißpräparaten z.B. für Hobbysportler nicht zu empfehlen. Die Vorstellung, dass wir mehr Eiweiß benötigen als wir mit der Ernährung zuführen, ist in den meisten Fällen nicht zutreffend.

Denn: Wird Eiweiß im Verdauungsapparat nicht vollständig abgebaut, so entstehen so genannte biogene Amine und Fäulnisgifte. Diese führen zu verschiedenen Krankheitstendenzen wie Allergien oder

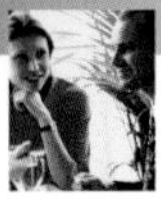

Lebensmittelunverträglichkeiten. Die aber hängen immer mit dem Eiweißstoffwechsel zusammen: Allergie bedeutet letztlich, dass das Immunsystem körperfremdes Eiweiß erkennt und zu eliminieren versucht.

• Konsequenzen für die tägliche Ernährung

Ein sinnvoller Umgang mit Eiweiß ist für eine gesunde Ernährung unerlässlich. Ein Zuviel vermeiden wir, wenn wir nicht täglich tierisches Eiweiß zu uns nehmen. Jeden zweiten oder gar dritten Tag eine Hauptmahlzeit mit tierischem Eiweiß genügt, um unseren Eiweißbedarf zu decken.

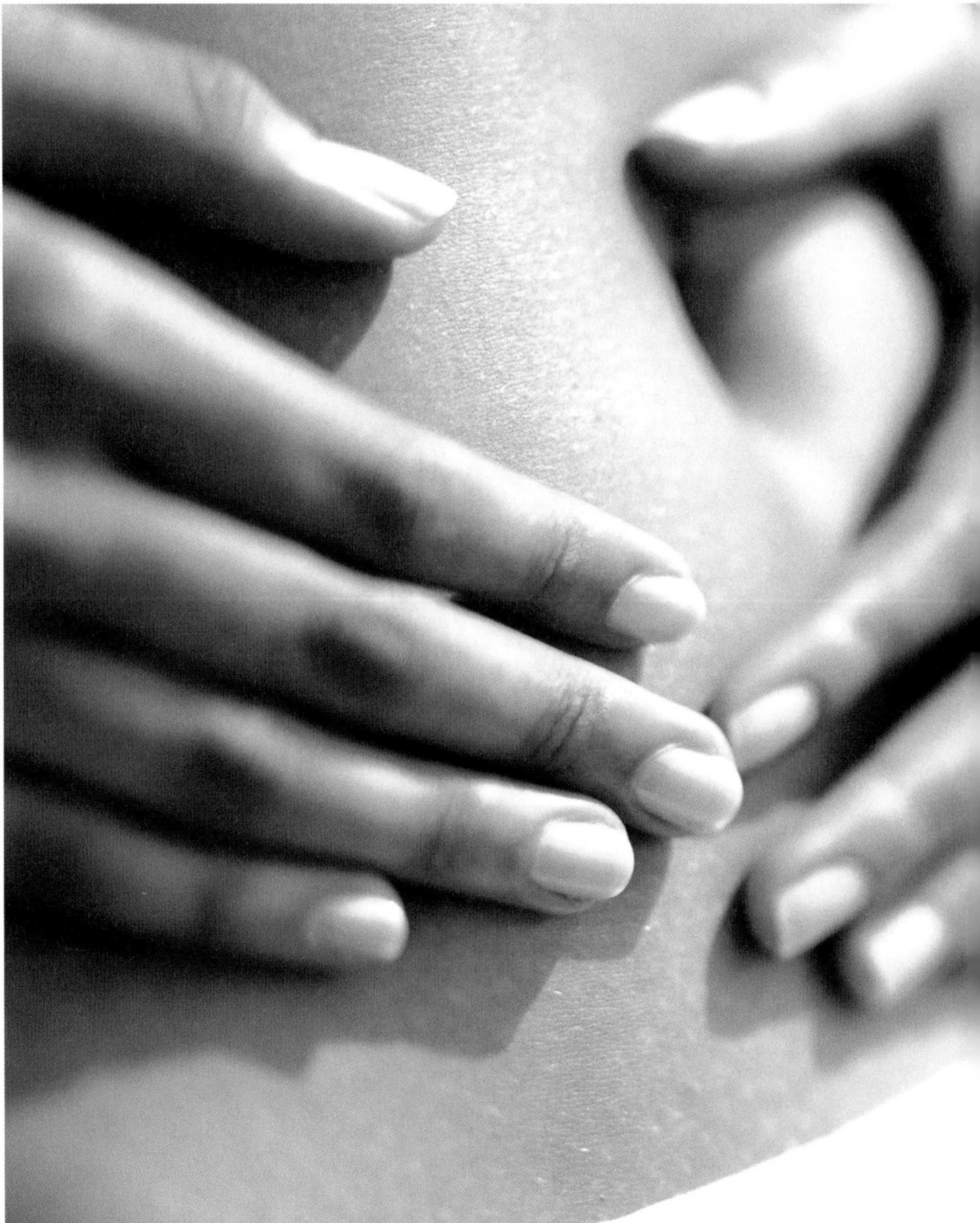

Medizin der Zukunft

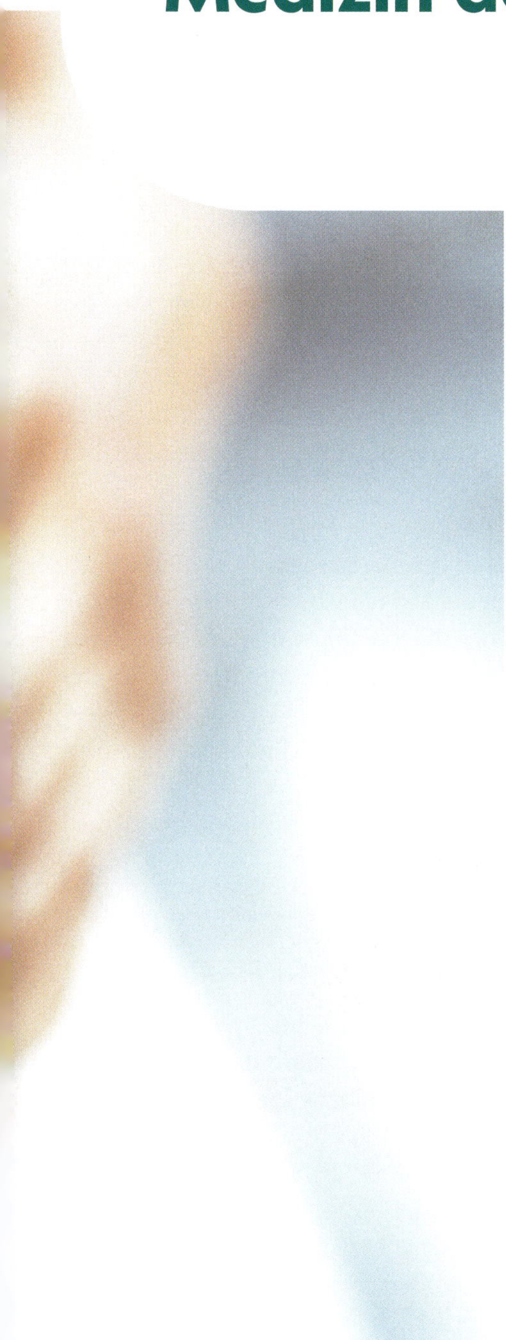

Die Medizin lebt von der Erfahrung und der Tradition. Dabei bedeutet Tradition das Weitertragen der Glut, nicht der Asche. Nur so kann die Glut neue Erkenntnisse entfachen und ermöglichen. Die Entwicklung neuer Strategien auf bewährtem Boden wird so möglich. F.X. Mayr war Vordenker seiner Zeit. Er legte den Grundstein für eine moderne Diätetik. Seine Arbeit fortzusetzen ist eine Herausforderung und eine Verpflichtung zugleich. Die moderne Mayr-Medizin stellt die Symbiose aus Tradition und modernen Erkenntnissen dar. So werden an Hand der Mayr'schen Prinzipien viele Möglichkeiten moderner Medizin individuell genutzt.

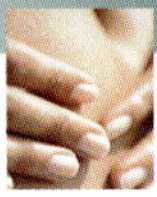

Blick nach vorn

Das Gesundheitswesen entwickelt sich heute immer deutlicher in zwei Richtungen – in den kurativen und den präventiven Bereich. Kurativ meint die Behandlung von Erkrankungen. Die klassische Schulmedizin kann hier manchen Durchbruch in der Akutmedizin und im operativen Bereich verbuchen. Es grenzt manchmal an ein Wunder, welch schwere Verletzungen oder lebensbedrohlichen Zustände nicht nur überlebt, sondern sogar geheilt werden können. Durch solche Erfolge beflügelt, versteigen sich Mediziner wie Forscher gleichermaßen zu der waghalsigen Ansicht, mit dieser Art alles behandeln zu können beziehungsweise zu müssen.

Akutmedizin

Lebensbedrohliche Zustände können durch verschiedene Ereignisse eintreten: Unfall, Vergiftung, Sportverletzung, Herzinfarkt oder Gehirnschlag sind nur einige davon. Von der raschen und gezielten Hilfestellung hängen die Überlebenschancen ab. Dies ist die Aufgabe der Akutmedizin.

Doch bei chronischen Erkrankungen kommt man rasch an die Grenzen. Hier sind Methoden der Akutmedizin oft nicht das Mittel der Wahl: Wendet man sie an, etwa durch intensive medizinische Therapien, so stellen sich langsam, aber sicher auch Nebenwirkungen ein. Oft überwiegen sie sogar den therapeutischen Nutzen. Der Einzelne ist oft nicht mehr bereit, diese Nachteile in Kauf zu nehmen, und bricht die Therapie ab. Natürlich bleiben somit die Krankheiten sowie die gesundheitlichen Risiken bestehen. Die Folgekosten für die gesamte Gesellschaft sind enorm – vom persönlichen Leid einmal ganz abgesehen.

Schulmedizinisches Scheuklappendenken

Der Ausweg scheint der präventive zu sein. Er bedeutet eigentlich Vorsorge. Im klassischen Sinn versteht man darunter die Früherkennung von Erkrankungen, beispielsweise von Krebs. Ziel ist es, den Tumor möglichst früh zu erkennen, um ihn behandeln zu können – mit den schulmedizinischen Methoden. Wie wichtig sie auch bei der Beseitigung der Symptome sein mögen, so fehlt doch der zweite Schritt: Eine Erkrankung welcher Art auch immer ist stets als Hilfeschrei des Organismus zu verstehen, etwas zu verändern.

Vorsorge

Die Vorsorgeuntersuchung ist heute wichtiger denn je, denn sie dient der Früherkennung von Krankheiten. Deshalb ist es von nicht zu unterschätzender Bedeutung, als Patient die von den Kassen getragenen Vorsorgeuntersuchungen auch vornehmen zu lassen.

Wenn nun allein mit Hilfe der Schulmedizin der Krankheitszustand nicht behoben werden kann, muss spätestens jetzt auch die Le-

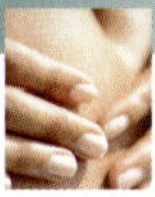

bensweise überdacht und umgestellt werden. Dies spüren viele und fragen, was sie zu ihrer Genesung beitragen können und wie sie sich ernähren sollen. Leider hören sie dann oft vom behandelnden Arzt: „Gar nichts. Lassen Sie mich das nur machen. Nach der Behandlung sind Sie so gut wie neu und können essen und trinken wie vorher." Ein fataler Irrtum, denn durch das Beibehalten der alten Lebensweise ist auch der Fortbestand der chronischen Erkrankung garantiert.

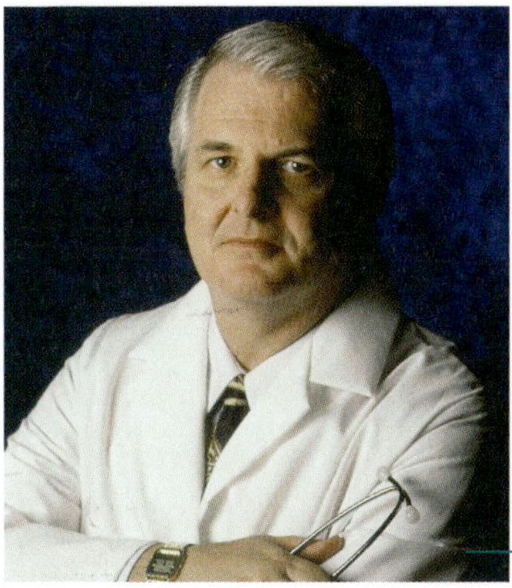

Vorsorge ist das was Sie selbst daraus machen.

Der konventionelle Ansatz in der Sackgasse

Natürlich hat mittlerweile auch die Schulmedizin erkannt, dass durchaus Risikoparameter für chronische Erkrankungen existieren und dass ihre gezielte Vermeidung der Vorbeugung dient: Cholesterin begünstigt Arteriosklerose und Herz-Kreislauf-Erkrankungen, Zucker Diabetes und Fett Fettstoffwechselstörungen sowie Arteriosklerose. Zu den allgemeineren Risikofaktoren zählen Übergewicht ebenso wie das metabolische Syndrom, das sich durch einen Anstieg der Nährstoffe im Blut äußert. Doch gerade hier haben einschlägige Diätempfehlungen nicht zum gewünschten Erfolgt geführt: Es kam zwar zum Rückgang von Herzinfarkt oder Gehirnschlag als Folge der reduzierten Risikofaktoren, die Gesamtsterblichkeit der Menschen mit und ohne Diät blieb aber weitgehend gleich.

Metabolisches Syndrom

Das metabolische Syndrom ist ein ganzer Beschwerdekomplex: Hoher Blutzucker, Fettstoffwechselstörungen, meist auch Übergewicht und damit einhergehende Erkrankungen machen dem Betroffenen das Leben schwer. Mit der Mayr-Therapie schlägt man den entscheidenden Weg Richtung Gesundung ein.

Durch diese einseitige Betrachtungsweise ergeben sich mehr Nach- als Vorteile. Schon das Wort „Diät", das aus dem Griechischen stammt und dort „Lebensführung" bedeutet, gibt Anlass zu Missverständnissen: Es meint zwar auch die Ernährung, greift aber zugleich auch viel weiter. Die meisten „Ernährungsexperten" missverstehen Diät daher nur als die Selektion von Nahrungsmitteln und vertrauen auf veränderte Lebensmittelkombinationen, um kurzfristige Erfolge zu erzielen.

Ursachen bekämpfen – Nicht Symptome

F.X. Mayr erkannte diese Zusammenhänge sehr früh. Für ihn war klar, dass Ernährung das Ergebnis ist aus dem Lebensmittel und dem, was unser Verdauungsapparat daraus macht. So wurde die Verdauungsleistung für ihn der Schlüssel zum individuellen Fall: Warum wird ein Lebensmittel einmal gut vertragen, ein andermal nicht? Warum führt es einmal zu Blähungen, ein andermal nicht? Immer wieder war die Antwort im Verdauungsapparat und seinen individuellen Möglichkeiten zu suchen. Mayr erkannte, wo das Gesunde ins Krankhafte überging, und beschrieb diagnostische Kriterien, die es heute den Mayr-Ärzten ermöglichen, früher als mit herkömmlichen Mitteln Krankheitstendenzen zu erkennen.

Wenn wir nämlich in der Mayr-Diagnostik von Veränderungen sprechen, so werden diese von Labor, Ultraschall, Röntgen oder anderen modernen Diagnosemöglichkeiten nicht ebenso zwingend festgestellt. Noch lange, bevor erhöhte Leberwerte eine Belastung des Stoffwechsels anzeigen, diagnostiziert der Mayr-Arzt das Anschwellen der Leber und das Nachlassen ihrer Leistungsfähigkeit. Durch diese Art der Diagnostik erweitert sich der Blickwinkel, und die Früherkennung von Erkrankungen erhält einen völlig neuen Stellenwert.

INFO

Der ideale Gesundheitszustand ist jener, bei dem es nichts zu verbessern gibt: Ein Maximum an Leistung wird mit einem Minimum an Aufwand erzielt. Zweckmäßigkeit und Ökonomie zeichnen den gesunden Organismus aus.

Aktive Mithilfe statt passives Abwarten

Die Diagnostik nach Mayr ist eine Diagnostik der Gesundheit und hat es sich auf ihre Fahnen geschrieben, dem idealen Gesundheitszustand mittels Therapie so nahe wie möglich zu kommen. So ermöglicht die Therapie nach Mayr gleichermaßen Behandlung und Vorsorge. Sie versteht sich nicht primär als „Antitherapie" wie die Schulmedizin (deren Ausrichtung wird schon augenfällig im Begriff der Antibiotika), sondern stimuliert die Selbstheilungskräfte des Körpers. Dies ist der langfristig einzig richtige Weg, um Ursachen bekämpfen zu können.

Um jedoch Selbstheilung zu ermöglichen, muss der Einzelne an seiner Therapie – angeleitet vom Mayr-Arzt – tatkräftig mitarbeiten und dafür auch Verantwortung übernehmen. Jeder, der im Rahmen einer

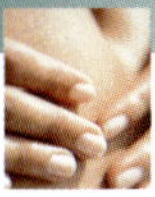

Mayr-Therapie fastet, tut dies ausschließlich für sich, nicht für Partner, Kinder oder „die anderen“. Damit ist er auch für den Erfolg selbst verantwortlich und kann zu Recht darauf stolz sein. Der Mayr-Arzt begleitet ihn, er ist sein „Bergführer am Weg auf den Berg der Gesundheit“, wie Mayr es nannte. Wiewohl er ihn nach bestem Wissen und Gewissen unterstützt, kann er aber die Leistung nicht für seinen Patienten erbringen. Das muss dieser schon selbst tun.

Ein neuer Blick auf die Ernährung

Mayr-Therapie ist zwar eine medizinische Therapie für einen bestimmten Zeitraum und hat primär nichts mit gesunder Ernährung im Alltag zu tun: Keine Diätform der Mayr-Therapie ist letztlich als Dauerkost für den Alltag geeignet. Die grundlegenden Prinzipien jedoch behalten ihre Gültigkeit, auch nach Beendigung der Therapie.

So gibt die moderne Mayr-Medizin den einseitigen Fokus auf den Stellenwert der Lebensmittel auf und vermittelt dem Einzelnen vielmehr eine neue Sicht auf die Ernährungsweise. Wer einmal durch eine Mayr-Therapie gegangen ist, verändert nicht nur seine Essgewohnheiten, sondern auch das Bewusstsein für den Stellenwert der Ernährung insgesamt. Er lernt die Bedeutung von Hunger und Sättigung neu zu interpretieren.

Das Wechselspiel dieser beiden Empfindungen und der adäquate Umgang mit ihnen zieht sich wie ein roter Faden durch die künftigen Ernährungsgewohnheiten – es wird nicht immer einfach sein, dem Rechnung zu tragen: Zu groß scheinen oft die Verlockungen der „Schlacht am kalten Buffet“. Aber man weiß die Signale des Körpers zu deuten und kann eine Regeneration einleiten – genau dann, wenn sie notwendig ist, nämlich am nächsten Tag.

Nahrungsmittel als Heilmittel

„Nicht das Fasten wollen wir lernen, sondern das richtige Essen“, betonte F.X. Mayr immer wieder. So geht es in der modernen Mayr-Medizin auch darum, die neu gewonnene Ernährungsweise zum Ausgangspunkt einer neuen Lebensweise zu machen. Freude und Genuss, ein der Natur gemäßes Verhalten, bewusster Verzicht sowie der Grundsatz „Qualität vor Quantität" – all dies sind nicht nur Eckpfeiler der Ernährung: Sie beeinflussen unser ganzes Leben mehr, als wir anfänglich meinen mögen.

Der Eid des Hippokrates

Jeder Arzt leistet noch heute den Eid des Hippokrates. Hierin verpflichtet er sich in erster Linie zur Gesunderhaltung seiner Patienten, danach erst zur Behandlung von Krankheiten und Unterlassung aller Maßnahmen, die einen Schaden für den Patienten bedeuten könnten.

Die Ernährung im Alltag ist die aktivste Gesundheitsvorsorge, die es gibt. Sie wirkt stärker als jedes Medikament. Bereits Hippokrates (ca. 460 – ca. 370 v. Chr.), Begründer der Medizin der griechischen Antike, erkannte dies, indem er formulierte: „Eure Nahrungsmittel sollen eure Heilmittel und eure Heilmittel eure Nahrungsmittel sein." Und Paracelsus, der berühmte Arzt der Renaissance, betonte: „Wir können uns durch das tägliche Essen krank machen oder gesund erhalten." Im Sinne Mayrs sagen wir heute: „Ernährung ist der Heilfaktor schlechthin. Er entscheidet über Gesundheit und Krankheit."

Die Sehnsucht, jung zu bleiben

Von jeher ist es der Wunschtraum des Menschen, die ewige Jugend zu erlangen. Paradoxerweise möchte jeder alt werden, niemand aber alt sein. In der Medizin hat sich deshalb in den letzten Jahren eine neue Richtung etabliert: Anti-Aging – „gegen das Altern". Und auch hier wird wieder bereits in der Wortwahl mit einem negativen Begriff jongliert.

Mit zunehmendem Alter verändert sich das Hormongefüge des Menschen. Dies ist seit langem bei der Frau bekannt, deren Menopausenbeschwerden mit Hormongaben behandelt werden – Vor- und Nachteile inklusive. Man glaubt, dass der Mensch biologisch durchaus ein Alter von etwa 120 Jahren erreichen könne, wenn es durch das Nachlassen der Hormone nicht verhindert würde. Was läge also näher, als diese zu substituieren? So meint man, vor allem – neben mehr Be-

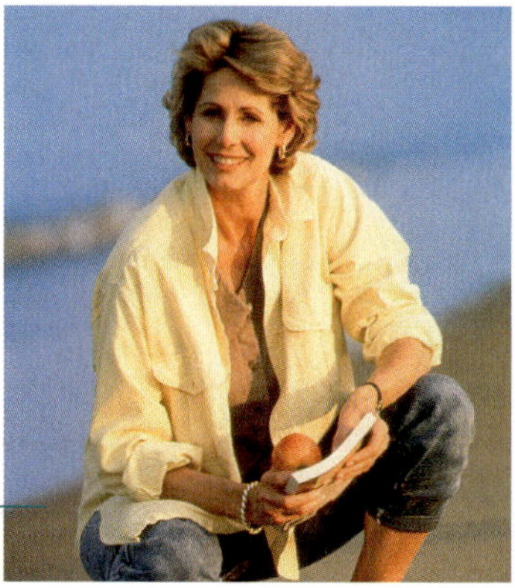

Gesund, erfolgreich und in Würde älter werden als persönliches Ziel.

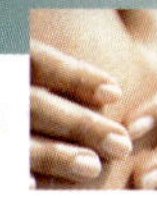

wegung und besserer Ernährung – auch mittels Gabe von Hormonkonzentrationen, wie sie für einen jungen Erwachsenen typisch sind, die Jugend verlängern zu können.

Viele Menschen nehmen heute Hormonpräparate ein, obwohl keinerlei Erfahrungen über die Langzeiteinnahmen vorliegen. Ebenso wenig ist die Frage geklärt, ob niedrigere Hormonkonzentrationen nun Ursache oder aber Wirkung des Alterns sind.

Hormone

Hormone sind Botenstoffe, die im Körper gebildet werden, um gewisse Stoffwechselprozesse zu steuern; man kann sie heute ergänzen. In manchen Ländern gelten Hormone als Nahrungsergänzungsmittel. DHEA, Melatonin und vor allem das Wachstumshormon gehören jedoch in die Hand eines erfahrenen Arztes.

Weniger ist oft mehr

Im Gegensatz dazu ist der lebensverlängernde Effekt der Ernährung sehr wohl wissenschaftlich belegt. Versuche haben gezeigt: Wird die Kalorienaufnahme von Ratten eingeschränkt, so steigt ihre Lebenserwartung (um bis zu 50 Prozent). Doch nicht genug damit: Sie sind auch gesünder, aktiver und verhalten sich insgesamt lebhafter. Verglichen mit Ratten, die mehr Futter erhalten, entwickeln sie auch weniger Tumore. Zugegeben, Versuche mit Ratten lassen sich nicht 1:1 auf Menschen übertragen, doch sie sind immerhin dazu angetan, Rückschlüsse zuzulassen.

Geheimrezept für langes Leben

Befragt man Menschen jenseits des 90. oder 100. Lebensjahres nach ihrem „Geheimrezept“, so wird stets maßvolles Essen dabei eine Rolle spielen. Moderne Forschungen zeigen, dass vor allem der Verzicht auf die Abendmahlzeit zu positiven hormonellen Reaktionen führt – genau denselben übrigens, die sonst durch Hormonsubstitution teuer erkauft werden. Lebensverlängerung also durch „Dinner cancelling“? Es sieht so aus.

Fasten jedenfalls ist derzeit die einzige bekannte und leicht durchführbare therapeutische Maßnahme, die wissenschaftlich nachweisbar zu einer Lebensverlängerung führt. Somit bestätigt auch hier die moderne Wissenschaft, was als Erfahrung in allen Kulturen präsent ist: Der maßvolle Umgang und zeitweilige Verzicht auf Lebensmittel im Sinne von Fasten erhält uns gesund und vital.

Wegweiser in ein gesünderes Leben

„Es sind die im kranken Verdauungsapparat gebildeten Darmgifte, die uns vorzeitig krank, alt und hässlich machen", schrieb Mayr vor fast hundert Jahren. Sein Verdienst ist es, diese Gesetzmäßigkeiten erkannt und der modernen Medizin erschlossen zu haben.

Heute können wir viele seiner Erfahrungen und Beobachtungen wissenschaftlich begründen und verstehen biochemische Abläufe und Stoffwechsel in mancher Hinsicht besser als zu seiner Zeit. Zu Unrecht haftet Mayr jedoch noch immer das treuherzige Image des „Milch-Semmel-Doktors" an.

• F.X. Mayr – Vorbild für Generationen

Dabei begnügte er sich nie mit dem Blick auf die Oberfläche der Dinge, sondern versuchte stets, tiefer zu schauen. So wurde F.X. Mayr zum Vordenker und Forscher, zum Vorbild für Generationen. Aufbauend auf seinen Grundlagen entwickelt sich die moderne Mayr-Medizin heute ständig weiter. Wäre die moderne Mayr-Medizin bei der Milch-Semmel-Diät geblieben, so hätte sie denselben Fehler wie viele moderne „Diät-Päpste" begangen, die das Gewicht auf das Lebensmittel legen. Indem jedoch die zugrunde liegenden Prinzipien abstrahiert werden, ist die Anpassung an den Einzelnen möglich. Denn seit Mayr wissen wir: „Eine gesunde Ernährung ist immer eine individuelle Ernährung."

Anhang

Häufig gestellte Fragen

Frage 1

Gibt es eine Altersgrenze für die Durchführung der Mayr-Therapie?

Eigentlich nicht. Die Mayr-Therapie wird so individuell gestaltet, dass sie praktisch in jedem Alter durchgeführt werden kann. Bei älteren Menschen wird vielleicht eine mildere Diätform gewählt, die Prinzipien gelten jedoch nach wie vor und lassen sich auch gut anwenden.

Frage 2

Können Kinder eine Mayr-Therapie machen? Ist es überhaupt notwendig?

Ja, auch Kinder können eine Mayr-Therapie durchführen – oft ist es sogar dringend notwendig. Ein Vorteil ist, dass Kinder meist viel schneller als Erwachsene reagieren, weil ihr Regulationsvermögen noch viel besser erhalten ist. Viele Kinder zeigen bereits Zeichen einer Verdauungsstörung. Hier ist es wichtig, dass auch eine Bezugsperson (Eltern, Großeltern) gleichzeitig die Mayr-Therapie durchführt. Auch fällt eine stationäre Therapie oft leichter als eine ambulante.

Frage 3

Können/sollen Medikamente während der Mayr-Therapie weitergenommen werden?

Die Mayr-Therapie hilft, Risikofaktoren zu senken und bestehende Krankheiten zu behandeln. Oft tritt durch die Mayr-Therapie der gewünschte Effekt so rasch ein, dass eine weitere Medikamenteneinnahme, etwa zur Blutdrucksenkung, nicht mehr erforderlich ist. Darüber hinaus gibt es aber auch eine Reihe von Erkrankungen und Beschwerden, die eine Einnahme von Medikamenten unbedingt erfordern. Keinesfalls darf eine bestehende Medikation eigenmächtig geändert werden. Hier ist immer die Rücksprache mit dem Mayr-Arzt notwendig.

Frage 4

Kann während der Mayr-Therapie Sport betrieben werden?

Das wichtigste Therapieprinzip der Mayr-Therapie ist die Schonung. Diese ist umfassend, also auch bei der körperlichen Betätigung zu sehen. Somit gilt auch für die sportliche Aktivität: alles in Maßen. Wer für einen Wettkampf trainiert, kann keine Mayr-Therapie durchführen. Eine sinnvolle Bewegung, die Spaß macht und im aeroben Bereich stattfindet, ist aber durchaus empfehlenswert. Gegebenenfalls wird Ihr Mayr-Arzt Sie über Umfang und Intensität beraten.

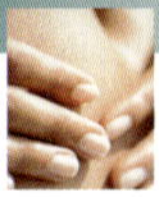

Frage 5

Warum gibt es bei der Mayr-Therapie kein vollwertiges Gebäck? Läuft man nicht Gefahr, einen Vitaminmangel zu erleiden?

Wichtigstes Therapieprinzip ist die Schonung. Nur durch die individuelle Durchführung der Schonung erzielt man optimale Erfolge. Vollwertgebäck jedoch erfordert viel Verdauungsleistung, schont den Verdauungsapparat also nicht: Kleie (Schalenanteile) etwa ist als „Ballaststoff" – wie der Name bereits sagt – Ballast für den Darm und während der Mayr-Therapie zu meiden.

In der relativ kurzen Zeit einer Mayr-Therapie erleidet niemand einen Vitaminmangel, sofern er nicht schon vorher ein Defizit an einzelnen Vitaminen aufweist. Nichtsdestotrotz werden selbstverständlich für die Entgiftung notwendige Mineralstoffe, Spurenelemente und Vitamine in Form von Nahrungsergänzungen bei Bedarf verordnet.

Frage 6

Kann die Mayr-Therapie bei Krebserkrankungen durchgeführt werden?

Jede Krebserkrankung betrifft den gesamten Organismus. Oft ist die Regulationsfähigkeit deutlich eingeschränkt und die Selbstheilung durch die Erkrankung gemindert. Es darf keinesfalls angenommen werden, man könne Krebs „wegfasten", sozusagen aushungern; doch jede Krebserkrankung ist auch Ausdruck einer massiven Übersäuerung und zeigt Beeinträchtigungen des Verdauungsapparates. Eine Ernährungsumstellung im Sinne einer milden Dauerkost ist mindestens zu empfehlen. Die Durchführung einer Mayr-Therapie hängt vom Allgemeinzustand und Stadium der Erkrankung ab. Die Milde Ableitungsdiät als sanfter Beginn dieser Umstellung ist nahezu jedem Krebspatienten ans Herz zu legen. Die Mayr-Prinzipien gelten selbstverständlich auch bei der Krebserkrankung, müssen aber absolut individuell angewandt werden. Entsprechende Substitutionen sind sinnvoll und notwendig. Auch empfiehlt sich die Mayr-Therapie im Sinne einer Regeneration nach Operationen, Chemotherapien oder Bestrahlungen.

Frage 7

Wer sollte die Mayr-Therapie nicht durchführen?

Dazu zählen Patienten mit psychischen Erkrankungen, die einer intensiven Therapie bedürfen (Psychosen, Schizophrenie). Auch hoch akute, ansteckende Infektionserkrankungen sowie unbehandelte bösartige Erkrankungen müssen anders therapiert werden, ebenso Personen, die einer intensiven Pflege und Fürsorge bedürfen.

Frage 8

Kann eine Mayr-Therapie auch während einer Schwangerschaft durchgeführt werden ?

Ja, gerade hier ist eine Mayr-Therapie besonders wertvoll. Oft kommt es während der Schwangerschaft zu Stoffwechselbelastungen von Mutter und Kind. Am Anfang kann sich dies im Schwangerschaftserbrechen ausdrücken, später in übermäßiger Gewichtszunahme, Eiweißspeicherung, Blutdruckanstieg und Lymphstau. Gegen Ende der Schwangerschaft kann dies eine Bedrohung für Mutter und Kind darstellen.

Durch die ärztlich geführte Mayr-Therapie lassen sich solche Komplikationen von vorneherein vermeiden. Schwangerschaft und Geburt verlaufen ungestört. Auch der neugeborene Erdenbürger profitiert, indem er vital und gesund ins Leben tritt.

Oft führt eine Mayr-Therapie – sofern sie von beiden Elternteilen durchgeführt wird – bei ungewollter Kinderlosigkeit zu gesunden und kräftigen Nachkommen. Auf diese Art haben schon viele „Mayr-Babies“ das Licht der Welt erblickt, selbst wenn zuvor schon viele Therapieversuche erfolglos verlaufen waren.

Frage 9

Hilft die Mayr-Therapie bei Wechselbeschwerden ?

Auch in der Zeit der hormonellen Umstellung zeigt eine Mayr-Therapie gute Erfolge. Häufig ist der Wechsel – vor allem wenn er vorzeitig auftritt – auch Ausdruck einer gewissen Erschöpfung. Jedenfalls kommt es durch die hormonelle Umstellung zu verschiedenen Beschwerden als Zeichen einer gestörten Ausscheidungsfunktion: Schwitzen, Hitze, Wallungen, Gereiztheit und Nachlassen der Spannkraft bessern sich meist sehr rasch. Der Mayr-Arzt wird ergänzende Maßnahmen aus dem Bereich der Kuhne-Bäder sowie orthomolekulare Nahrungsergänzungen zur Unterstützung des Umstellungsprozesses empfehlen. Bei der Gabe von Hormonen wird auf die Auswahl naturidenter Stoffe geachtet. So wird die Mayr-Therapie die hormonelle Umstellung nicht verhindern, ihr jedoch die unangenehmen Begleiterscheinungen nehmen.

Frage 10

Besteht bei der Mayr-Therapie nicht die Gefahr einen Mangel, an Vitalstoffen zu erleiden ?

Die Mayr-Therapie ist eine therapeutische Maßnahme für einen bestimmten Zeitraum. In dieser Zeit erfolgt die Mobilisation von vielen Gift- und Abfallstoffen. Für diesen Vorgang benötigen wir tatsachlich

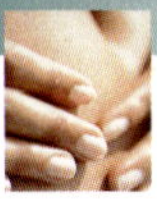

eine Reihe wichtiger Mineralstoffe, Spurenelemente und Vitamine. Normalerweise können wir davon ausgehen, dass die Natur uns hierfür mit ausreichend Reserven ausgestattet hat, damit wir solche Phasen der Reinigung und Regeneration gut überstehen. Andererseits ist unsere heutige Ernährungs- und Lebenssituation nicht mehr in der Lage, immer eine ausreichende Versorgung mit Vitalstoffen zu garantieren. Versteckte Mangelzustände sind die Folge, welche sich im Alltag (noch) nicht bemerkbar machen. Der vermehrte Bedarf während einer Mayr-Therapie bringt diesen Mangel jedoch zum Vorschein. Bedenkt man darüber hinaus, dass für die Ausscheidung von Schlacken selbst wieder viele Vitalstoffe benötigt werden, so wird die häufige Notwendigkeit zur Substitution von Mineralstoffen und Vitaminen verständlich. Wichtig ist aber, dass diese Ergänzungen individuell abgestimmt werden. Die orthomolekulare Unterstützung von Vitalstoffen ist heute Teil einer modernen Mayr-Therapie.

Frage 11

Kann eine Mayr-Therapie auch bei Untergewicht durchgeführt werden ?

Die Mayr-Therapie dient nicht der Gewichtsabnahme. An Gewicht zu verlieren ist allenfalls ein positiver Begleiteffekt bei übergewichtigen Personen. Im Vordergrund der Therapie steht die Regeneration des Verdauungsapparates. Hierzu werden die therapeutischen Prinzipien von Schonung – Säuberung – Schulung und Substitution individuell angewandt. Dadurch, dass der Verdauungsapparat gereinigt und von alten Belastungen befreit wird, gewinnt er langsam wieder Spannkraft und Leistungsfähigkeit. Mit ihr kommt eine verbesserte Resorption der Nahrung, die nun auch besser verdaut werden kann. Das heißt: In Summe werden mehr Nährstoffe aufgenommen, die dem Stoffwechsel zur Verfügung stehen. So verbessert die Mayr-Therapie alle Funktionen des Organismus und führt zu einer gesundheitlichen Verbesserung. Somit gelingt es – entsprechende Konsequenz und Geduld vorausgesetzt – auch zu einer schrittweisen Gewichtszunahme zu kommen.

Die Internationale Gesellschaft der Mayr-Ärzte

F.X. Mayr unterrichtete selbst eine kleine Gruppe von Ärzten in seiner Diagnostik und Therapie. Nach seinem Tode entwickelte sich aus dieser Arbeitsgruppe die „Internationale Gesellschaft der Mayr-Ärzte", und aus einem anfänglich kleinen Kreis von Idealisten wurde bald eine internationale Ärztegesellschaft. Dem Wunsche Mayrs entsprechend verfolgt sie folgende Ziele:

- Etablierung und Weiterentwicklung einer modernen Mayr-Medizin im medizinischen Fachbereich
- Durchführung der Mayr-Therapie durch die einzelnen Ärzte
- Information über moderne Mayr-Medizin
- Ausbildung von Ärzten in der modernen Mayr-Medizin.

Die Internationale Gesellschaft der Mayr-Ärzte führt auch die Ausbildung für Ärzte in Diagnostik und Therapie nach Mayr durch. Diese Ausbildung wird in Österreich von der Österreichischen Ärztekammer voll anerkannt. Nach erfolgreich abgeschlossener Ausbildung erhalten die Ärzte ein Diplom der Österreichischen Ärztekammer. Damit ging einer der größten Wünsche F.X. Mayrs in Erfüllung. Seiner medizinischen Forschungsarbeit kommt nun jener Rang zu, der ihr schon lange zusteht. Somit findet das Wissen und die Erfahrung um diese Zusammenhänge Eingang in das medizinische Denken und Handeln vieler Ärzte.

Im benachbarten Ausland sind auch bereits erste Erfolge bezüglich der Anerkennung zu verbuchen. Somit ist es nur mehr eine Frage der Zeit, bis auch andere EU-Länder diese Anerkennung aussprechen.

Die Ausbildung umfasst jedoch nicht nur die graue Theorie: Jeder Mayr-Arzt absolviert im Laufe seiner Ausbildung mehrmals selbst die Mayr-Therapie. Diese Erfahrung am eigenen Leibe gewährleistet, dass der Mayr-Arzt ein Gefühl dafür bekommt, was er dem Patienten in der Mayr-Therapie zumuten darf und muss. Darüber hinaus ist es für jeden Mayr-Arzt selbstverständlich, sich regelmäßig fortzubilden. Diese Fortbildungen werden von der Gesellschaft durchgeführt und

Internationale Gesellschaft der Mayr-Ärzte
Zentrum für Moderne Mayr Medizin

Internationale Gesellschaft der Mayr-Ärzte
Praxis für Moderne Mayr Medizin

die einzelnen Bereiche mit einem Qualitätssiegel ausgezeichnet. Sie sollten bei der Suche nach einem qualifizierten Mayr-Arzt daher auf das Qualitätssiegel achten.

Diese umfassen den ambulanten Bereich (Praxis für moderne Mayr-Medizin), den stationären Bereich (Zentrum für moderne Mayr-Medizin) sowie alle Arten von Informationsmedien (Informationen über moderne Mayr-Medizin). Von Seiten der Gesellschaft ist ein Informationsvideo erhältlich, und auch im Internet finden Sie immer aktuelle Beiträge. Weiterhin finden Sie bei der von der Internationalen Gesellschaft der Mayr-Ärzte empfohlenen Literatur das entsprechende Qualitätssiegel.

Qualifizierte Mayr-Ärzte können Sie unter der folgenden Kontaktadresse erfragen:

Internationale Gesellschaft der Mayr-Ärzte
Kochholzweg 153
A-6072 Lans
Tel.: 00 43 (0) 664/922 82 94
Fax: 00 43 (0) 512/38 666-434
E-Mail: office@fxmayr.com
Internet: www.fxmayr.com

Für allgemeine Fragen zur Mayr-Medizin stehen Ihnen über das Sekretariat der Gesellschaft eine Reihe von Ärzten Rede und Antwort. Darüber hinaus können Sie im Internet Ihre Fragen mit Ärzten und Anwendern diskutieren: www.fxmayr.com/forum.

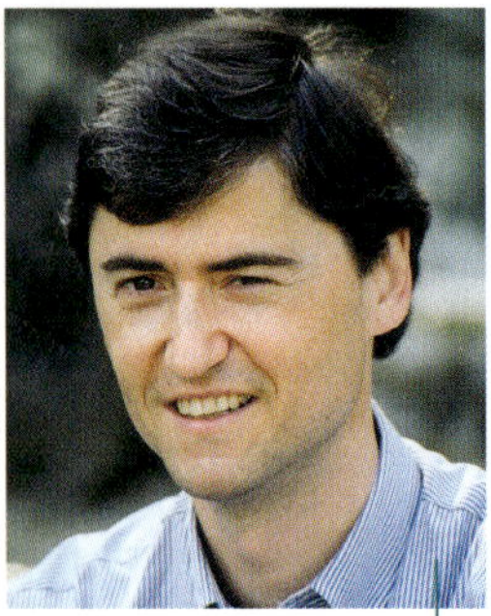

Dr. med. Peter Strauven

Meine Gründe, F.X. Mayr-Arzt zu werden

Ich bin Allgemeinarzt in Bonn und hatte eine große Praxis. Die Ernährungsmedizin interessierte mich besonders im Rahmen auch der Vorsorgemedizin. Folgende chinesische Praxis hatte mich beeindruckt: Der Arzt wird bezahlt, wenn der Patient gesund ist. Wenn dieser erkrankt, dann wird der Arzt nicht mehr bezahlt.

Ich beriet meine Patienten in der Ernährung. Ob Übergewicht, Magen-Darm-Beschwerden, Fettstoffwechselstörungen, Rheuma: Ich erklärte den Patienten, was sie wann, wie viel, wie oft essen sollten. Ich erklärte auch ausführlich, welche Nahrung die wenigsten Kalorien enthält. Doch bei vielen Patienten blieb der typische Erfolgseffekt aus, trotz meines Engagements. Immer wieder stieß ich an die Grenzen meiner Möglichkeiten.

Daher begann ich mich intensiv mit der ganzheitlichen Medizin zu beschäftigen. Mein Interesse galt den verschiedenen Ernährungslehren etwa nach Brucker, Buchingerfasten oder der Trennkost nach Hay, bis ich auf die Diagnostik und Therapie nach Dr. F.X. Mayr stieß – und hier auch blieb! Mit riesigem Erfolg! Warum?

Ich erkannte durch meine Erfahrungen mit den Patienten schnell, dass das Postulat von Dr. F.X. Mayr stimmt: Der Zustand des Verdauungstraktes ist vor allem anderen zuerst zu behandeln. Die typische Ernährungsberatung hat ihren eigentlichen Zweck verfehlt, wenn sie gleich zur Sache kommen will. Sie berücksichtigt nicht die Voraussetzungen.

Und: Es gibt keine pauschale schnelle Ernährungsempfehlung. Jeder Mensch ist individuell nach seinem Körperzustand zu betrachten, zu untersuchen und zu behandeln. Und das war es, was ich immer gesucht hatte: Versorge erst „den Brennofen" (entruße ihn, reinige ihn), dann kümmere dich darum, welches Brennmaterial das beste für den jeweiligen Ofen ist. Der Ofen wird plötzlich länger funktionieren. Zudem beeindruckte mich die Art der Untersuchung nach Dr. Mayr enorm, die sich zunächst allein auf die Sinne des Menschen beschränkt, ohne Technik. Ich lernte wieder, meine Patienten zu „untersuchen".

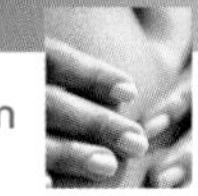

Resultat meiner heutigen Behandlungen: Ich habe meine Praxis verkleinert (eine eingehende gründliche Diagnostik und Therapie erfordert vor allem Zeit, aber auch Zuwendung) und auf Vorsorgemedizin umgestellt. Viele meiner Patienten kennen jetzt ihren Körper eingehender und kommen freiwillig vor akuten Beschwerden in meine Praxis. Und diejenigen, die mich wegen anderer, chronischer Beschwerden das erste Mal aufsuchen, verstehen schnell, dass Diagnostik und Therapie nach F.X. Mayr im Verbund mit der Schul- und ganzheitlichen Medizin einen wichtigen Stellenwert einnimmt.

Dr. med. Peter Strauven, Bonn
Vorstandsmitglied der Internationalen
Gesellschaft der Mayr-Ärzte
www.strauven.de

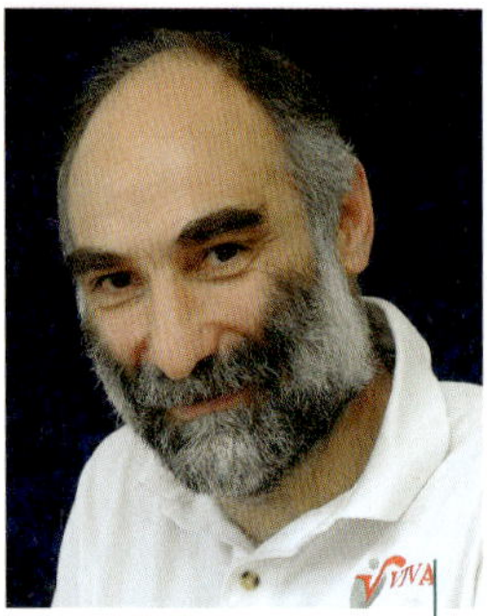

Dr. med. Harald Stossier

Über den Autor

Dr. med. Harald Stossier kam über Umwege zur Medizin. Nach dem Abitur an der Technischen Lehranstalt für Elektrotechnik folgten Jahre der Berufstätigkeit als Elektrotechniker. Dabei stellte er fest, dass ihn diese Tätigkeit nicht so recht zufrieden stellte. So folgte er seiner Berufung und nahm das Medizinstudium an den Universitäten Innsbruck und Graz auf.

Bereits während des Medizinstudiums beschäftigte er sich eingehend mit komplementärmedizinischen Methoden. Er ließ sich in Manueller Medizin, Homöopathie, Neuraltherapie und Applied Kinesiology ausbilden. Die Diagnostik und Therapie nach Mayr lernte er bei Dr. med. Erich Rauch, mit dem er seit 1990 im Gesundheitszentrum Golfhotel in Dellach am Wörthersee arbeitete. 1996 löste er Dr. Rauch als ärztlicher Leiter des Zentrums ab. Seit 2004 leitete er den Aufbau von VIVA – Das Zentrum für Moderne Mayr Medizin in Maria Wörth. Er eröffnete das Zentrum im Mai 2005 und teilt seither die Leitung desselben mit Dr. Christine Stossier. Im Zuge dessen modernisierte Dr. Stossier die Mayr-Kur und passte sie speziell den modernen Bedürfnissen an.

Dr. Stossier war einige Jahre Präsident der Internationalen Gesellschaft der Mayr-Ärzte und ist Präsident der Internationalen Ärztegesellschaft für Applied Kinesiology. Er setzt sich dafür ein, die beiden Methoden im ärztlichen Bereich zu etablieren.

Dr. Stossier hatte als ehemaliger Referent für Komplementärmedizin der Ärztekammer für Kärnten sowie der Österreichischen Ärztekammer maßgeblich Anteil daran, dass die Diagnostik und Therapie nach Dr. F. X. Mayr als Diplom der Österreichischen Ärztekammer und damit auch innerhalb der Europäischen Union anerkannt wurde.

Anschrift des Autors:
Dr. med. Harald Stossier
VIVA – Das Zentrum für Moderne Mayr Medizin
Seepromenade 11
A-9082 Maria Wörth
stossier@viva-mayr.com

Über die Autorin

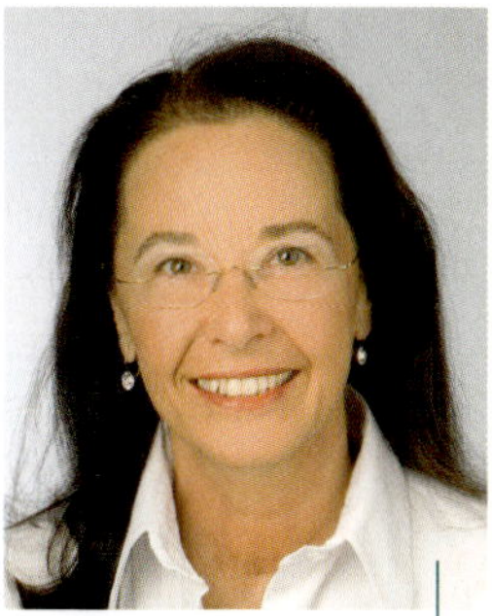

Dr. med. Monika Baronin von Hahn

Dr. med. Monika Baronin von Hahn, geb. 1952 in Salzburg , arbeitet seit 28 Jahren intensiv mit der Diagnostik und Therapie nach Dr. F.X. Mayr. Nach dem Studium an der Medizinischen Fakultät der Universität Innsbruck folgte eine klinische Ausbildung am Krankenhaus Braunau und an der Universitätsklinik Graz bis 1980 mit Abschluss als Allgemeinmedizinerin. Schon während dieser Zeit absolvierte Frau Dr. von Hahn ihre Ausbildung zur Mayr-Ärtzin bei Medizinalrat Dr. med. Erich Rauch und Dr. med. Ernst Kojer, zwei renommierten Schülern von Dr. med. Franz Xaver Mayr.

Nach kurzer Einarbeitungszeit hatte sie längere Jahre die medizinische Leitung des Sanatoriums Dr. Drumbl in Graz inne und stand einige Jahre der Gesundheitsabteilung des Kurhotels Vollerer Hof bei Salzburg vor.

Immer an komplementären Behandlungsmethoden interessiert, bildete sie sich in Akutpunktmassage nach Penzel aus. Sie war jahrelang Präsidentin des Internationalen Therapeutenverbandes Akupunktmassage nach Penzel, Sektion Österreich.

Von 1994 bis 2004 betrieb Frau Dr. von Hahn als Ärztin für Naturheilverfahren eine Privatpraxis in Kronberg, die stark Mayr-Medizin orientiert war. Außerdem führte sie in einem ehemaligen bayerischen Kloster mehrfach im Jahr stationäre Mayr-Therapien unter dem Motto „Heilfasten im Kloster" durch. Von Januar 2005 bis August 2006 leitete Frau Dr. von Hahn den Medizinbereich des F.X. Mayr-Zentrums Parkhotel Igls. Seit Oktober 2006 ist sie Chefärztin des Gesundheitszentrums Lanserhof. Sie ist seit September 2003 Präsidentin der Internationalen Gesellschaft der Mayr-Ärzte.

Anschrift der Autorin:
Dr. med. Monika Baronin von Hahn
Gesundheitszentrum Lanserhof
Kochholzweg 153
A-6072 Lans
Tel.: 00 43 (0) 664/922 82 94
Fax: 00 43 (0) 512/38 666-434
E-Mail: office@fxmayr.com
Internet: www.fxmayr.com

Literatur

Beckmann, G., Rüffer, A.: Mikroökologie des Darmes. Grundlagen, Diagnostik, Therapie, Schlütersche 2000

Gershon, M.: Der kluge Bauch. Die Entdeckung des zweiten Gehirns, Goldmann 2001

Gerz, W.: Lehrbuch der Applied Kinesiology (AK) in der naturheilkundlichen Praxis, AKSE[2] 2001

Jarisch, R., et al. (Hrsg.): Histamin-Intoleranz, Thieme 2004

Kojer, E.: Festschrift zum 100. Geburtstag von Dr. Franz Xaver Mayr, Haug 1975

Lischka E., Lischka, N.: Gesundheit und neue Energie durch Fasten, Falken 1997

Mayr, F.X.: Darmträgheit, Neues Leben [7]1986

Mayr, F.X.: Fundamente zur Diagnostik der Verdauungskrankheiten. Diagnostische Studien erarbeitet für Studierende und praktische Ärzte, Turm 1998

Mayr, F.X.: Schönheit und Verdauung, Neues Leben [7]1991

Mayr, P.: Leicht bekömmliche Bio-Küche, Haug [6]2000

Mayr, P., Stossier, H.: Die Candida-Diät. Wie Sie Belastungen durch Pilze erkennen, behandeln und vorbeugen, Haug [2]2005

Mayr, P., Stossier, H.: Gesund leben durch die Eiweiß-Abbau-Diät. Warum die Eiweißspeicher Ihres Körpers Sie krank machen, Haug 2000

Rauch, E.: Blut- und Säfte-Reinigung. Milde Ableitungskur, Haug [21]2005

Rauch, E.: Die Darmreinigung nach Dr. med. F.X. Mayr. Wie Sie richtig entschlacken, entgiften und entsäuern, Haug [42]2002

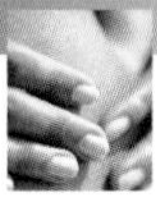

Rauch, E.: F.X. Mayr-Kur und danach gesünder leben. So entschlacken Sie richtig und finden den Weg zur optimalen Ernährung, Haug ^{4}2001

Rauch, E.: Lehrbuch der Diagnostik und Therapie nach F.X. Mayr, Haug ^{2}2005

Rauch, E.: Natur-Heilbehandlung der Erkältungs- und Infektionskrankheiten, Haug ^{16}1995

Rauch, E., Mayr, P.: Milde Ableitungsdiät. Was Ihnen die Bauchform über Ihre Gesundheit verrät, Haug ^{15}2001

Rauch, E., Mayr, P.: Schnell & einfach: Milde Ableitungsdiät. Ihr idealer Einstieg in die Erfolgskur, Haug 2006

Schmiedecker, K.: Zeichen der Gesundheit, Neues Leben ^{41}1998

Stadelmann, L.: Dr. Franz Xaver Mayr – ein Forscherleben, Neues Leben 1993

Stossier, H.: Allergien erfolgreich behandeln mit der F.X. Mayr-Kur. Wie Sie ein gesunder Darm vor Allergenen schützt, Haug 2001